ERGOMETRIA
EXEMPLOS PRÁTICOS

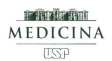

ERGOMETRIA
EXEMPLOS PRÁTICOS

Autores
Leonardo Filipe Benedeti Marinucci
William Azem Chalela
Roberto Kalil Filho

Ilustrações
Leonardo Filipe Benedeti Marinucci

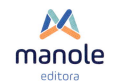

Copyright © Editora Manole Ltda., 2022, por meio de contrato com os autores.

"A edição desta obra foi financiada com recursos da Editora Manole Ltda., um projeto de iniciativa da Fundação Faculdade de Medicina em conjunto e com a anuência da Faculdade de Medicina da Universidade de São Paulo – FMUSP."

Logotipos	*Copyright* © Faculdade de Medicina da Universidade de São Paulo
	Copyright © Hospital das Clínicas – FMUSP
	Copyright © Instituto do Coração – InCor

Produção editorial: Soares Gestão Editorial
Projeto gráfico e diagramação: HiDesign Estúdio
Capa: Ricardo Yoshiaki Nitta Rodrigues
Imagem de capa: istockphoto.com
Ilustrações: Leonardo Filipe Benedeti Marinucci; Luargraf Serviços Gráficos; HiDesign Estúdio

CIP-BRASIL. CATALOGAÇÃO NA PUBLICAÇÃO
SINDICATO NACIONAL DOS EDITORES DE LIVROS, RJ

M294e
  Marinucci, Leonardo Filipe Benedeti.
    Ergometria : exemplos práticos / Leonardo Filipe Benedeti
  Marinucci, William Azem Chalela, Roberto Kalil Filho. - 1. ed. - Barueri
  [SP] : Manole, 2022.
    : il. ; 24 cm.

    Inclui bibliografia e índice
    ISBN 9786555767681

    1. Cardiologia. 2. Teste de esforço. 3. Coração - Doenças -
  Reabilitação. I. Chalela, William Azem. II. Kalil Filho, Roberto. III.
  Título.

| 22-77853 | CDD: 616.1075 |
| | CDU: 616.12-079 |

Gabriela Faray Ferreira Lopes - Bibliotecária - CRB-7/6643

Todos os direitos reservados.
Nenhuma parte deste livro poderá ser reproduzida,
por qualquer processo, sem a permissão expressa dos editores.

É proibida a reprodução por xerox.
A Editora Manole é filiada à ABDR – Associação Brasileira de Direitos Reprográficos.

Edição – 2022

Editora Manole Ltda.
Alameda América, 897 – Tamboré
Santana de Parnaíba
06546-215 – SP – Brasil
Tel. (11) 4196-6000
www.manole.com.br | https://atendimento.manole.com.br/

Impresso no Brasil | *Printed in Brazil*

Autores

LEONARDO FILIPE BENEDETI MARINUCCI

Médico formado pela Faculdade de Medicina da Universidade de São Paulo (FMUSP). Especialista em Cardiologia pelo Instituto do Coração do Hospital das Clínicas da Faculdade de Medicina da Universidade de São Paulo (InCor – HC-FMUSP). Atualmente é médico do Departamento de Eletrocardiologia do InCor.

WILLIAM AZEM CHALELA

Médico formado pela Faculdade de Medicina de São José do Rio Preto (FAMERP). Especialista em Cardiologia pelo Instituto do Coração do Hospital das Clínicas da Faculdade de Medicina da Universidade de São Paulo (InCor – HC-FMUSP). Atualmente é diretor do Departamento de Eletrocardiografia de Esforço e Dinâmica do InCor.

ROBERTO KALIL FILHO

Médico formado pela Universidade de Santo Amaro (UNISA). Especialista em Cardiologia pelo Instituto do Coração do Hospital das Clínicas da Faculdade de Medicina da Universidade de São Paulo (InCor – HC-FMUSP). Atualmente é professor titular do Departamento de Cardiopneumologia da Faculdade de Medicina da Universidade de São Paulo (FMUSP) e diretor da Divisão de Cardiologia Clínica do InCor.

Sumário

Prefácio IX

Introdução XI

Conteúdo complementar XV

Seção 1 | Comportamento das variáveis hemodinâmicas no teste ergométrico 1

Exemplos 1 a 3

Seção 2 | Análise do segmento ST no diagnóstico de isquemia miocárdica. 19

Exemplos 4 a 14

Seção 3 | Alterações eletrocardiográficas relacionadas à morfologia do QRS. 83

Exemplos 15 a 22

Seção 4 | Arritmias frequentemente observadas durante o teste de esforço 137

Exemplos 23 a 40

Conclusões.. 238

Laudo em ergometria 240

Consulta rápida 246

Galeria 252

Referências bibliográficas 265

Índice remissivo 277

Durante o processo de edição desta obra, foram tomados todos os cuidados para assegurar a publicação de informações técnicas, precisas e atualizadas conforme lei, normas e regras de órgãos de classe aplicáveis à matéria, incluindo códigos de ética, bem como sobre práticas geralmente aceitas pela comunidade acadêmica e/ou técnica, segundo a experiência do autor da obra, pesquisa científica e dados existentes até a data da publicação. As linhas de pesquisa ou de argumentação do autor, assim como suas opiniões, não são necessariamente as da Editora, de modo que esta não pode ser responsabilizada por quaisquer erros ou omissões desta obra que sirvam de apoio à prática profissional do leitor.

Do mesmo modo, foram empregados todos os esforços para garantir a proteção dos direitos de autor envolvidos na obra, inclusive quanto às obras de terceiros e imagens e ilustrações aqui reproduzidas. Caso algum autor se sinta prejudicado, favor entrar em contato com a Editora.

Finalmente, cabe orientar ao leitor que a citação de passagens da obra com o objetivo de debate ou exemplificação ou ainda a reprodução de pequenos trechos da obra para uso privado, sem intuito comercial e desde que não prejudique a normal exploração da obra, são, por um lado, permitidas pela Lei de Direitos Autorais, art. 46, incisos II e III. Por outro, a mesma Lei de Direitos Autorais, no art. 29, incisos I, VI e VII, proíbe a reprodução parcial ou integral desta obra, sem prévia autorização, para uso coletivo, bem como o compartilhamento indiscriminado de cópias não autorizadas, inclusive em grupos de grande audiência em redes sociais e aplicativos de mensagens instantâneas. Essa prática prejudica a normal exploração da obra pelo seu autor, ameaçando a edição técnica e universitária de livros científicos e didáticos e a produção de novas obras de qualquer autor.

Prefácio

A experiência prática sempre foi um dos pilares da formação profissional médica, não apenas por sua importância na aquisição das competências técnicas, mas também pelo seu papel em garantir confiança para enfrentar os desafios que são impostos no dia a dia. O conhecimento teórico, por outro lado, permite ao médico compreender a origem e o significado das alterações encontradas na prática, tornando-o capaz de interpretar em vez de apenas observar.

Em minha complementação especializada em Eletrocardiologia/Ergometria no Instituto do Coração – InCor/HCFMUSP, o contato com uma grande variedade de casos encontrados em uma instituição referenciada em Cardiologia, somado à convivência com profissionais de excelência dessa área, me proporcionou uma formação completa do ponto de vista teórico-prático. Desde então, surgiu o interesse em produzir um conteúdo que pudesse transmitir aos leitores essa essência, que há décadas marca a formação de residentes de Cardiologia e especialistas em métodos gráficos no InCor.

Diferente de outras publicações que tratam do assunto, o livro *Ergometria: exemplos práticos* utiliza imagens de exames reais realizados no Departamento de Eletrocardiologia do InCor para embasar a discussão sobre os temas capitais relacionados ao teste ergométrico. Desafia o leitor a analisar e interpretar os traçados, simulando as situações encontradas na rotina do teste de esforço, para depois fornecer uma explicação detalhada dos achados eletrocardiográficos e do seu significado diagnóstico/prognóstico, com base em uma revisão completa da literatura. Para isso, conta ainda com dezenas de figuras que auxiliam na compreensão dos conceitos abordados, trazendo um conteúdo que interessa não somente àqueles que trabalham diretamente com essa modalidade de exame, mas também aos cardiologistas e clínicos em geral, responsáveis por determinar uma conduta com base nos seus resultados. É a concretização de um sonho, que busca difundir o conhecimento para aprimorar o trabalho dos profissionais e, assim, elevar o nível da assistência médica em nosso país.

Leonardo Filipe Benedeti Marinucci

Introdução

Diante do avanço da tecnologia nos exames de imagem e das novas evidências científicas, qual o papel do teste ergométrico na realidade atual? E qual será a relevância desse exame no futuro?

O aprimoramento dos métodos de diagnóstico por imagem fez com que o teste ergométrico perdesse o protagonismo que antes apresentava na rotina de exames em Cardiologia, em especial quando se trata da avaliação da doença arterial coronariana. Ao conciliar uma maior acurácia no diagnóstico de isquemia miocárdica com informações sobre a localização da área isquêmica e a função ventricular, exames como a cintilografia de perfusão miocárdica e a ecocardiografia de estresse têm se tornado a primeira escolha em diversas circunstâncias, e têm recebido um grau de recomendação mais alto em relação ao teste de esforço nas principais diretrizes. A ampliação do espectro de opções de ferramentas diagnósticas é reflexo da evolução do conhecimento, porém não necessariamente torna obsoletos métodos mais antigos e com menor emprego de tecnologia. Exemplo disso é a radiografia de tórax, que já foi a principal, quando não a única opção para o diagnóstico por imagem disponível; com o surgimento da tomografia computadorizada, da ressonância magnética e da ultrassonografia, obviamente restringiram-se as indicações para seu uso, porém ela ainda permanece como o exame de escolha em diversas circunstâncias. Isso porque a escolha de um exame nao deve ser determinada exclusivamente pela sua acurácia, mas sim envolver um equilíbrio entre a indicação (hipótese diagnóstica e probabilidade pré-teste), o custo e a disponibilidade. Esse último quesito abrange também a confiabilidade da interpretação do exame, que determinará, em última instância, a conduta clínica; o teste ergométrico, nesse aspecto, tem se mostrado mais vulnerável a interpretações equivocadas quando comparado aos demais exames citados, levando a condutas enviesadas que acabam sendo posteriormente creditadas à acurácia do exame, que tem sua credibilidade questionada, quando na verdade a falha estava na interpretação das alterações apresentadas. O melhor exame, portanto, não necessariamente é aquele mais caro, mas sim o mais bem indicado, mais bem interpretado, e que se adapte à realidade na qual o paciente está inserido. Nesse cenário, o teste ergométrico permanece como importante instrumento para avaliação cardiológica, principalmente quando levamos em consideração o contexto socioeconômico do Brasil e de outros países subdesenvolvidos, e provavelmente seguirá desempenhando seu papel pelas próximas décadas.

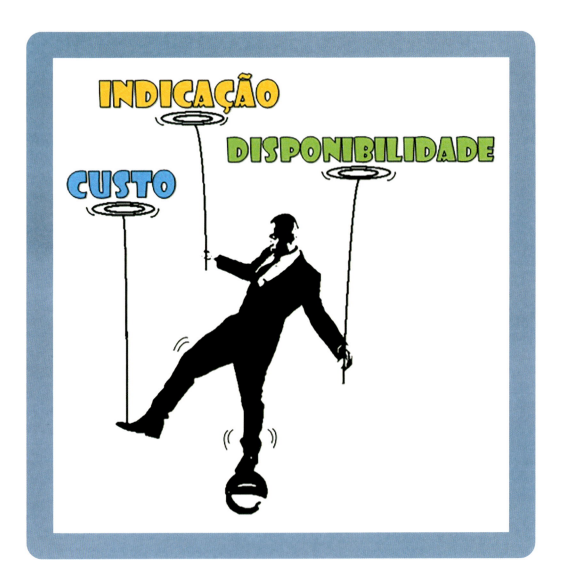

Fatores como o custo e a disponibilidade, somados à acurácia do método diagnóstico propriamente dita, podem determinar um equilíbrio na escolha entre dois exames com a mesma finalidade, porém com pesos diferentes de cada um desses aspectos (na figura representados pelo teste ergométrico, à esquerda, e pela cintilografia de perfusão miocárdica, à direita).

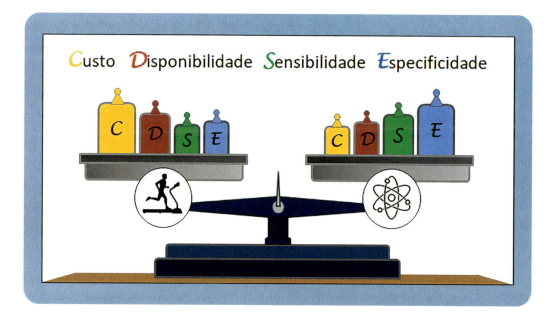

Aspectos avaliados no teste ergométrico que podem auxiliar no raciocínio clínico.

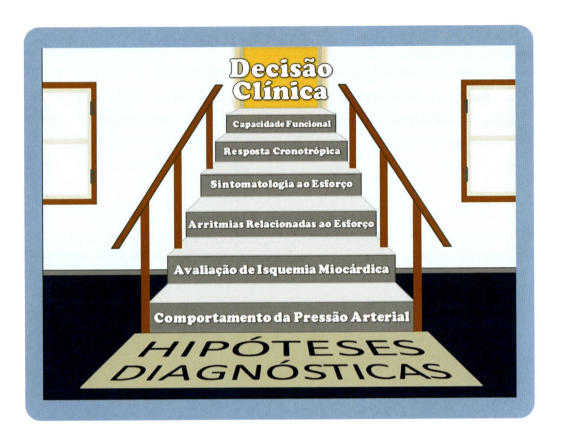

Conteúdo complementar – plataforma digital

Nesta edição de *Ergometria: exemplos práticos* você poderá aprofundar ainda mais seu conhecimento ao acessar o conteúdo complementar disponibilizado em uma plataforma exclusiva. Você terá acesso aos *podcasts* que acompanham esse livro.

Eles trazem mensagens dos autores que complementam os tópicos mais relevantes, além de comentários sobre as principais armadilhas na análise e interpretação dos exames, e dicas que podem ajudar a solucionar os desafios que surgem na prática.

Para ingressar neste ambiente virtual, ao longo do livro, o conteúdo complementar está identificado pelo logo "Saiba Mais", e traz um *QR code* que permite o acesso rápido a todo este material, proporcionando uma experiência de aprendizado ainda mais completa.

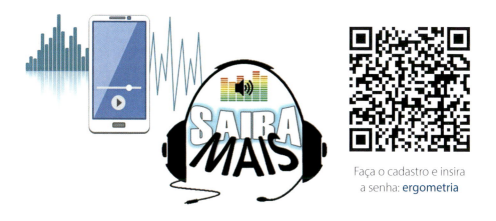

Faça o cadastro e insira a senha: **ergometria**

O prazo para acesso a esse material limita-se à vigência desta edição.

Exemplo 1

Variáveis hemodinâmicas

Interprete as variáveis hemodinâmicas projetadas no resumo tabular abaixo. Qual a anormalidade presente nesse caso? Qual sua importância do ponto de vista clínico?

Fase Nome	Etapa Nome	Tempo na fase	Veloc. (km/h)	Inclin. (%)	Esforço (METS)	FC (bpm)	PA (mmHg)	PFP (mmHg*bpm)	EV (/min)	Nível ST (II mm)
REPOUSO	EM PÉ	00:32	0.00	0.00	1.0	81	113/73	9153	0	-0.05
		00:40	0.00	0.00	1.0	83			0	0.00
ESFORÇO	ETAPA 1	00:01	0.00	0.00	1.0	84			0	0.05
		00:30	2.70	10.00	1.9	92			4	0.45
		01:00	2.70	10.00	2.8	100			9	-0.55
		01:30	2.70	10.00	3.7	102			8	-1.20
		02:00	2.70	10.00	4.6	121			9	-0.35
		02:30	2.70	10.00	4.6	107			9	-0.55
		02:34	2.70	10.00	4.6	107	131/77	14017	8	-0.90
		02:50	2.70	10.00	4.6	107			6	-0.80
		03:00	2.70	10.00	4.6	106			4	-1.25
	ETAPA 2	03:30	4.00	12.00	5.2	114			3	-1.70
		04:00	4.00	12.00	5.8	122			6	-2.40
		04:30	4.00	12.00	6.4	126			8	-3.45
		05:00	4.00	12.00	7.0	130			6	-4.30
		05:29	4.00	12.00	7.0	130	168/100	21840	8	-4.65
		05:30	4.00	12.00	7.0	130			8	-4.65
		05:50	4.00	12.00	7.0	130			8	-3.95
		06:00	4.00	12.00	7.0	133			16	-3.85
		06:30	5.40	14.00	7.7	142			23	-2.90
ESFORÇO	ETAPA 3	07:00	5.40	14.00	8.5	125			14	-2.90
		07:30	5.40	14.00	9.2	155			5	-3.85
		08:00	5.40	14.00	10.0	160			6	-3.00
		08:23	5.40	14.00	10.0	160	183/101	29280	5	-2.10
		08:30	5.40	14.00	10.0	160			4	-2.35
		08:50	5.40	14.00	10.0	160			2	-3.55
		09:00	5.30	14.00	9.8	160			1	-3.40
	ETAPA 4	09:30	0.00	16.00	7.6	150			1	-1.10
		09:34	0.00	16.00	7.4	148			1	-0.95
RECUPER.		00:27	2.40	0.00	6.3	136			1	-0.50
		00:50	2.40	0.00	5.3	129			2	-0.95
		00:57	2.40	0.00	4.9	129			2	-1.15
		01:00	2.40	0.00	4.8	126	158/90	19908	2	-0.65
		01:27	0.00	0.00	2.8	118			2	-0.45
		01:50	0.00	0.00	1.6	115			2	-0.15
		01:57	0.00	0.00	1.2	112	157/91	17584	1	-0.20
		02:27	0.00	0.00	1.0	105			2	-0.40
		02:50	0.00	0.00	1.0	105			2	-0.60
		02:57	0.00	0.00	1.0	104			2	-0.65
		03:06	0.00	0.00	1.0	102	126/83	12852	2	-0.60
		03:27	0.00	0.00	1.0	106			1	-0.75
		03:50	0.00	0.00	1.0	99			0	-0.70
		03:57	0.00	0.00	1.0	101			0	-0.80
		04:02	0.00	0.00	1.0	102	126/81	12852	0	-0.75
		04:27	0.00	0.00	1.0	102			0	-0.75
		04:50	0.00	0.00	1.0	104			0	-0.90
		04:57	0.00	0.00	1.0	104			0	-0.90
		05:07	0.00	0.00	1.0	102	119/82	12138	1	-0.80
		05:27	0.00	0.00	1.0	99			1	-0.80
		05:50	0.00	0.00	1.0	100			1	-0.80
		05:52	0.00	0.00	1.0	100	111/81	11100	1	-0.80
		05:57	0.00	0.00	1.0	100			1	-0.85
		06:03	0.00	0.00	1.0	103			0	-0.80

Dentre as diversas variáveis presentes no resumo de dados anteriores, identifica-mos que, concomitantemente à elevação já esperada da frequência cardíaca durante o exercício, houve um aumento progressivo da pressão arterial (PA), partindo-se do valor de 113x73 mmHg ao repouso, até um máximo de 183x101 mmHg na terceira etapa do protocolo de Bruce, com retorno aos valores basais ao longo da fase de recuperação. Qual o comportamento esperado da pressão arterial durante o teste ergométrico? Que padrões anormais de resposta podem ser encontrados, e qual o seu significado?

COMPORTAMENTO NORMAL DA PRESSÃO ARTERIAL NO ESFORÇO

A maior demanda muscular por oxigênio durante o exercício físico leva ao au-mento do débito cardíaco de maneira proporcional à carga de trabalho realizada, partindo-se de valores em torno de 5 a 6 litros por minuto, ao repouso, e podendo chegar a 20-25 litros por minuto no esforço máximo. Os mecanismos fisiológicos responsáveis por essa resposta envolvem a elevação da frequência cardíaca e do vo-lume sistólico, que resultam no aumento da pressão arterial sistólica (PAS) em torno de 50 a 70 mmHg, apesar da vasodilatação e consequente redução na resistência vas-cular periférica, que resulta na manutenção ou variação mínima da pressão arterial diastólica (PAD). Quando esse aumento do débito cardíaco não é balanceado por uma maior complacência do sistema vascular, secundária à vasodilatação periférica inadequada (devido à maior rigidez nos vasos ou ao tônus simpático exageradamente elevado), desenvolve-se o aumento acentuado da pressão arterial ao exercício. Por outro lado, a elevação reduzida da PAS durante o esforço pode ser resultado de con-dições que levam à queda do débito cardíaco, como a redução na função ventricular ou a obstrução da via de saída do ventrículo esquerdo, caracterizando também uma resposta pressórica anormal, exceto em mulheres e crianças. A incapacidade de ele-var a PAS em pelo menos 30 mmHg durante o esforço foi associada a um maior risco de desfechos adversos em alguns estudos. Na fase pós-exercício, a queda da frequên-cia cardíaca associada à vasodilatação mantida acarreta a queda da PAS, podendo até provocar hipotensão sintomática, em indivíduos com maior atraso no aumento da resistência vascular. Dessa forma, além dos padrões anormais observados na etapa do esforço, o comportamento da pressão arterial na fase de recuperação também deve ser analisado, já que a redução lenta da PAS também foi associada a um risco aumentado de doença cardiovascular. Assim, espera-se um aumento da PAS de pelo menos 30 mmHg durante o esforço; seu aumento exagerado, ausência de aumento ou queda são consideradas respostas anormais, assim como sua redução lenta na fase de recuperação (Figuras 1 e 4).

MEDIDAS DA PRESSÃO ARTERIAL NO TESTE ERGOMÉTRICO

Para análise do comportamento da pressão arterial no teste ergométrico, convencionou-se aferir sua medida ao repouso, a cada etapa do esforço nos protocolos escalonados (ou a cada 2 minutos nos protocolos de rampa), e a cada minuto da fase de recuperação. Para análise da curva de PA durante o exercício, são necessárias ao menos duas medidas obtidas em etapas diferentes, para efeito de comparação, além daquela aferida ao repouso. Valores de PAS > 200 mmHg ou de PAD > 110 mmHg no pré-exercício configuram contraindicação relativa para o início do exame; durante o esforço, valores de PAD ≥ 120 mmHg em normotensos ou ≥ 140 mmHg em hipertensos, bem como de PAS ≥ 260 mmHg ou sua queda > 20 mmHg, são critérios para interrupção do exame, esta última

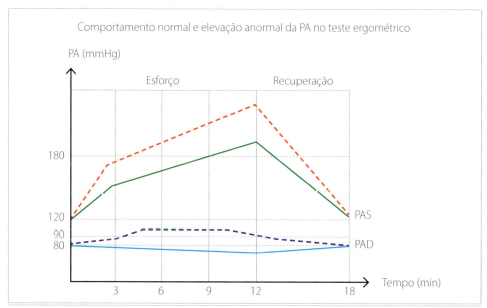

Figura 1 Gráfico representativo do comportamento da pressão arterial durante o esforço e a recuperação. A linha tracejada vermelha corresponde ao padrão de aumento acentuado da pressão arterial sistólica durante o exercício, e a linha tracejada roxa corresponde ao aumento anormal da pressão arterial diastólica, enquanto as linhas verde e azul representam o comportamento fisiológico de cada uma delas, respectivamente.

com valor preditivo para doença cardíaca grave. O valor de corte para normalidade da PA aferida ao repouso é de 140x90 mmHg, referência utilizada na grande maioria dos estudos que se propuseram a investigar os padrões anormais de comportamento da pressão no exercício.

ELEVAÇÕES ANORMAIS DA PRESSÃO ARTERIAL NO TESTE ERGOMÉTRICO

A avaliação do comportamento da pressão arterial durante o esforço e no pós--exercício mostrou ser capaz de reclassificar indivíduos considerados limítrofes para presença de hipertensão como definitivamente hipertensos ou não, em um estudo que a comparou com a resposta da PA tanto de indivíduos com diagnóstico estabelecido de hipertensão como com a daqueles sabidamente normotensos. Em outro estudo, a aferição da PA durante o teste ergométrico mostrou-se confiável e reprodutível, quando comparada com medidas invasivas ou com aferições realizadas ao repouso, sendo provavelmente menos suscetível à influência do componente de ansiedade do paciente, muito frequente nas aferições de PA ambulatorial. Apesar disso, o teste ergométrico não é preconizado como ferramenta de diagnóstico de hipertensão arterial, podendo, entretanto, sugerir essa possibilidade diante do comportamento anormal da curva pressórica durante o exame, além de fornecer informações com valor prognóstico nesses casos.

Aumento acentuado da pressão arterial no exercício

Apesar de o aumento da pressão arterial sistólica durante o esforço ser considerado fisiológico, sua elevação exagerada em indivíduos sem diagnóstico prévio de hipertensão é considerada uma resposta anormal e foi alvo de investigação em diversos estudos. Em comum entre eles, está a associação dessa alteração com um risco aumentado de desenvolver hipertensão arterial ao longo da vida, caracterizando a chamada "hiper-reatividade" da pressão arterial. Entretanto, as diferenças metodológicas entre os estudos, bem como a influência da idade, do sexo e do nível de condicionamento físico nos valores máximos de PA tolerados em cada indivíduo, tornam difícil estabelecer um valor de corte preciso como referência para determinar o aumento acentuado da PA durante o esforço, e que possa ser generalizado para uma população não selecionada submetida ao teste ergométrico. Para ilustrar essa questão, os seguintes valores de referência são encontrados nos diferentes estudos analisados: PAS máxima no pico do esforço maior que 200, 220, 230 e até 250 mmHg; PAS máxima $\geq$ 210 mmHg em homens e $\geq$ 190 mmHg em mulheres; aumento na PAD acima de 10 mmHg ultrapassando o valor absoluto de 90 mmHg; aumentos de PAS maiores que 60 mmHg aos 5 minutos de exercício (6,3 MET) ou de 70 mmHg aos 10 minutos (8,1 MET), ou um aumento isolado na PAD > 10 mmHg. Dessa maneira, existe uma tendência atual de não mais considerar os valores de PA máxima na caracterização da hiper-reatividade, reforçada por um estudo mais recente que mostrou não haver relação dos valores de PA aferidos durante o esforço com aumento de risco de morte cardiovascular, quando ajustada para os valores da PA ao repouso. Apesar disso, um valor de PA no segundo estágio do protocolo de Bruce maior que 180x90 mmHg, partindo-se de valores normais ao repouso, foi uma variável independente de risco para óbito cardiovascular em indivíduos não hipertensos, sendo admitida atualmente como valor de corte mais aceitável para definição da hiper-reatividade da pressão arterial ao exercício (Figura 2). É importante reforçar que a caracterização de hiper-reatividade em indivíduos com diagnóstico prévio de hipertensão é uma interpretação inadequada desse conceito.

Fase Nome	Etapa Nome	Tempo na fase	Veloc. (km/h)	Inclin. (%)	Esforço (METS)	FC (bpm)	PA (mmHg)	PFP (mmHg*bpm)	EV (/min)	Nível ST (V6 mm)
REPOUSO	EM PÉ	00:30	0.00	0.00	1.0	99	130/77	12870	0	0.00
		00:52	0.00	0.00	1.0	104			0	0.05
ESFORÇO	ETAPA 1	00:01	0.00	0.20	1.0	105			0	0.05
		00:30	2.70	10.00	1.9	108			0	-0.20
		01:00	2.70	10.00	2.8	116			0	-0.05
		01:30	2.70	10.00	3.7	125			0	-0.45
		02:00	2.70	10.00	4.6	127			0	0.00
		02:30	2.70	10.00	4.6	127			0	0.00
		02:34	2.70	10.00	4.6	127	188/78	23876	0	0.00
		03:00	2.70	10.00	4.6	127			0	0.15
	ETAPA 2	03:30	4.00	12.00	5.2	131			0	0.30
		04:00	4.00	12.00	5.8	136			0	-0.10
		04:30	4.10	12.00	6.4	139			0	0.15
		05:00	2.00	12.00	4.0	141			0	-0.10
		05:30	4.00	12.00	7.0	142			0	-0.20
		05:48	0.00	12.00	1.0	136	194/77	26384	0	0.05
		05:49	0.00	12.00	1.0	136			0	0.05
RECUPER.		00:12	2.40	1.30	1.1	131			0	0.10
		00:42	2.40	0.00	1.3	123			0	0.25
		01:07	0.00	0.00	1.0	112	171/75	19152	0	0.15
		01:12	0.00	0.00	1.0	112			0	0.15
		01:42	0.00	0.00	1.0	98			0	0.10
		02:05	0.00	0.00	1.0	107	157/77	16799	0	-0.10
		02:12	0.00	0.00	1.0	106			0	0.00
		02:42	0.00	0.00	1.0	103			0	0.10

Figura 2 Resumo tabular retratando um caso de aumento acentuado da pressão arterial sistólica durante o exercício, ultrapassando o valor de 180 mmHg ainda no primeiro estágio do protocolo de Bruce.

Recuperação lenta da pressão arterial no pós-exercício

Da mesma forma que o aumento exagerado da PA é considerado uma resposta anormal, sua redução lenta no pós-exercício também confere valor prognóstico adverso, com aumento de risco para morte cardiovascular associado. É definido por uma redução menor do que 5% no valor da PAS em relação à medida aferida no pico do esforço, documentada no segundo ou terceiro minutos da recuperação, e reflete o grau de condicionamento físico e adaptação do sistema cardiovascular ao esforço (Figura 3).

Fase Nome	Etapa Nome	Tempo na fase	Veloc. (mph)	Inclin. (%)	Esforço (METS)	FC (bpm)	PA (mmHg)	PFP (mmHg*bpm)	EV (/min)	Nível ST (V4 mm)
ESFORÇO	ETAPA 3	06:30	3.40	14.00	7.7	86			0	-0.15
		07:00	3.40	14.00	8.5	97			4	-0.15
		07:30	3.40	14.00	9.3	93			4	0.05
		08:00	3.40	14.00	10.1	96			0	-0.50
		08:30	3.40	14.00	10.1	99			0	-0.20
		08:39	3.40	14.00	10.1	100	147/56	14700	0	-0.50
		08:50	3.40	14.00	10.1	100			0	-0.10
		09:00	3.40	14.00	10.1	101			0	0.60
	ETAPA 4	09:30	4.20	16.00	10.9	113			0	-0.15
		10:00	4.20	16.00	11.7	125			0	-1.40
		10:30	0.00	16.00	3.3	127			0	-0.80
		10:38	0.00	16.00	2.8	125			0	-0.95
RECUPER.		00:22	1.50	2.50	2.8	118			0	-0.75
		00:50	0.00	2.50	2.1	112	184/60	20608	0	-0.65
		00:52	0.00	2.50	2.1	112			0	-0.75
		01:22	1.50	2.50	2.7	105			0	-0.65
		01:50	1.50	2.50	2.7	99			0	-1.10
		01:52	1.50	2.50	2.7	99			0	-1.05
		02:06	1.50	2.50	2.6	94	183/59	17202	0	-0.75
		02:22	0.00	2.50	1.0	93			1	-0.75
		02:50	0.00	2.50	1.0	83			4	-0.70
		02:52	0.00	2.50	1.0	83			4	-0.65
		03:15	0.00	2.50	1.0	80	174/64	13920	6	-0.85
		03:22	0.00	2.50	1.0	79			6	-0.75
		03:50	0.00	2.50	1.0	78			4	-0.65
		03:52	0.00	2.50	1.0	77			4	-0.65
		04:16	0.00	2.50	1.0	78	172/69	13416	6	-0.65
		04:22	0.00	2.50	1.0	77			6	-0.60
		04:50	0.00	2.50	1.0	73			6	-0.40
		04:52	0.00	2.50	1.0	73			6	-0.35
		05:13	0.00	2.50	1.0	72	156/68	11232	6	-0.35
		05:22	0.00	2.50	1.0	71			4	-0.30
		05:50	0.00	2.50	1.0	74			3	-0.25
		05:52	0.00	2.50	1.0	74			3	-0.25
		06:09	0.00	2.50	1.0	74	151/78	11174	1	-0.20
		06:22	0.00	2.50	1.0	71			0	-0.20
		06:50	0.00	2.50	1.0	70			1	-0.20
		06:52	0.00	2.50	1.0	70			1	-0.20
		07:08	0.00	2.50	1.0	69	135/65	9315	1	-0.20

Faça o cadastro e insira a senha: ergometria

Figura 3 Resumo tabular retratando a recuperação lenta da PA no pós-exercício. A PAS de 184, correspondente ao pico do esforço, manteve-se até o segundo minuto da recuperação, e reduziu-se em um valor menor do que 5% em relação ao terceiro minuto.

Aumento paradoxal da pressão arterial na recuperação

O aumento da pressão arterial que ocorre na fase pós-esforço é denominado aumento paradoxal, já que é um fenômeno contrário ao normalmente esperado nessa etapa, e é caracterizado por uma elevação na PAS de pelo menos 10 mmHg nos primeiros 3 minutos da recuperação. Pode se tratar, na verdade, da manifestação de uma curva deprimida da PA mascarada durante o exercício; depois de cessado o esforço e retirada a influência do fator que prejudicava o débito cardíaco (ex.: isquemia), observa-se a elevação da pressão arterial sistólica. Deve-se ter cautela nos casos de aparelhos que realizam a aferição automática da pressão arterial, pois o registro da PA no pico do esforço pode ser graficamente projetado na fase de recuperação inicial, já que o aparelho leva alguns segundos para completar a medida, e nesse meio tempo o operador pode ter encerrado a fase de esforço e iniciado a fase de recuperação, transmitindo a falsa impressão de aumento paradoxal da pressão arterial.

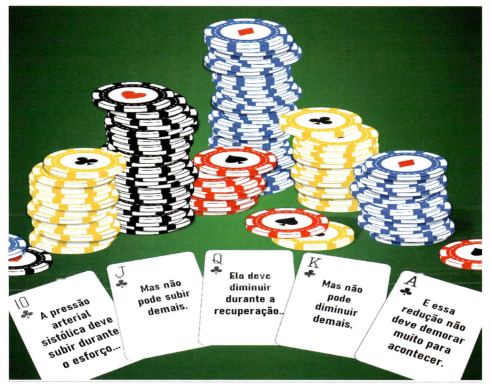

Figura 4 Para que o comportamento da pressão arterial sistólica seja considerado normal no teste ergométrico, ele deve cumprir alguns requisitos de variação tanto durante o esforço como na recuperação.

Exemplo 2

Variáveis hemodinâmicas

Qual a alteração presente no resumo de dados do teste ergométrico abaixo? Existe algum valor prognóstico relacionado a esse achado?

Fase Nome	Etapa Nome	Tempo na fase	Veloc. (mph)	Inclin. (%)	Esforço (METS)	FC (bpm)	PA (mmHg)	PFP (mmHg*bpm)	EV (/min)	Nível ST (III mm)
REPOUSO	EM PÉ	00:42	0.00	0.00	1.0	70	103/82	7210	0	0.65
		01:25	0.00	0.00	1.0	70			0	0.70
		01:28	0.00	0.00	1.0	69			0	0.70
ESFORCO	ETAPA 1	00:00	0.00	0.00	1.0	68			0	0.70
		00:29	1.70	10.00	1.8	73			0	0.70
		00:59	1.70	10.00	2.7	77			0	0.50
		01:29	1.70	10.00	3.6	81			0	0.70
		01:59	1.70	10.00	4.5	83			0	0.50
		02:29	1.70	10.00	4.6	81			0	0.70
		02:30	1.70	10.00	4.6	82	123/77	10086	0	0.55
		02:50	1.70	10.00	4.6	85			0	0.50
		02:59	1.70	10.00	4.6	85			0	0.50
		03:00	1.70	10.00	4.6	85			0	0.55
	ETAPA 2	03:29	3.00	10.00	5.2	91			0	0.10
		03:59	3.00	10.00	5.9	95			0	0.30
		04:29	3.00	10.00	6.6	99			0	0.10
		04:33	3.00	10.00	6.7	104	137/76	14248	0	0.05
		04:59	3.00	10.00	7.3	111			0	0.05
		05:00	3.00	10.00	7.3	111			0	0.05
	ETAPA 3	05:29	4.00	10.00	7.8	116			0	-0.30
		05:59	4.00	10.00	8.3	122			0	-0.75
		06:25	0.00	10.00	2.9	127	155/77	19685	0	-0.35
RECUPER.		00:05	0.00	6.10	2.9	126			0	-0.35
		00:35	1.50	2.50	2.9	109			0	-0.10
		01:05	0.00	2.50	1.9	99	148/69	14652	0	-0.20
		01:35	1.50	2.50	2.7	91			0	-0.30
		02:05	1.50	2.50	2.6	87	135/68	11745	0	-0.15
		02:35	1.50	2.50	2.6	83			0	-0.25
		03:05	1.50	2.50	2.6	81	130/71	10530	0	-0.30
		03:35	1.50	2.50	2.6	85			0	-0.25
		04:05	1.50	2.50	2.6	83	131/71	10873	0	-0.25
		04:35	1.50	2.50	2.6	80			0	-0.10
		05:05	0.00	2.50	1.0	79			0	0.00
		05:35	0.00	2.50	1.0	80	122/73	9760	0	0.10
		06:05	0.00	2.50	1.0	77			0	0.25
		06:10	0.00	2.50	1.0	77			0	0.30

ANAMNESE

Medicação:
Valsartana

Histórico médico:
HAS

Razão sdo teste de esforço:
Avaliação Cardiovascular

Resumo do teste de esforço

O paciente realizou o teste de esforço de acordo com o ELLESTAD por 14:03, alcançando o nível de carga METS máx.: 8.50. A frequência cardíaca em repouso 70 bpm chegou ao valor máximo de 127 bpm. Este valor representa 76% da frequência cardíaca máxima prevista para faixa etária do paciente. A pressão arterial em repouso 103/82 mmHg chegou ao valor máximo de 155/77 mmHg. Duplo Produto máximo: 19685 mmHg*bpm. O teste de esforço foi interrompido por CANSAÇO FISICO.

Na tabela de dados do teste ergométrico, observamos que a frequência cardíaca de 70 bpm ao repouso chegou a um valor máximo de 127 bpm na terceira etapa do protocolo de Ellestad. A impressão de que foi um aumento insuficiente para o tempo total de exercício e para a carga de trabalho à qual o paciente foi submetido é confirmada no resumo do teste de esforço, que nos mostra que o valor máximo de frequência cardíaca atingida corresponde a 76% do previsto para a idade do paciente em questão, mesmo tendo sido realizado um esforço correspondente a 8,5 MET. Como não há influência do uso de drogas cronotrópicas negativas nesse caso, podemos concluir que nesse exemplo configurou-se o diagnóstico de incompetência cronotrópica.

RESPOSTA FISIOLÓGICA DA FREQUÊNCIA CARDÍACA AO EXERCÍCIO

O aumento na frequência cardíaca que ocorre durante o exercício é uma resposta fisiológica universalmente conhecida, aceita e compreendida até mesmo pelo público leigo, ao contrário do que ocorre com o aumento na pressão arterial, por exemplo, que frequentemente surpreende e causa estranheza em pacientes que realizam o teste ergométrico. O incremento linear e progressivo da frequência cardíaca é determinado pela modulação do sistema nervoso autônomo, por meio da inibição vagal e elevação do tônus simpático características do exercício (Figura 1), e é uma das variáveis

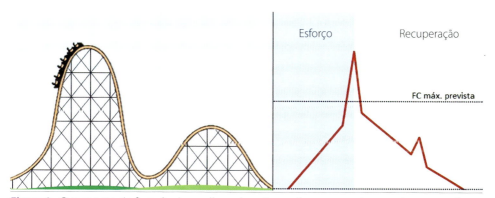

Figura 1 O aumento da frequência cardíaca durante o esforço ocorre de maneira progressiva, e sua redução na fase de recuperação de maneira gradual, conforme a modulação pelo sistema nervoso autônomo. Variações súbitas na frequência cardíaca, assim como elevações em momentos em que são esperadas reduções, e frequências máximas atingidas muito acima dos valores previstos para a idade devem chamar a atenção para a presença de arritmias ou desordens autonômicas.

que influenciarão o aumento no débito cardíaco, uma adaptação necessária em um momento de maior demanda de oxigênio. Uma vez definido esse conceito, é de se esperar que a variação da frequência cardíaca deva atingir limiares preestabelecidos que determinem sua normalidade, e que uma resposta alterada tenha impacto negativo na avaliação desses pacientes. Esses critérios serão discutidos a seguir.

LIMIARES DA RESPOSTA CRONOTRÓPICA NO TESTE ERGOMÉTRICO

A elevação da frequência cardíaca por si só não é uma condição exclusiva para se definir uma resposta cronotrópica fisiológica ao exercício; é preciso estabelecer um limiar abaixo do qual o aumento apresentado pode não ter sido o suficiente para caracterizar a normalidade. Além disso, é de se esperar que indivíduos de idades diferentes com resposta cronotrópica preservada tenham valores de variação da frequência cardíaca em relação ao repouso diferentes, o que limitaria a adoção de um critério fixo para os valores de frequência cardíaca em números absolutos. Assim, convencionou-se estabelecer parâmetros de normalidade com valores percentuais em relação à frequência cardíaca máxima esperada para cada idade (Figura 2). Apesar de intuitivo e sensato, esse critério encontra limitação na dificuldade de se estabelecer precisamente um valor de frequência cardíaca máxima para um indivíduo.

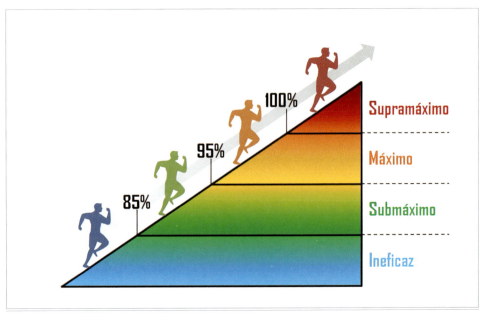

Figura 2 Limiares de classificação do teste ergométrico, com base no valor percentual da frequência cardíaca máxima prevista pela idade.

Diversas fórmulas se propõem a determinar esse valor, com grande variabilidade entre elas, sendo que mesmo a mais utilizada (FC máxima = 220 - idade) mostrou variação de até 12 bpm, para mais ou para menos, entre indivíduos da mesma idade, e parece superestimar a FC máxima em jovens e subestimá-la em idosos, não tendo sido validada em uma amostra com número suficiente de indivíduos acima de 60 anos. Uma equação de regressão (208 - 0,7 x idade) obtida a partir de uma meta-análise que avaliou o declínio da frequência cardíaca pela idade em 18.712 pacientes de um total de 351 estudos não mostrou influência do sexo nem do nível de condicionamento físico dos pacientes, tendo sido validada posteriormente em um estudo com 514 pacientes de 18 a 81 anos. Da mesma maneira, a obtenção de um valor de frequência cardíaca de ao menos 85% em relação à frequência máxima esperada para a idade é preconizada como limiar para indicar uma "quantidade de esforço" mínima suficiente; entretanto, esse valor de corte arbitrário parece ser limitado para esse propósito. Um estudo publicado em 2010 comparou a resposta cronotrópica durante o teste de esforço com a análise dos gases expirados, que tem na razão de troca respiratória (VCO_2/VO_2) um parâmetro fidedigno do nível de esforço, com valores acima de 1,1 indicando esforço máximo; nesse estudo, o uso da porcentagem de 85% da frequência cardíaca máxima preconizada para a idade não foi efetivo em quantificar o nível de esforço durante o teste ergométrico, já que, do total de indivíduos que atingiram ao menos 85% de suas frequências cardíacas máximas previstas, apenas 53% alcançaram o limiar de 1,1 na razão de troca respiratória. Ao contrário, a percepção de esforço através de uma escala subjetiva de cansaço (com limiar de 15, em uma escala que variava de 6 a 20 nesse estudo) foi um indicador significativo nesses casos. Além disso, a prevalência de resultados duvidosos na imagem de perfusão miocárdica foi significativamente maior em pacientes que não atingiram o esforço máximo pela razão de troca respiratória, reforçando o conceito de que o nível de esforço atingido pode influenciar a acurácia do teste ergométrico. Por outro lado, em um estudo com conclusões semelhantes a respeito da perda de sensibilidade diagnóstica aos níveis de esforço submáximo, um percentual relevante dos indivíduos que não atingiram o índice de 85% de FC máx (muitos em uso de betabloqueadores) ainda assim alcançou cargas de trabalho consideráveis e apresentou defeitos de perfusão na cintilografia. Assim, a importância de atingir uma meta de freqüência cardíaca por vezes pode ser superestimada, e a obtenção do nível de esforço máximo parece ser mais importante para o teste de diagnóstico do que atingir uma meta de frequência cardíaca escolhida arbitrariamente, devendo o teste ergométrico ser sintoma-limitado. De maior importância pode ser a falha em obter um aumento adequado da frequência cardíaca apesar do esforço máximo, desmascarando a incompetência cronotrópica, que é um preditor de desfechos adversos, como discutiremos a seguir.

DEFINIÇÃO E SIGNIFICADO DA INCOMPETÊNCIA CRONOTRÓPICA

A incapacidade de se elevar a frequência cardíaca a níveis considerados adequados à carga de trabalho realizada caracteriza a incompetência cronotrópica. Em virtude das circunstâncias descritas anteriormente, há também uma dificuldade em se estabelecer um valor de corte definitivo para esse conceito. A falta de critérios padronizados provavelmente é responsável pela grande variação na prevalência de incompetência cronotrópica encontrada na literatura (9% a 89%), e o uso de diferentes definições pode resultar em uma variação de prevalência de 34% a 87% em uma mesma população. A meta de 85% da frequência cardíaca máxima prevista para a idade, quando não atingida, sugere a possibilidade de incompetência cronotrópica nesse contexto. Entretanto, a frequência cardíaca de repouso e a capacidade funcional do indivíduo podem influenciar a resposta cronotrópica durante o esforço (Figura 2). Assim, o uso do índice cronotrópico, que estabelece a proporção da reserva de frequência cardíaca utilizada durante o exercício (Figura 3 e Quadro 2), é uma alternativa para determinar a presença de incompetência cronotrópica, quando valores menores do que 80% são obtidos. Essa anormalidade da resposta da frequência cardíaca frente ao exercício mostrou-se um fator de risco independente para mortalidade e doença arterial coronariana em diversas publicações. Mesmo na vigência de uso de beta-bloqueadores, que podem interferir na resposta cronotrópica, um valor de índice cronotrópico alterado, nesse caso com valor de corte menor ou igual a 62%, foi um preditor independente de morte, em um estudo com seguimento médio de 4,5 anos (Quadro 3).

Quadro 1 A baixa carga de trabalho pode limitar a análise da resposta cronotrópica no teste ergométrico. Nesse exemplo, o paciente realiza um esforço menor do que 5 MET, impossibilitando a caracterização de incompetência cronotrópica. A frequência cardíaca atingida, aliás, muito próxima do limiar submáximo, permite a descrição de resposta cronotrópica fisiológica para o nível de trabalho realizado.

ANAMNESE

Medicação:	Histórico médico:	Razão do teste de esforço:
AAS, Vytorin, Galvus, Escitalopram	HAS, DM	Avaliação Cardiovascular

Resumo do teste de esforço

O paciente realizou o teste de esforço de acordo com o MODBRUCE por 16:30, alcançando o nível de carga METS máx.: 4.60. A frequência cardíaca em repouso 78 bpm chegou ao valor máximo de 116 bpm. Este valor representa 82% da frequência cardíaca máxima prevista para faixa etária do paciente. A pressão arterial em repouso 149/88 mmHg chegou ao valor máximo de 150/84 mmHg. Duplo produto máximo: 16905 mmHg*bpm. O teste de esforço foi interrompido por Fadiga.

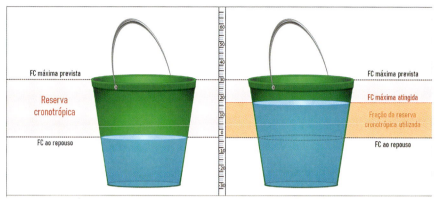

Índice cronotrópico = fração da reserva cronotrópica utilizada

Figura 3 A reserva cronotrópica compreende a diferença entre a frequência cardíaca (FC) máxima prevista para a idade e a FC ao repouso, e a parcela desse total que foi utilizada é calculada pela diferença entre a FC máxima atingida e a FC de repouso. A razão da parte utilizada sobre o total disponível define o índice cronotrópico.

Quadro 2 Cálculo do índice cronotrópico e sua relação com o diagnóstico de incompetência cronotrópica.

Índice cronotrópico (proporção da reserva de FC utilizada)
(FC pico esforço – FC repouso) ÷ (FC máxima para a idade – FC repouso)
FC pico esforço – FC repouso: quantidade de FC usada durante o esforço
FC máxima para a idade – FC repouso: quantidade de FC disponível para ser usada
Índice cronotrópico < 0,8 = incompetência cronotrópica

Quadro 3 O uso de medicações cronotrópicas negativas pode limitar a análise da resposta cronotrópica no teste ergométrico. Nesse caso, a associação de amiodarona e metoprolol pode ter contribuído para o paciente não ter atingido a frequência cardíaca submáxima prevista, prejudicando a caracterização de incompetência cronotrópica.

ANAMNESE

Medicação:
Anlodipino, Enalapril, Eliquis, Amiodarona, Metoprolol

Histórico médico:
HAS/arritmia

Razão do teste de esforço:
Avaliação cardiovascular

Resumo do teste de esforço

O paciente realizou o teste de esforço de acordo com o BRUCE por 13:36, alcançando o nível de carga METS máx.: 7.00. A frequência cardíaca em repouso 63 bpm chegou ao valor máximo de 115 bpm. Este valor representa 77% da frequência cardíaca máxima prevista para faixa etária do paciente. A pressão arterial em repouso 149/87 mmHg chegou ao valor máximo de 194/90 mmHg. Duplo produto máximo: 16928 mmHg*bpm. O teste de esforço foi interrompido por Fadiga.

RECUPERAÇÃO LENTA DA FREQUÊNCIA CARDÍACA

Mais recentemente, o comportamento anormal da frequência cardíaca na fase de recuperação também foi implicado em desfechos adversos, como o aumento do risco de morte, surgindo como uma variável com valor prognóstico, assim como o comportamento deprimido durante o esforço. A recuperação lenta da frequência cardíaca no pós-esforço tem sido definida como uma redução menor do que 12 bpm no primeiro minuto da recuperação, valor preconizado para protocolos com fase de recuperação ativa de 2 minutos a uma velocidade de 2,4 km/h e inclinação de 2,5%; ao utilizar protocolos com diferentes características, o valor de corte pode mudar (como em um estudo que identificou uma redução menor do que 22 bpm no segundo minuto da recuperação como ponto de corte, utilizando um protocolo sem fase ativa e em posição supina), mas com significado prognóstico semelhante. Assim, o comportamento da frequência cardíaca, muitas vezes negligenciado na interpretação do teste ergométrico, pode fornecer informações valiosas do ponto de vista prognóstico, refletindo desordens do sistema nervoso autônomo que podem estar associadas a patologias sistêmicas ou cardíacas subjacentes, conferindo maior risco de desfechos adversos nesses pacientes.

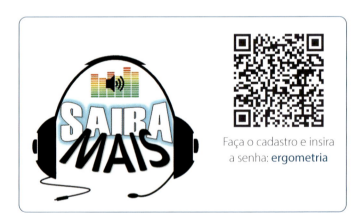

Faça o cadastro e insira a senha: **ergometria**

Exemplo 3

Variáveis hemodinâmicas

Em quais situações esperamos encontrar a alteração presente na tabela de dados do teste ergométrico abaixo? Qual seu significado clínico?

Fase Nome	Etapa Nome	Tempo na fase	Veloc. (km/h)	Inclin. (%)	Esforço (METS)	FC (bpm)	PA (mmHg)	PFP (mmHg*bpm)	EV (/min)	Nível ST (III mm)
REPOUSO	EM PÉ	00:26	0.00	0.00	1.0	72	121/77	8712	0	0.10
		00:41	0.00	0.00	1.0	79			0	0.10
ESFORÇO	ETAPA 1	00:01	0.00	0.10	1.0	80			0	0.05
		00:30	2.70	10.00	1.9	85			0	0.15
		01:00	2.70	10.00	2.8	92			0	-0.10
		01:30	2.70	10.00	3.7	99			0	-0.10
		02:00	2.70	10.00	4.6	100			0	-0.35
		02:30	2.70	10.00	4.6	101			0	-0.05
		02:32	2.70	10.00	4.6	103	114/68	11742	0	-0.15
		02:50	2.70	10.00	4.6	110			0	0.00
		03:00	2.70	10.00	4.6	110			0	-0.25
	ETAPA 2	03:30	4.80	10.00	5.3	116			0	0.30
		04:00	4.80	10.00	6.0	124			0	-0.65
		04:29	4.80	10.00	6.6	130	118/66	15340	0	-0.65
		04:30	4.80	10.00	6.7	130			0	-0.70
		05:00	4.80	10.00	7.3	133			1	-0.65
	ETAPA 3	05:30	6.40	10.00	7.8	139			2	-0.80
		06:00	6.40	10.00	8.4	134			2	-1.10
		06:25	6.40	10.00	8.8	139	127/64	17653	2	-0.90
		06:30	6.40	10.00	8.9	144			1	-0.95
		07:00	6.40	10.00	9.4	150			1	-0.80
	ETAPA 4	07:30	8.00	10.00	9.9	163			2	-1.25
ESFORÇO		08:00	0.00	10.00	5.2	169			2	-0.80
		08:01	0.00	10.00	5.2	171	139/63	23769	2	-0.80
RECUPER.		00:30	2.40	0.00	4.5	153			2	-0.40
		01:00	2.40	0.00	3.7	141			1	-0.30
		01:30	2.40	0.00	2.9	131	133/65	17423	0	-0.30
		02:00	2.40	0.00	2.2	127			0	-0.35
		02:30	2.40	0.00	2.1	118	131/73	15458	0	-0.45
		03:00	0.00	0.00	1.0	113			0	-0.40
		03:30	0.00	0.00	1.0	100	126/74	12600	0	-0.30
		04:00	0.00	0.00	1.0	104			0	-0.30
		04:30	0.00	0.00	1.0	104	119/81	12376	0	-0.35
		05:00	0.00	0.00	1.0	99			0	-0.30
		05:30	0.00	0.00	1.0	99	111/77	10989	0	-0.25
		06:00	0.00	0.00	1.0	102			0	-0.30
		06:22	0.00	0.00	1.0	105			0	-0.30

No resumo de dados desse exemplo, observamos a elevação progressiva da frequência cardíaca, caracterizando uma resposta cronotrópica fisiológica para esse paciente. A elevação da pressão arterial, no entanto, não atinge os valores mínimos preconizados, partindo do valor de 121x77 mmHg ao repouso e chegando ao máximo de 139x63 mmHg, a despeito da carga de trabalho realizada, caracterizando uma resposta deprimida da pressão arterial ao exercício.

COMPORTAMENTO DEPRIMIDO DA PRESSÃO/HIPOTENSÃO ARTERIAL NO TESTE ERGOMÉTRICO

Como vimos no exemplo 1, a resposta cardiovascular normal ao exercício reflete-se em alterações secundárias da pressão arterial, sendo esperada a ascensão na PAS de pelo menos 30 mmHg e uma variação não maior do que 10 mmHg na PAD. Se a elevação acentuada da pressão arterial durante o esforço é um marcador de risco para desenvolvimento de hipertensão e até de morte cardiovascular, a incapacidade de se elevar a pressão ou a queda dela durante o exercício também é preditora de desfechos cardíacos adversos. Isso porque ela pode ser manifestação de doenças que provocam a redução no débito cardíaco, como a doença arterial coronariana (DAC) extensa, a hipertrofia ventricular com obstrução da via de saída do ventrículo esquerdo, a estenose de valva aórtica grave e a insuficiência cardíaca com fração de ejeção reduzida, condições que por si sós trazem implicações prognósticas em seu curso. A PAS máxima atingida tem relação diretamente proporcional à fração de ejeção e inversamente proporcional ao número de coronárias obstruídas. Um estudo mostrou que a capacidade de elevar a PAS acima de 55 mmHg esteve associada com menor mortalidade geral, quando comparada com aumentos menores do que 33 mmHg, mesmo sem diferenças na fração de ejeção entre os dois grupos. A queda da pressão arterial durante o esforço também foi associada ao maior risco de morte cardiovascular, mostrando-se um preditor independente de desfechos adversos em pacientes pós-infarto do miocárdio. Quando associada a outras alterações isquêmicas, confere um pior prognóstico, com valor preditivo positivo de 50% para doença de tronco de coronária esquerda ou DAC triarterial. Já a hipotensão que se desenvolve na fase de recuperação tem um caráter mais benigno, relacionado à redução fisiológica do débito cardíaco que acompanha a queda da frequência cardíaca, sem o imediato aumento da resistência vascular periférica. A recuperação ativa, com duração de 1 a 3 minutos, visa reduzir o risco de episódios de hipotensão arterial no pós-esforço, e medidas como evitar o jejum prolongado antes da realização do exame e não levar o paciente à exaustão também podem ser úteis. Nos casos em que ainda assim ela ocorra, principalmente se acompanhada de sintomas, deve-se posicionar o paciente em decúbito dorsal horizontal, de preferência com os membros inferiores elevados, a fim de aumentar o retorno venoso e evitar uma eventual queda da própria altura. É importante ressaltar que comportamentos deprimidos ou em platô da PAS podem ser registrados em mulheres saudáveis, crianças e adolescentes, sem significado patológico associado. O resumo do comportamento da pressão arterial no teste ergométrico é mostrado na figura a seguir.

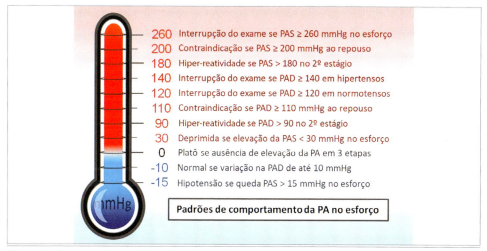

Figura 1 Resumo dos padrões de variação da pressão arterial no teste ergométrico. Os valores de corte podem mudar conforme a referência utilizada e a experiência de cada serviço.

INTERPRETAÇÃO DO DUPLO PRODUTO NO TESTE ERGOMÉTRICO

O duplo produto é uma variável obtida através da multiplicação dos valores da pressão arterial sistólica e da frequência cardíaca, em um dado momento do esforço. Fornece uma estimativa indireta do consumo miocárdico de oxigênio, que por sua vez apresenta uma relação linear com o fluxo sanguíneo nas artérias coronárias. Essas características embasam seu potencial como variável prognóstica, confirmado em estudos que a mostraram como sendo até mesmo superior a outros parâmetros consagrados nesse contexto, como a capacidade funcional, por exemplo. Quando foi avaliada em um grupo de indivíduos com teste ergométrico positivo, foi capaz de prever a ausência de coronariopatia significativa naqueles que atingiram valores mais elevados (acima de 30.000 mmHg bpm). Em pacientes submetidos à revascularização miocárdica cirúrgica, valores de duplo produto acima de 30.000 estão associados à patência dos enxertos e à função ventricular preservada, enquanto valores menores do que 25.000 sugerem oclusão de pontes ou perda de função ventricular (Figura 2). O duplo produto também é útil para delimitar o limiar de isquemia miocárdica e angina, e a partir daí ser usado na comparação com exames seriados durante o acompanhamento do paciente, permitindo avaliar a progressão da doença, bem como a resposta à terapêutica. Uma interpretação cautelosa dessa variável deve ser realizada nos pacientes que fazem uso de medicações cronotrópicas negativas, que podem gerar valores falsamente baixos de duplo produto.

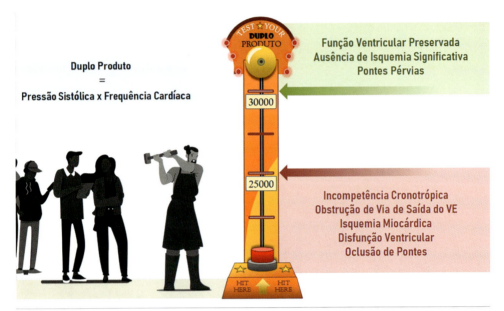

Figura 2 O valor prognóstico do duplo produto se deve à correlação de seus valores com aspectos clínicos que, por si sós, impactam na evolução do paciente, seja de maneira positiva ou negativa.

Exemplo 4

Segmento ST

Observe este traçado registrado no pico do esforço durante um teste ergométrico: há infradesnivelamento do segmento ST? Quais características devem ser analisadas?

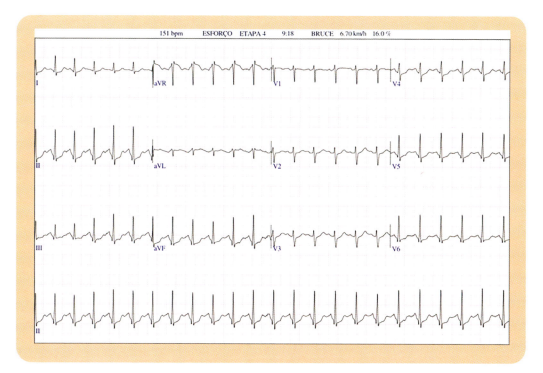

O teste ergométrico é um método de avaliação de isquemia miocárdica consagrado pela prática clínica nas últimas décadas; apesar de sua acurácia tida apenas como moderada na literatura (sensibilidade e especificidade médias de 67% e 71%, respectivamente), sua ampla disponibilidade e baixo custo, associados à baixa incidência de complicações, às informações adicionais potencialmente obteníveis e à relativa fácil interpretação dos resultados, mesmo por indivíduos não especializados, o mantêm como método de escolha em diversas circunstâncias. Nesse cenário, as alterações do segmento ST permanecem como prova documental de isquemia esforço-induzida e determinam os critérios de positividade do teste ergométrico universalmente conhecidos.

FISIOLOGIA DAS ALTERAÇÕES ISQUÊMICAS DO SEGMENTO ST

Os mecanismos fisiopatológicos das alterações eletrocardiográficas secundárias à isquemia miocárdica durante o teste ergométrico seguem os mesmos princípios observados nas síndromes coronarianas agudas. A oclusão completa do vaso acarreta isquemia transmural da parede ventricular, no território da artéria coronária acometida, distalmente ao ponto de obstrução, e se manifesta no eletrocardiograma de superfície como supradesnivelamento do segmento ST, atribuído à corrente de lesão das células miocárdicas danificadas, parcialmente despolarizadas em relação ao músculo saudável adjacente. Analogamente, a obstrução coronariana parcial desencadeia isquemia subendocárdica, por se tratar da região miocárdica com maior consumo de oxigênio e menos privilegiada na redistribuição de fluxo sanguíneo colateral, manifestando-se ao eletrocardiograma através do infradesnivelamento do segmento ST (pela redução na amplitude do platô da fase 2 e pelos potenciais de repouso da membrana menos negativos na fase 4 do potencial de ação). Vale lembrar que a depressão do segmento ST não é capaz de localizar a isquemia em uma região ou leito vascular de maneira precisa, ao contrário do supradesnivelamento de ST (Figura 1).

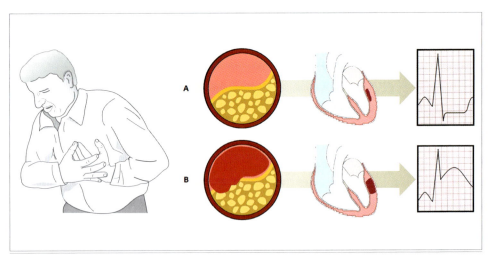

Figura 1 Correlação entre o mecanismo de obstrução coronariana, a localização da isquemia e sua expressão eletrocardiográfica. Em A: a obstrução parcial da artéria coronária pela placa aterosclerótica pode provocar isquemia com o aumento da demanda de oxigênio pelo miocárdio, que afeta essencialmente a região subendocárdica, manifestando-se ao eletrocardiograma como infradesnivelamento do segmento ST. Em B: a ruptura da placa aterosclerótica, com consequente formação de trombo, oclui totalmente a luz do vaso, acarretando isquemia transmural e manifestando-se como supradesnivelamento do segmento ST ao eletrocardiograma.

AVALIAÇÃO DO SEGMENTO ST NO TESTE ERGOMÉTRICO

Ao analisarmos o segmento ST em busca de alterações sugestivas de isquemia miocárdica durante o teste ergométrico, devemos responder a duas perguntas:

1. **Existe infradesnivelamento do segmento ST no traçado analisado?**

Parece óbvio, mas antes de nos preocuparmos com as características eletrocardiográficas que sugerem estarmos diante de um exame positivo para isquemia ou não, devemos avaliar se de fato há infradesnivelamento do segmento ST nos traçados analisados. Isso porque, durante o teste ergométrico, é normal encontrar alterações do segmento ST relacionadas ao exercício que não apresentam significado patológico, além de artefatos e oscilações da linha de base do eletrocardiograma relacionados à movimentação do paciente, fatores que podem dificultar ainda mais a discriminação entre o normal e o alterado. A elevação da frequência cardíaca com consequente encurtamento dos intervalos entre os complexos QRS e redução na duração dos demais segmentos fornece menor margem para análise de detalhes e características morfológicas que determinam os critérios de positividade ou que atestam a normalidade do exame. Assim, a análise respeitando a sequência de passos a seguir pode minimizar as dificuldades na definição da presença ou não de infradesnivelamento do segmento ST.

- Passo 1 - Definir a linha de base

A linha de referência isoelétrica no eletrocardiograma de esforço é obtida adotando-se como base o segmento que une o final da onda P ao início do primeiro vetor do complexo QRS (chamada de "linha PQ"); isso é importante porque ele será o parâmetro para definição da presença e da magnitude dos desnivelamentos do segmento ST. O segmento que liga o final da onda T ao início da onda P (chamado de "linha TP") pode estar falsamente elevado em relação à linha de base, e, se for adotado como referencial para a análise, poderá causar interpretações equivocadas de eventuais alterações do segmento ST (Figura 2).

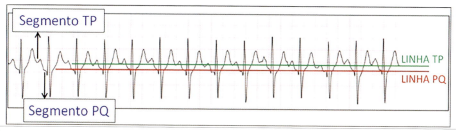

Figura 2 A determinação da linha de referência é fundamental para a correta interpretação do infradesnivelamento do segmento ST. Sua medida deve ser feita com base na linha que une os segmentos PQ.

- Passo 2 - Obter traçados com linha de base estável

A qualidade do traçado obtido durante o exercício pode limitar ou até mesmo impedir a análise morfológica da repolarização ventricular, nos casos com qualidade pouco satisfatória ou insatisfatória (Figura 3). A obtenção de traçados com linha de base estável é fundamental para a correta interpretação do exame; para isso, pode-se interromper transitoriamente o funcionamento do ergômetro no pico do exercício, antes de iniciar a fase de recuperação ativa, na tentativa de obter registros com maior qualidade.

- Passo 3 - Buscar alterações em pelo menos 3 batimentos consecutivos

A análise do eletrocardiograma de esforço por vezes é mais desafiadora em relação aos traçados de repouso por conta da presença de artefatos de movimentação do paciente. Uma estratégia para evitar essas alterações, que podem gerar vieses na interpretação do exame, é buscar por padrões que se sustentem ao menos por 3 batimentos consecutivos. Sabemos que as alterações na repolarização ventricular que persistem por mais tempo e que envolvem maior número de derivações têm maior chance de estarem relacionadas à coronariopatia (Figura 4).

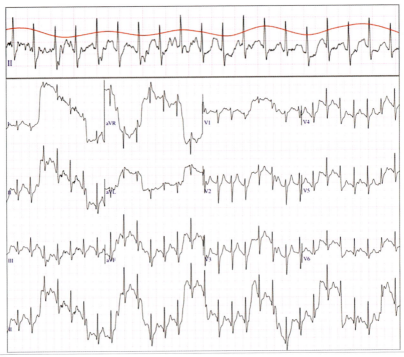

Figura 3 Dois exemplos de traçado inadequado para análise da repolarização ventricular, com linha de base instável.

- Passo 4 - Definir os pontos de referência para aferição do infradesnível de ST

O ponto J, que delimita o fim do complexo QRS e o início do segmento ST, pode apresentar infradesnivelamentos durante o exercício sem que esse achado tenha correlação com coronariopatia. O uso do ponto J na aferição do infradesnivelamento do segmento ST, em detrimento da sua quantificação no ponto J + 60 ms, reduz significativamente a acurácia dos índices de depressão do ST ajustados pela frequência cardíaca, assim como reduz o desempenho do teste ergométrico quando são utilizados os critérios eletrocardiográficos padrão, interferindo negativamente na acurácia do exame. Assim, convencionou-se aferir a magnitude do infra de ST no ponto Y, localizado à frente do ponto J, mais precisamente a 60 ms se a frequência cardíaca for maior que 130 bpm, e a 80 ms se menor que 130 bpm (Figura 5), exceto nos casos de depressão descendente ou supradesnivelamento (mensurados nos pontos J e Y 40 ms, respectivamente).

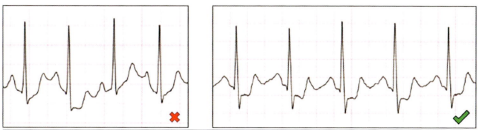

Figura 4 À esquerda, exemplo de alteração artefatual no segmento ST, restrita a um único batimento com linha de base irregular. À direita, as alterações da repolarização se sustentam ao longo de uma sequência de batimentos, confirmando sua autenticidade.

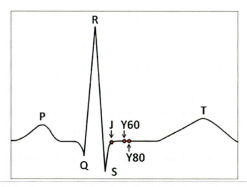

Figura 5 Pontos de referência para análise dos infradesnivelamentos do segmento ST.

2. O infradesnivelamento do segmento ST é isquêmico?

Uma vez definida a presença de infradesnivelamento do segmento ST, devemos buscar por características que permitam correlacionar essa alteração com maior acurácia, com isquemia miocárdica oriunda da obstrução de artérias coronárias epicárdicas. Nesse sentido, três aspectos fundamentais devem ser analisados: a morfologia do infradesnivelamento do segmento ST, sua magnitude (tamanho em milímetros) e o momento do exame no qual ele surge e regride ao estado pré-exercício (Figura 6).

- Morfologia

As possíveis morfologias de infradesnivelamento do segmento ST durante o teste ergométrico são ilustradas na Figura 7. O padrão ascendente rápido é considerado como variante da normalidade, sendo encontrado em pessoas sem doença coronariana durante o exercício, e é caracterizado pela depressão exclusiva do ponto J. Na vigência de depressão concomitante do ponto Y, configura-se o padrão ascendente lento, considerado um achado anormal, porém incapaz de distinguir os indivíduos com e sem doença arterial coronariana; alguns estudos sugerem que essa morfologia poderia indicar a presença de DAC em pacientes de alto risco, caso sua magnitude tenha sido maior do que 2 mm. As morfologias horizontal e descendente são os padrões de depressão do segmento ST que definem os critérios de positividade do teste ergométrico, da mesma forma que o supradesnivelamento de ST, caso este último ocorra na ausência de ondas Q patológicas no eletrocardiograma de repouso. O padrão convexo é considerado benigno, mas, caso se apresente com magnitudes

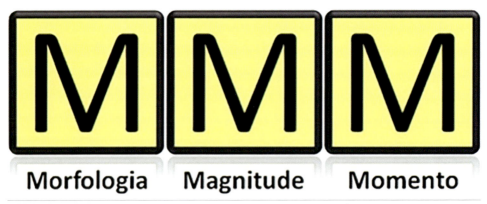

Figura 6 Parâmetros a serem considerados na interpretação dos infradesnivelamentos do segmento ST.

maiores do que 2 mm, está relacionado à insuficiência coronariana não obstrutiva. Por fim, a morfologia côncava resulta da inscrição da onda T atrial no segmento ST, não apresentando qualquer correlação com isquemia miocárdica.

- Magnitude

A magnitude da depressão do segmento ST, quantificada em milímetros, não apenas é critério para a definição da presença de isquemia miocárdica, mas também está diretamente relacionada à extensão e à gravidade da doença coronariana subjacente. O ponto de corte definido como critério de positividade do teste ergométrico é de 1 mm para as morfologias horizontal e descendente, assim como para o supradesnivelamento do segmento ST. Caso haja uma alteração preexistente no eletrocardiograma basal, a quantificação se dá pelo valor adicional em relação ao previamente observado; nos casos em que há supradesnível do ST atribuído à repolarização precoce ao repouso, a análise de eventual infradesnivelamento durante o esforço deverá considerar somente as mudanças que surgirem abaixo da linha de referência PQ.

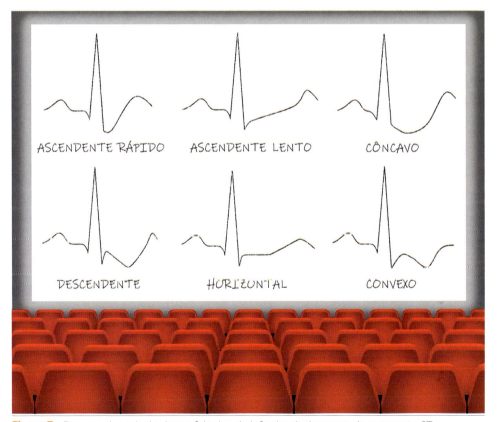

Figura 7 Resumo das principais morfologias de infradesnivelamento do segmento ST.

- Momento

O momento do exame no qual surge o infradesnivelamento do segmento ST, bem como aquele no qual ele retorna aos valores prévios do repouso, não são fatores que isoladamente definem a presença de isquemia miocárdica, nem critérios de positividade do teste ergométrico, mas são parâmetros fundamentais na interpretação do exame como um todo, principalmente do ponto de vista prognóstico. É de se esperar que, quanto maior a extensão da doença coronariana e quanto maior o grau de obstrução das estenoses, menor a carga de trabalho necessária para desencadear a isquemia miocárdica, e maior o tempo necessário para reverter esse processo depois de cessado o esforço físico. Assim, depressões do segmento ST que surgem na fase precoce do exercício, e que se prolongam até fases tardias da recuperação, têm correlação com coronariopatia grave, ao contrário das alterações restritas à recuperação tardia, por exemplo, que sugerem um resultado falso-positivo. Os padrões de momento e duração dos desvios do segmento ST no teste ergométrico são descritos na Figura 8.

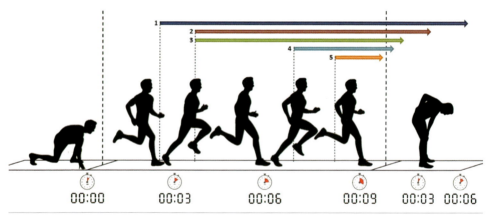

Figura 8 Padrões de infradesnivelamento do segmento ST, conforme o momento e a duração com que se apresentam durante o exame, por ordem de gravidade: 1 - início muito precoce, 2 - início precoce com reversão lenta, 3 - início precoce com reversão rápida, 4 - pico do esforço/recuperação, 5 - pico transitório.

Exemplo 5
Segmento ST

Analise os traçados abaixo, obtidos durante o repouso e o esforço em um teste ergométrico, e conclua se há alteração dinâmica do segmento ST, bem como suas características e significado.

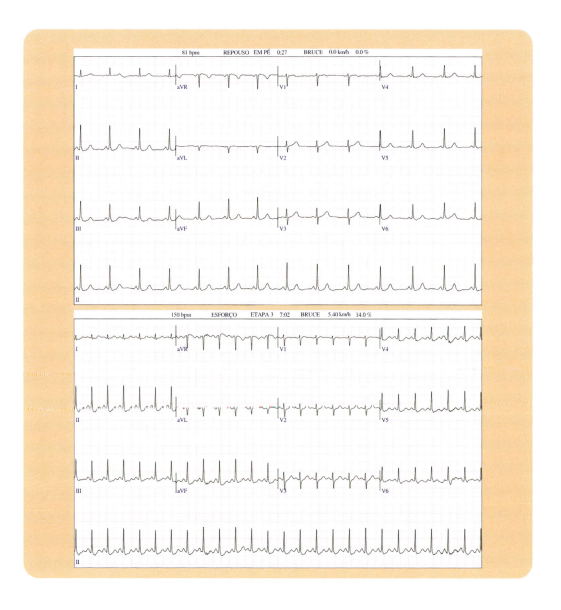

ANÁLISE DOS TRAÇADOS

O eletrocardiograma de repouso encontra-se dentro dos limites da normalidade, sem alterações que limitem a análise da repolarização ventricular durante o esforço. Na sequência, encontramos o traçado do pico do esforço, registrado a uma frequência cardíaca de 150 bpm no início da terceira etapa do protocolo de Bruce, que corresponde a um teste submáximo para a idade do paciente em questão. Sua qualidade é satisfatória e notamos a presença de uma alteração do segmento ST que se sustenta ao longo de diversos batimentos e se reproduz em várias derivações, e que esteve restrita ao pico do esforço, com melhora rápida logo no início da fase de recuperação. Sua análise morfológica detalhada, encontrada na Figura 1, revela que se trata de um infradesnivelamento côncavo.

INTERPRETAÇÃO

A morfologia côncava de infradesnivelamento do segmento ST é pouco citada na literatura, talvez porque sua importância do ponto de vista de presunção de isquemia seja pequena, já que é um padrão considerado variante da normalidade. Isso porque, na verdade, trata-se de uma alteração eletrocardiográfica relacionada à sobreposição de fenômenos elétricos fisiológicos (repolarização atrial à repolarização ventricular - onda T atrial ao segmento ST), e não uma alteração nos potenciais da membrana celular secundária a um distúrbio metabólico do miocárdio que altera sua repolarização, como ocorre no padrão isquêmico. Assim, a importância do reconhecimento da morfologia côncava se deve muito mais ao seu potencial de simular uma alteração isquêmica do segmento ST, confundindo o observador ao mimetizar outras morfo-

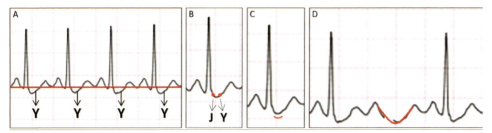

Figura 1 Aspectos morfológicos do infraST côncavo. Em A, o ponto Y encontra-se infradesnivelado em relação à linha PQ, mas paralelo ao ponto J (B), na porção ascendente da concavidade formada pelo segmento ST (C). Se pudéssemos "apagar" o complexo QRS, veríamos que há uma continuidade do segmento PR com o segmento ST, determinando essa morfologia típica (D).

logias anômalas, como a do tipo ascendente lento, e consequentemente gerar interpretações falso-positivas do exame.

Escolha do ergômetro e do protocolo

A esteira rolante e o cicloergômetro são os aparelhos disponíveis para realização do teste ergométrico em larga escala. O princípio da realização do exame em ambos os aparelhos é o mesmo: submeter o paciente ao aumento progressivo da carga de trabalho, seja por meio do incremento na velocidade e/ou na inclinação da esteira (Figura 2), seja por meio do aumento na resistência dos pedais da bicicleta, até atingir o esforço máximo referido pelo paciente, quantificado por uma escala subjetiva de cansaço. Geralmente reserva-se o uso da bicicleta para os pacientes que sejam capazes de realizar esforço utilizando os membros inferiores, porém que tenham alguma dificuldade para caminhar (por exemplo, problemas ortopédicos que provocam dor ao impacto com o solo, ou alterações neurológicas da marcha/desequilíbrio). Em nossa experiência, identificamos uma maior dificuldade dos pacientes submetidos ao esforço no cicloergômetro em atingir níveis submáximos de frequência cardíaca, fato coerente com dados da literatura. Uma dificuldade que observamos nesses casos é a de sustentar um esforço contínuo com a musculatura de membros inferiores pouco condicionada, já que se trata de um movimento com uma biomecânica menos fisiológica em relação à deambulação.

A escolha do protocolo de exercício é um passo importante para garantir o sucesso do exame. Ela deve ser compatível com o perfil de condicionamento físico e coordenação motora do paciente, visando a um tempo de exercício entre 8 e 12 minutos,

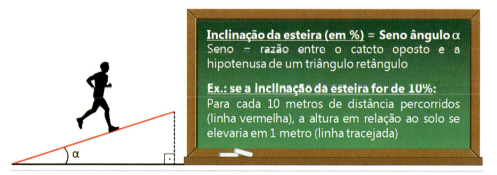

Figura 2 Modelo esquemático ilustrando o significado da inclinação da esteira em %.

para permitir que ele consiga manter-se em movimento tempo suficiente para atingir os níveis de frequência cardíaca preconizados, mas sem que sua duração total fique muito prolongada, inviabilizando a realização de exames em larga escala.

Existem diversos protocolos consagrados, com parâmetros preestabelecidos de velocidade e inclinação, no caso das esteiras, e de resistência para os pedais, no caso das bicicletas. Eles podem ser do tipo escalonados, quando há aumentos súbitos na carga de trabalho, que são mantidos por um período de tempo antes do próximo aumento (o chamado "estado de equilíbrio"), ou do tipo rampa, onde o aumento da carga é progressivo sem períodos de estabilidade intervalados (atenção: o fato de serem chamados de "rampa" não significa necessariamente que envolvem inclinação da esteira, mas sim um padrão gráfico de aumento de carga que inscreve uma reta com inclinação ascendente, ao contrário do aspecto em degraus do gráfico dos protocolos escalonados). Sabe-se que os protocolos de rampa são mais efetivos na avaliação da capacidade funcional, associados à análise dos gases expirados (ergoespirometria), enquanto os protocolos escalonados são mais adequados para avaliação de isquemia. Estes são, portanto, mais utilizados no teste ergométrico convencional, com ênfase nos protocolos de Bruce, Ellestad, Bruce modificado e CAEP. O protocolo de Bruce modificado acresce ao protocolo de Bruce convencional duas etapas prévias, com menos inclinação e menor velocidade, sendo indicado para indivíduos com condições que limitam a capacidade funcional, como aqueles muito idosos ou com comorbidades clínicas graves. O protocolo CAEP (*Chronotropic Assessment Exercise Protocol*) é usado para pacientes portadores de marca-passo artificial ou BAVT congênito, sendo ideal para avaliação da resposta cronotrópica nesses casos, por ter em seu início aumentos pequenos de carga, capaz de simular atividades básicas de vida diária com carga de trabalho menor do que 5 MET, ao contrário dos protocolos de Bruce e Ellestad, cujo primeiro estágio já imprime uma carga de pelo menos 5 MET. A comparação entre os protocolos de Bruce e Ellestad está ilustrada na Tabela 1, e as características de cada protocolo são mostradas na Figura 3. Na sessão "consulta rápida" encontramos os parâmetros de cada um dos principais protocolos utilizados para exames em esteira e bicicleta ergométrica.

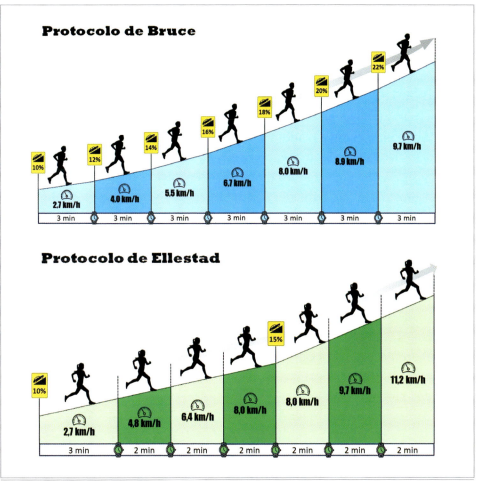

Figura 3 Modelos esquemáticos ilustrando as características de cada etapa dos protocolos de Bruce e Ellestad para esteira ergométrica.

Tabela 1 Comparação das características dos protocolos de Bruce e Ellestad.

BRUCE	ELLESTAD
Indicado para indivíduos mais idosos ou jovens com algum grau de limitação (p.ex.: obesos)	Indicado para indivíduos mais idosos com bom condicionamento físico ou jovens sedentários
Aumento de carga mais às custas de inclinação	Aumento de carga mais às custas de velocidade
Estágios de 3 minutos de duração	Estágios de 2 minutos de duração, a partir do segundo
Velocidade por estágio, em mph: 1,7/ 2,5/ 3,4/ 4,2/ 5,0/ 5,5/ 6,0	Velocidade por estágio, em mph: 1,7/ 3,0/ 4,0/ 5,0/ 5,0/ 6,0/ 7,0
Velocidade por estágio, em km/h: 2,7/ 4,0/ 5,5/ 6,7/ 8,0/ 8,9/ 9,7	Velocidade por estágio, em km/h: 2,7/ 4,8/ 6,4/ 8,0/ 8,0/ 9,7/ 11,2
Inclinação por estágio, em %: 10/ 12/ 14/ 16/ 18/ 20/ 22	Inclinação por estágio, em %: 10/ 10/ 10/ 10/ 15/15/ 15

Exemplo 6
Segmento ST

Avalie o valor diagnóstico e prognóstico das alterações do segmento ST observadas no exame abaixo.

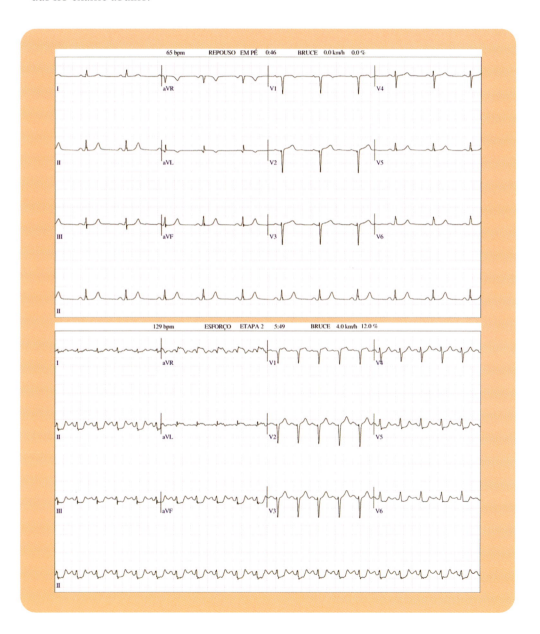

Exemplo 6

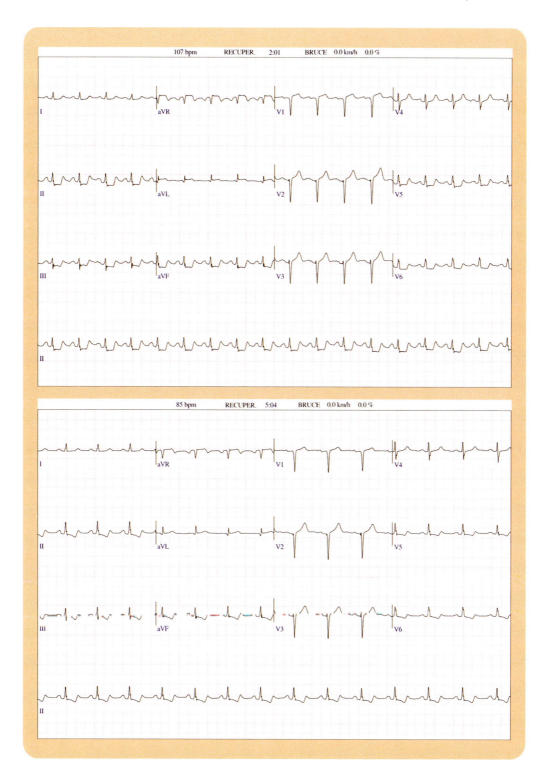

ANÁLISE DOS TRAÇADOS

A interpretação correta do teste ergométrico passa obrigatoriamente pela análise minuciosa do eletrocardiograma de repouso, pois suas características basais podem interferir na resposta eletrocardiográfica durante o esforço e alterar o valor preditivo das alterações dinâmicas, além de fornecer informações valiosas para o diagnóstico diferencial dos achados anormais que surgem durante o exercício. Nesse exemplo, o eletrocardiograma de repouso encontra-se dentro dos limites da normalidade, sem alterações que limitem a análise da repolarização ventricular para presença de isquemia miocárdica. No segundo traçado, registrado na etapa 2 do protocolo de Bruce, identificamos a presença de um infradesnivelamento do segmento ST nas derivações D2, D3, aVF, V5 e V6, com magnitude máxima de cerca de 1,5 mm mensurada em D2, e morfologia predominantemente horizontal, além do supradesnivelamento do segmento ST observado em V1 e aVR. Na sequência cronológica do exame, notamos que o padrão horizontal da depressão de ST fica mais evidente durante a fase de recuperação, e as alterações isquêmicas da repolarização ventricular persistem até fases tardias dessa etapa, adquirindo uma morfologia descendente, como observado no quarto traçado da sequência. Trata-se de uma resposta eletrocardiográfica positiva para isquemia, com sinais de gravidade da doença arterial coronariana subjacente.

INTERPRETAÇÃO

Critérios de positividade no teste ergométrico

O aspecto morfológico que o infradesnivelamento do segmento ST adquire durante o esforço tem correlação com sua especificidade para presença de DAC; assim, dentre as diversas morfologias possíveis, são consideradas como critérios de positividade os subtipos horizontal e descendente. Essa evidência é originada em estudos que correlacionaram as alterações da repolarização ventricular durante o teste ergométrico com os achados obtidos na angiografia coronariana, encontrando elevada taxa de falso-positivos relacionada aos padrões ascendentes do segmento ST. Há uma grande quantidade de publicações que utilizaram essa metodologia na investigação das depressões de ST esforço-induzidas; uma metanálise publicada em 1989 avaliou os resultados de 147 estudos que compararam os achados do teste ergométrico com a angiografia coronariana, envolvendo 24.074 pacientes no total. A inclusão do padrão ascendente como resposta anormal foi uma variável significativamente associada à redução da especificidade do exame nesse estudo. O valor de 1 mm (0,1 mV) foi selecionado como ponto de corte para a magnitude da depressão do segmento ST associada à positividade do teste ergométrico, pois confere melhor equilíbrio entre a sensibilidade e a especificidade, consequentemente determinando melhor acurácia do exame (Figura 1). É importante ressaltar que a elevação do segmento ST igual ou superior a 1 mm também define um critério de positividade nesse contexto.

Parâmetros de gravidade da doença coronariana no teste ergométrico

A sensibilidade do teste ergométrico aumenta em pacientes com doença coronariana multiarterial, e diversos parâmetros podem presumir a presença de DAC severa. A magnitude da depressão do segmento ST e o número de derivações envolvidas têm relação diretamente proporcional à extensão da doença coronariana, e seu surgimento precoce, bem como sua persistência até fases tardias da recuperação, também tem relação com a presença de DAC multiarterial e com pior prognóstico. A derivação aVR tem sua direção alinhada com o eixo principal do ventrículo esquerdo, porém em sentidos opostos, de maneira que depressões do segmento ST relacionadas à isquemia podem se manifestar como um supradesnivelamento nessa derivação. Estudos têm mostrado o valor do supradesnivelamento do segmento ST em aVR como preditor de lesões acometendo o tronco de coronária esquerda e a região proximal da artéria coronária descendente anterior, com um valor de corte ≥ 1 mm determinando melhor acurácia. De maneira análoga, uma elevação do segmento ST em V1 igual

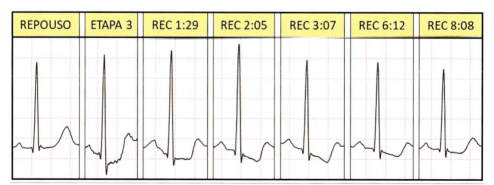

Figura 1 Sequência de traçados obtidos na derivação D2 em diferentes etapas de um mesmo exame. A depressão do segmento ST, inicialmente com morfologia ascendente lenta durante o esforço, adquiriu critérios de positividade apenas na fase de recuperação, durante a qual apresentou piora de sua magnitude e morfologia, com retorno lento às características basais.

ou superior a 0,5 mm demonstrou-se capaz de localizar estenoses críticas em DA, pois essa derivação tende a estar orientada na direção da cavidade ventricular, assim como o supra de ST em aVR combinado ao infra de ST em V5, pois são derivações correspondentes e alinhadas com o eixo do ventrículo esquerdo.

Estratégias utilizadas para melhorar a acurácia do teste ergométrico

Ajuste do infradesnível do segmento ST pela frequência cardíaca

A elevação da frequência cardíaca que ocorre durante o exercício com intensidade progressiva é um fator diretamente relacionado ao aumento do consumo miocárdico de oxigênio e determinante para o surgimento do infradesnivelamento do segmento ST. Logo, ao se estabelecer uma correlação entre a magnitude da depressão de ST induzida por determinada variação na frequência cardíaca em um intervalo de tempo, poderíamos sensibilizar esses achados eletrocardiográficos para a presença de DAC obstrutiva. Essa estratégia mostrou-se capaz de elevar a sensibilidade do teste ergométrico sem prejuízo de sua especificidade, principalmente quando aplicada em populações selecionadas, com probabilidade elevada de doença coronariana e alterações ambíguas do segmento ST, determinada pela presença de infradesníveis ascendentes. A aplicação desses métodos, entretanto, depende muito do tipo de protocolo de exercício adotado, do número de derivações de ECG analisadas, do ponto de referência em relação ao ponto J usado para a medição do infra de ST, bem como da precisão com que essa medida é realizada, detalhes metodológicos que têm sido uma limitação importante para sua aplicação rotineira. O *slope* ST/FC é obtido pela análise de regressão linear relacionando a "quantidade" de depressão de ST nas derivações à frequência cardíaca no final de cada etapa do exercício; valores acima de 2,4 μV/bpm são considerados anormais e quando maiores que 6 μV/bpm indicam DAC extensa, com acometimento triarterial ou de tronco de coronária esquerda. O cálculo do índice ST/FC é uma maneira simplificada de obtenção dessa variável e representa a média da variação da depressão do segmento ST ao longo do exercício pela variação da frequência cardíaca; valores acima de 1,6 μV/bpm são considerados anormais. Por fim, a histerese ST/FC leva em consideração a análise desses parâmetros também durante a fase de recuperação, já que nessa etapa o comportamento da depressão do segmento ST e sua normalização diferem entre indivíduos com e sem isquemia. Um valor de corte menor ou igual a 20 μV mostrou elevar não apenas a acurácia diagnóstica, mas também prognóstica em relação aos criérios clássicos e aos índices de ST/FC.

Importância da amplitude da onda R na análise do infradesnível do segmento ST

A amplitude das ondas R pode influenciar a sensibilidade ou a especificidade da depressão do segmento ST esforço-induzida para o diagnóstico de DAC, ao se adotar um valor de corte padrão independentemente da voltagem dos complexos QRS. Um infradesnivelamento de 1 mm pode superestimar a positividade do teste em pacientes com onda R de grande amplitude, enquanto o mesmo valor de depressão do segmento ST pode subestimar a gravidade da doença em um paciente com baixa voltagem das ondas R. O uso da relação entre a magnitude da depressão do segmento ST e a voltagem da onda R mostrou apenas um aumento discreto na acurácia do teste ergométrico em relação ao critério padrão, em uma população não selecionada. No entanto, quando esse critério foi reavaliado em pacientes com amplitude da onda R menor ou igual a 10 mm, um valor de corte de 0,1 teve uma pequena diminuição na especificidade (94% *versus* 80%) quando comparada a 1 mm de depressão de ST, mas com um aumento expressivo na sensibilidade (31% *versus* 82%). Naqueles com onda R maior do que 20 mm, o critério padrão de 1 mm de depressão de ST foi muito mais sensível do que a relação ST/R (95% *versus* 59%), porém menos específico (59% *versus* 78%). Assim, a correção da depressão do segmento ST para a amplitude da onda R, em pacientes com voltagens menores que 10 mm ou maiores que 20 mm, pode elevar a sensibilidade e a especificidade, respectivamente, para dignóstico de DAC nesse perfil de pacientes (Figura 2).

Escores de probabilidade pós-teste

Os escores são métodos que utilizam a combinação de diversas informações, por vezes de natureza distinta (p.ex.: um achado eletrocardiográfico e uma variável clínica) com o intuito de elevar a acurácia no diagnóstico de determinada condição e/ou estabelecer seu prognóstico. No teste ergométrico, os escores mais utilizados na prática são o escore de Duke e o escore de Atenas. O escore de Duke tem caráter prognóstico e leva em consideração o tempo de exercício, a magnitude do infradesnivelamento do segmento ST e as características da angina para classificar o paciente como baixo risco (mortalidade cardiovascular ≤ 1% ao ano, com 60% dos casos não apresentando obstrução coronariana), risco intermediário (mortalidade entre 1% e 3% ao ano) e alto risco (mortalidade superior a 3% ao ano, com mais de 80% dos pacientes apresentando DAC grave). Tem sua aplicação limitada em indivíduos assintomáticos, idosos e no contexto de pós-infarto do miocárdico ou revascularização recentes. O escore de Ate-

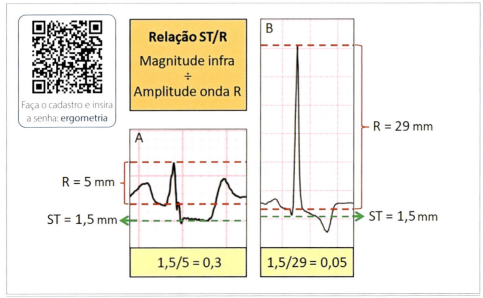

Figura 2 Dois casos com infradesnivelamento de mesma magnitude, porém com significados diferentes, quando corrigidos pela amplitude da onda R: em A, a relação ST/R bem acima de 0,1 confere gravidade possivelmente subestimada quando analisado o valor da depressão de ST isoladamente. Em B, a grande amplitude da onda R pode estar superestimando a positividade do desnível do segmento ST; o uso da relação ST/R confere maior especificidade nesse caso.

nas tem caráter diagnóstico e baseia-se na análise das variações da amplitude das ondas Q, R e S durante o esforço; pontuações menores do que zero sugerem presença de DAC multiarterial, enquanto valores acima de 5 pontos indicam ausência de coronariopatia. O cálculo do escore de Duke e Atenas, e sua estratificação de pontos, são mostrados nas Quadros 1 e 2. Outro exemplo de exame positivo, com parâmetros que sugerem gravidade da doença coronariana, é mostrado na Figura 3.

Quadro 1 Cálculo do escore de Duke e sua estratificação por pontos.

Escore prognóstico de Duke
Tempo de exercício – (5x magnitude infra ST) – (4x índice de angina)
Tempo em minutos no protocolo de Bruce – em outro protocolo, obter o equivalente em Bruce com base no valor de MET obtido
Desnível máximo do segmento ST deve ser medido em milímetros
Pontuação índice de angina: 0 ausente/1 presente/2 limitante
Baixo risco > + 5 — 10 < Risco intermediário +4   Alto risco ≤ - 10

Quadro 2 Cálculo do escore de Atenas e sua estratificação por pontos.

Escore prognóstico de Atenas
(Escore QRS em aVF) + (Escore QRS em V5)
Escore QRS = (R1 – q1– S1) – (R2 – q2 – s2)
(R1 – q1– S1): subtrair a voltagem das ondas q e s da voltagem da onda R, no ECG de repouso
(R2 – q2 – s2): subtrair a voltagem das ondas q e s da voltagem da onda R, no ECG do pico do esforço
DAC multiarterial < 0   0 ≤ DAC ≤ + 5   **Coronárias normais > + 5**

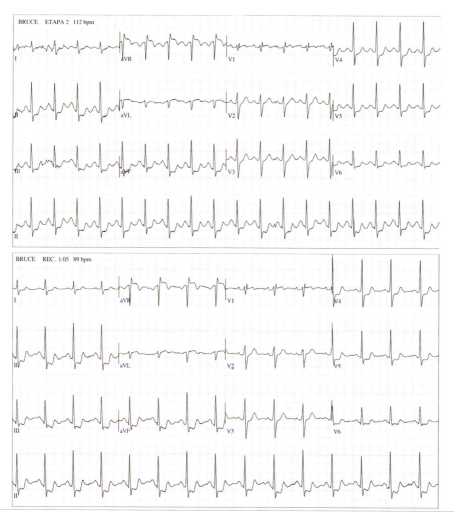

Figura 3 Outro exemplo de exame positivo com parâmetros que sugerem gravidade da doença arterial coronariana. Há grande número de derivações envolvidas, com uma magnitude significativa do infradesnivelamento do segmento ST, que surge com baixa carga de trabalho e frequência cardíaca (acima), e que apresenta piora da morfologia no início da recuperação (abaixo), sendo acompanhado do supradesnivelamento do segmento ST em V1 e AVR.

Exemplo 7
Segmento ST

Quais as características das alterações do segmento ST registradas no pico do esforço desse teste ergométrico? Qual a conclusão final desse exame, do ponto de vista de avaliação de isquemia?

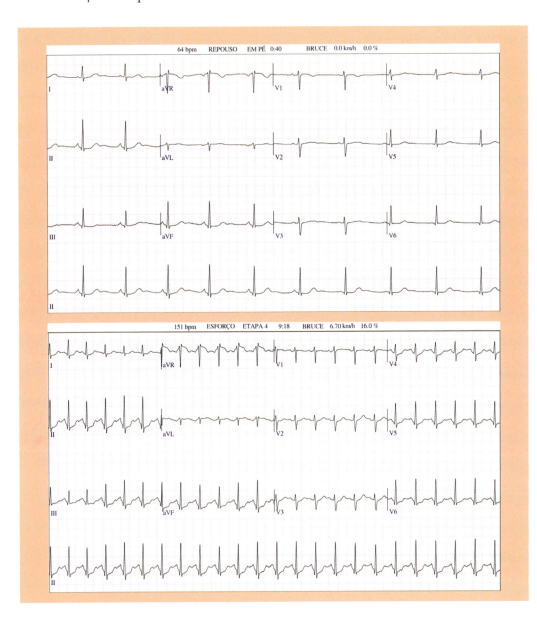

ANÁLISE DOS TRAÇADOS

Partindo-se de um eletrocardiograma de repouso que não apresenta nenhuma alteração que limite a análise da repolarização ventricular para definição de isquemia, identificamos durante o esforço o surgimento de um infradesnivelamento do segmento ST com magnitude de até 1 mm e morfologia ascendente lenta (Figura 1). Essa alteração se desenvolveu próximo ao momento do esforço máximo, já durante a quarta etapa do protocolo de Bruce, e foi acompanhada do aumento da amplitude das ondas Q presentes desde o ECG de repouso. Essas características, em conjunto, favoreceram a conclusão final do exame: apesar das alterações descritas, trata-se de um teste negativo para presença de isquemia miocárdica.

INTERPRETAÇÃO

As depressões ascendentes do segmento ST são consideradas um achado anormal durante o esforço, porém não são específicas para a presença de DAC subjacente. Por esse motivo, tem recebido a denominação de resposta "ambígua", pois a proporção de indivíduos com doença coronariana é semelhante à de indivíduos com coronárias normais, dentre aqueles que desenvolvem essa alteração durante o teste ergométrico. Essa característica traz uma dificuldade na interpretação desses casos, pois, se considerarmos a depressão ascendente como uma resposta

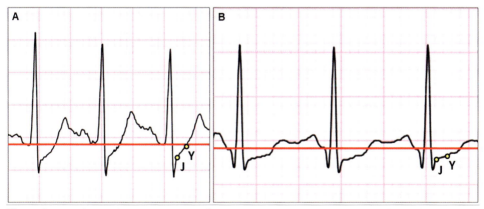

Figura 1 Uma forma de caracterizar o infra de ST ascendente como lento ou rápido é se baseando na posição do ponto Y em relação à linha PQ: no infra-ascendente rápido, ele se encontra no nível da linha de referência (A), e no ascendente lento, abaixo dela (B).

positiva, haverá um prejuízo importante na especificidade do exame, com elevado número de falso-positivos; por outro lado, se considerada uma resposta negativa, a redução na sensibilidade do teste traria consigo uma elevada taxa de casos falso-negativos (Figura 2). Alguns estudos mostraram que em populações selecionadas de maior risco, como de pacientes com alta prevalência de angina ou de fatores de risco para doença coronariana, a depressão ascendente do segmento ST com magnitudes maiores ou iguais a 2 mm estava associada à presença de DAC e ao risco de eventos cardíacos adversos futuros. Diante dessa ambiguidade relacionada ao padrão ascendente lento, o uso de sinais eletrocardiográficos acessórios (como o aumento das ondas Q observado no exemplo) e a análise em conjunto com outros parâmetros (como a capacidade funcional, o momento/duração das alterações e o ajuste da depressão do segmento ST pela frequência cardíaca) podem auxiliar na definição da probabilidade de doença subjacente; nesses casos, mais do que nunca, uma avaliação abrangente deve ser realizada pelo clínico, considerando a probabilidade pré-teste de DAC na tomada de decisão. Apesar de não definir um critério de positividade no teste ergométrico, as depressões com morfologia ascendente lenta de magnitude igual ou maior do que 2 mm podem ser descritas como "sugestivas" da presença de isquemia miocárdica, suscitando a investigação complementar nos casos com maior probabilidade de DAC estimada pelo conjunto de fatores descritos anteriormente (Figuras 3 e 4).

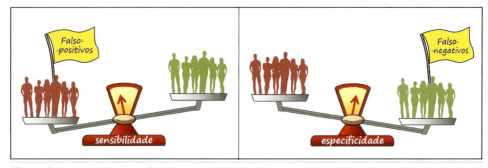

Figura 2 Ao adotar a morfologia ascendente lenta como um critério de positividade para isquemia, há um ganho de sensibilidade do exame (à esquerda), resultando, entretanto, em um aumento do número de casos falso-positivos. Ao considerá-la como uma resposta negativa, há um ganho de especificidade (à direita), elevando, entretanto, o número de casos falso-negativos.

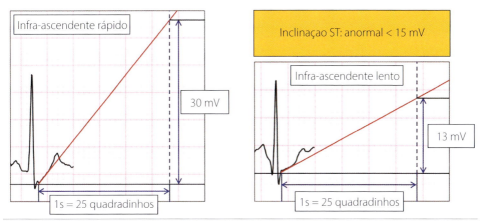

Figura 3 Outra forma de diferenciar as depressões ascendentes é por meio do cálculo da inclinação (*slope*) do segmento ST: o ponto em que a linha que o tangencia (linha diagonal) cruza com uma linha vertical (linha tracejada) localizada a 1 segundo do ponto J é a referência para aferição da voltagem. Valores menores do que 15 mV são considerados anormais, sugerindo tratar-se de um infra ST ascendente lento.

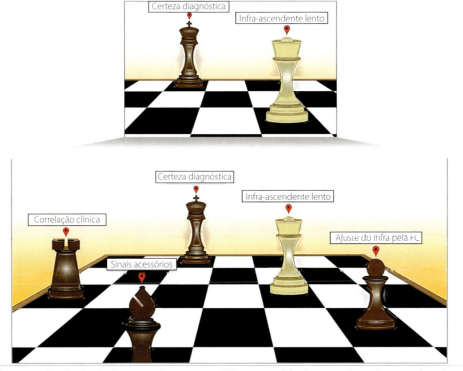

Figura 4 O infradesnivelamento do segmento ST com morfologia ascendente lenta pode colocar em xeque a certeza no diagnóstico de doença coronariana. Nessa situação, o uso dos sinais eletrocardiográficos acessórios, o ajuste do infra pela frequência cardíaca e a correlação das alterações eletrocardiográficas com as características clínicas do paciente permitem reduzir o grau de incerteza no diagnóstico de doença arterial coronariana.

Exemplo 8

Segmento ST

Qual o significado das alterações do segmento ST observadas durante o esforço no exame abaixo?

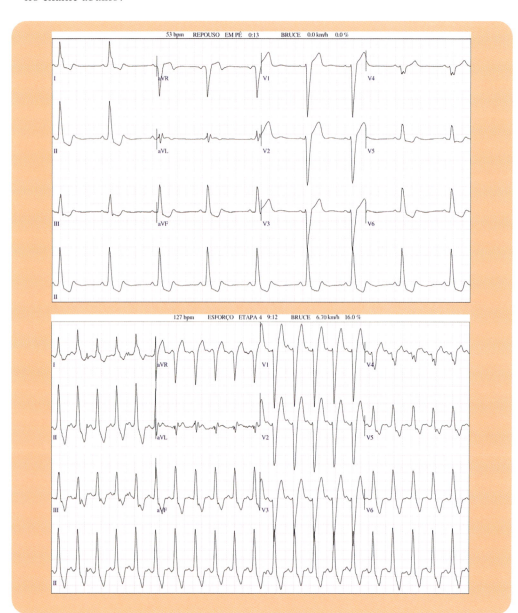

ANÁLISE DOS TRAÇADOS

No eletrocardiograma de repouso, identificamos um alargamento dos complexos QRS acima de 120 ms e morfologia de bloqueio de ramo esquerdo típico (duração de cerca de 160 ms, associada à ausência de ondas Q nas derivações D1, aVL, V5 e V6, progressão lenta da onda R de V1 a V3, eixo elétrico entre -30°e +60°, tempo de ativação ventricular ≥ 50 ms em V5 e V6, além da depressão do segmento ST com onda T assimétrica oposta ao retardo médio-terminal do QRS). No segundo registro, realizado durante o esforço, notamos que houve um infradesnivelamento adicional do segmento ST em relação ao repouso, adquirindo magnitude de até 4 mm em algumas derivações. Esses achados, entretanto, não permitem a correlação com isquemia miocárdica nesse caso, já que o bloqueio de ramo esquerdo limita a análise da repolarização ventricular para presença de isquemia.

INTERPRETAÇÃO

O bloqueio de ramo esquerdo acarreta alterações da repolarização ventricular durante o esforço que não necessariamente são uma expressão eletrocardiográfica da isquemia miocárdica, e, por outro lado, a presença de isquemia por vezes não é capaz de se expressar eletrocardiograficamente na vigência do bloqueio de ramo esquerdo. Dessa maneira, conforme o critério eletrocardiográfico adotado, haverá prejuízo da sensibilidade ou da especificidade do teste ergométrico para avaliação da presença de isquemia em pacientes com bloqueio de ramo esquerdo: ao se considerar valores de infradesnivelamento adicional do segmento ST acima de 2 mm, há melhora da especificidade, porém com queda expressiva da sensibilidade; já quando se reduz o valor de corte para 1 mm de infra-adicional em relação ao repouso, o ganho de sensibilidade é acompanhado de perda de especificidade, resultando em uma baixa acurácia global do exame nesse perfil de pacientes, independente do critério de positividade adotado. Um estudo que submeteu 57 pacientes com bloqueio de ramo esquerdo no ECG de repouso ao teste ergométrico, e correlacionou os achados eletrocardiográficos durante o esforço com a presença de estenoses coronarianas acima de 70% no cateterismo, identificou baixos valores de acurácia do exame independentemente do critério adotado (infra-adicional de 2 mm, de 1 mm ou supradesnivelamento do segmento ST - Quadro 1). Os maiores valores de especificidade foram encontrados quando houve elevação do segmento ST ou infradesnivelamento adicional de 1 mm acompanhado de dor torácica, ambos sem ganho expressivo de acurácia. Esses achados corroboram os dados encontrados em outros estudos com desenho semelhante, de maneira que as alterações do segmento ST induzidas pelo exercício na vigência de bloqueio de ramo esquerdo permanecem como não interpretáveis no consenso atual, exigindo exames com imagem associada para correta identificação da sua etiologia.

No bloqueio de ramo direito, a alteração da repolarização normalmente observada em V1, V2 e V3 desde o repouso pode prejudicar a interpretação do exame nessas derivações, já que ela tende a se acentuar durante o esforço mesmo na ausência de doença coronariana obstrutiva, estabelecendo raciocínio análogo ao do bloqueio de ramo esquerdo com relação à presença de isquemia miocárdica nessa situação. Entretanto, a análise global do exame não é invalidada, podendo-se aplicar os critérios diagnósticos nas demais derivações do eletrocardiograma, considerando que uma manifestação isquêmica do segmento ST restrita às derivações V1 a V3 é incomum no teste ergométrico (Figura 1). As alterações do eletrocardiograma basal que limitam a análise do segmento ST para definição de isquemia miocárdica no teste ergométrico são mostradas na Figura 2.

Quadro 1 Critérios de Sgarbossa modificado para definição de supradesnivelamento do segmento ST na presença de bloqueio de ramo esquerdo.

Critérios de Sgarbossa para diagnóstico de IAM com supra ST na vigência de BRE	
5 pontos	Supra de ST ≥ 1 mm concordante com o QRS em qualquer derivação
3 pontos	Infra de ST ≥ 1 mm em V1, V2 ou V3
2 pontos	Supra de ST ≥ 5 mm discordante com o QRS em qualquer derivação
Escore ≥ 3 tem S 36% e E 96% para o diagnóstico de IAM na vigência de BRE	
Critérios de Sgarbossa modificados por Smith	
Supra de ST ≥ 1 mm concordante com o QRS em qualquer derivação	
Infra de ST ≥ 1 mm em V1, V2 ou V3	
Discordância excessiva: relação infra ST ÷ onda R ou supra ST ÷ onda S ≤ 0,25	
Presença de 1 critério: S 91% e E 90% para o diagnóstico de IAM na vigência de BRE	
Critérios de Barcelona para diagnósticos de IAM com supra ST na vigência de BRE	
Supra de ST ≥ 1 mm concordante com o QRS em qualquer derivação	
Infra de ST ≥ 1 mm concordante com o QRS em qualquer derivação	
Desvio de ST ≥ 1 mm, discordante do QRS, em qualquer derivação com R ou S ≤ 6 mm	
Presença de 1 critério: S 93% e E 94% para o diagnóstico de IAM na vigência de BRE	

Exemplo 8   47

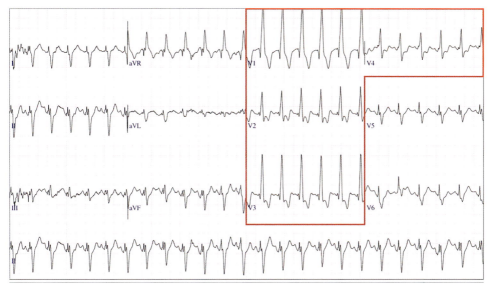

Figura 1   Eletrocardiograma registrado durante o esforço em paciente com BRD prévio. As alterações da repolarização ventricular nas derivações V1 a V4 presentes desde o repouso se exacerbaram, limitando a análise para definição de isquemia miocárdica.

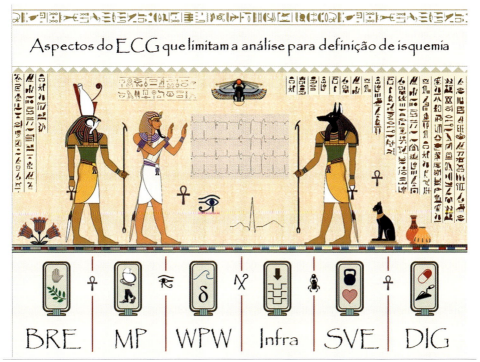

Figura 2   As limitações eletrocardiográficas para avaliação de isquemia são conhecidas há quase tanto tempo quanto as próprias manifestações isquêmicas ao eletrocardiograma.

BRE: bloqueio de ramo esquerdo; MP: marca-passo (estimulação cardíaca artificial); WPW: Wolff-Parkinson-White (pré-excitação ventricular); infra: infra basal > 1 mm; SVE: sobrecarga ventricular esquerda; DIG: efeito digitálico.

Exemplo 9

Segmento ST

Qual a importância das alterações presentes no exame a seguir? Qual seria sua conclusão final?

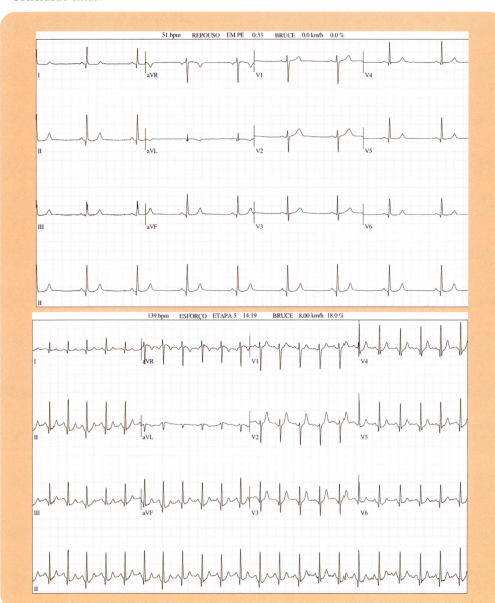

Exemplo 9

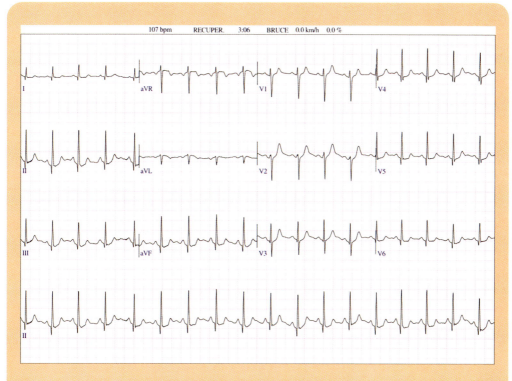

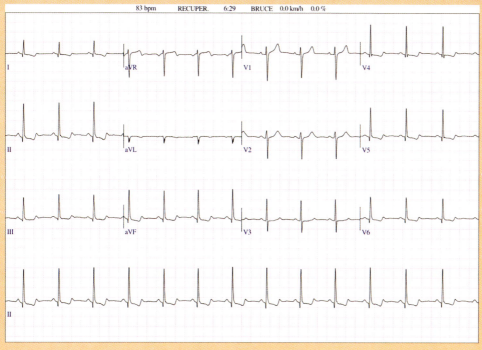

ANÁLISE DOS TRAÇADOS

Nesse exemplo, encontramos os eletrocardiogramas registrados nas diferentes etapas de um teste ergométrico, partindo-se de um traçado rigorosamente normal ao repouso. Durante o esforço, representado aqui por um registro da quinta etapa do protocolo de Bruce, notamos a ausência de infradesnivelamento do segmento ST, além do aumento fisiológico das ondas Q nas derivações em que estão presentes, atestando a normalidade da resposta eletrocardiográfica até então. Esse padrão foi mantido até o terceiro minuto da fase de recuperação, a partir do qual identificamos o surgimento de uma alteração na repolarização ventricular, presente no quarto eletrocardiograma da sequência, que corresponde a um registro do sexto minuto da recuperação. Em uma análise mais detalhada, percebe-se que não há infradesnivelamento do segmento ST propriamente dito, mas sim uma alteração na morfologia da onda T, com uma fase inicial negativa adquirindo um aspecto *minus-plus*, que "traciona" a porção final do segmento ST, transmitindo uma impressão de infradesnível descendente e de positividade do exame (Figura 1). Esse é um exemplo da chamada inversão inespecífica da onda T.

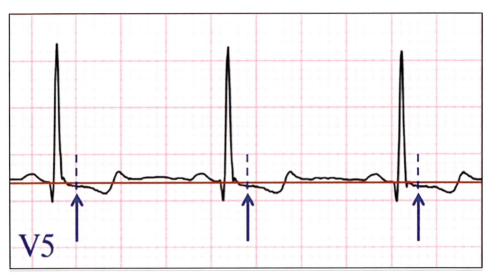

Figura 1 Eletrocardiograma do exemplo anterior ampliado, mostrando que o segmento ST se localiza no nível da linha de base (ponto Y, delimitado pelas setas azuis), e a porção negativa da onda T confere uma falsa impressão de infradesnivelamento nesse caso.

INTERPRETAÇÃO

Durante o teste ergométrico, em geral observamos um padrão de variação da amplitude da onda T considerado normal, extraído da análise de exames realizados em indivíduos assintomáticos com baixo risco cardiovascular. Espera-se uma redução na sua amplitude na fase inicial do exercício, seguida por um aumento gradual com a progressão do esforço até atingir seu valor máximo na fase de recuperação.

A inversão da onda T isolada (não acompanhada de infradesnivelamento do segmento ST), que ocorre durante o esforço ou a recuperação, é considerada um achado inespecífico no teste ergométrico, sem correlação com insuficiência coronariana; nos estudos de *follow-up*, não apresentou associação com desfechos cardiovasculares adversos, como morte e desenvolvimento de doença coronariana significativa. Já no contexto de uma população de alto risco para DAC e com alterações isquêmicas concomitantes do segmento ST, a inversão de onda T pode ser um marcador de gravidade da doença e aumentar o valor preditivo positivo do exame. Em um estudo que incluiu pacientes com elevada prevalência de infarto do miocárdio prévio e de doença coronariana documentada, a inversão da onda T com profundidade maior do que 8 mm apresentou um valor preditivo positivo para DAC triarterial ou doença de tronco de coronária esquerda mais elevado se comparado às inversões menores do que 8 mm, a despeito de um infradesnivelamento de magnitude similar, e superior também ao do próprio infradesnivelamento com morfologia descendente. Outro estudo que incluiu 187 pacientes submetidos ao teste ergométrico e à angiografia coronariana para investigação de dor torácica identificou uma inversão de onda T em 29 dos 130 pacientes com teste positivo; nesse grupo, a alteração da onda T foi capaz de predizer a presença de doença coronária extensa e a necessidade de revascularização miocárdica futura. Um estudo que avaliou o comportamento da onda T na fase de recuperação, em 56 pacientes com teste ergométrico positivo, mostrou que a amplitude máxima da fase negativa da onda T foi maior no grupo com resultado verdadeiro-positivo, e um valor maior que 1,5 mm indicou a presença de doença coronariana extensa.

As alterações da repolarização presentes ao repouso, incluindo a inversão da onda T e o infradesnivelamento do segmento ST, que se normalizam durante o esforço, podem estar associadas à isquemia miocárdica. Esse fenômeno pode ser explicado pela teoria da "contraposição isquêmica", onde múltiplas áreas de isquemia posicionadas frente a frente gerariam forças vetorialmente opostas entre si e com igual magnitude, provocando um efeito de cancelamento que resulta em uma linha isoelétrica ao eletrocardiograma (Figura 2). Essa teoria já havia sido proposta para justificar a discordância entre ECG e imagem em casos de aneurisma de VE, e também poderia justificar ocasionalmente resultados falso-negativos do teste ergométrico em pacientes com doença coronariana extensa, conforme sugerido por estudos que identificaram a presença de isquemia miocárdica em planos opostos nas imagens de cintilografia, em pacientes com resposta eletrocardiográfica normal ao ECG de esforço.

Outro estudo mostrou que em pacientes com infarto do miocárdio, sem ondas Q, e suspeita de isquemia miocárdica, a normalização da onda T sem alterações concomitantes de ECG durante o teste de estresse com dobutamina foi associada a uma prevalência maior de isquemia em comparação com pacientes com inversão persistente da onda T. Em pacientes com infarto prévio e presença de ondas Q, a reversão da onda T durante o esforço, especialmente quando acompanhada de supradesnivelamento do segmento ST, foi um marcador de isquemia residual e potencial de recuperação de função ventricular. Apesar disso, seu fundamento ainda teórico e sua baixa especificidade para presença de DAC não o qualificam como critério de positividade no teste ergométrico, suscitando a necessidade de investigação complementar nos indivíduos de maior risco e probabilidade de doença isquêmica do coração. Outros exemplos de reversão inespecífica da onda T são mostrados nas Figuras 3 e 4.

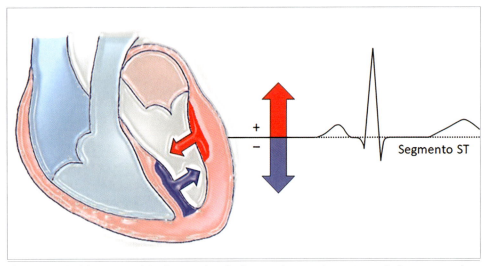

Figura 2 Modelo esquemático ilustrando o fenômeno do cancelamento, onde forças provenientes de áreas isquêmicas vetorialmente opostas entre si se anulam, resultando em uma linha isoelétrica ao eletrocardiograma.

Exemplo 9 53

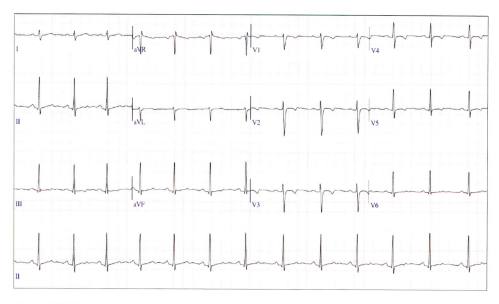

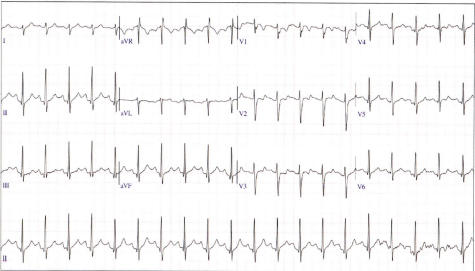

Figura 3 Outro exemplo de paciente com alterações da repolarização ventricular no eletrocardiograma de repouso (acima) mais evidente nas derivações V1 a V4, apresentando reversão das ondas T durante o esforço (abaixo).

54 Ergometria: exemplos práticos

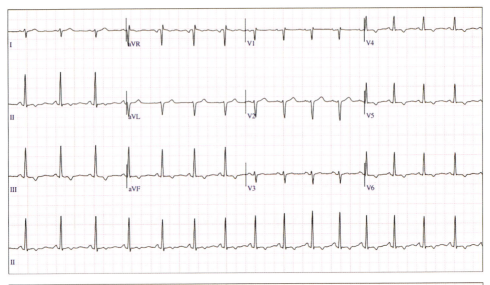

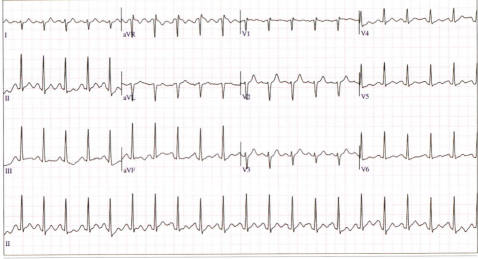

Figura 4 Nesse exemplo, a inversão difusa das ondas T ao repouso (acima) dá lugar à normalização da repolarização ventricular durante o esforço (abaixo).

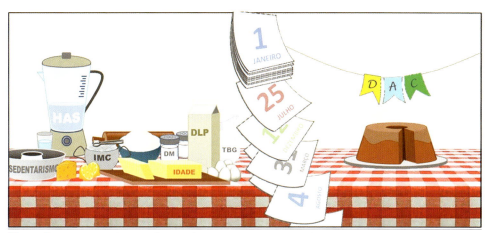

Figura 5 As características clínicas do paciente impactam diretamente na estimativa de risco para doença coronariana e devem ser levadas em consideração na interpretação final do exame, especialmente nos casos com alterações inespecíficas do segmento ST ou da onda T, como discutidos neste exemplo.

Exemplo 10
Segmento ST

Qual seria sua conclusão no laudo desse exame, diante das alterações do segmento ST observadas?

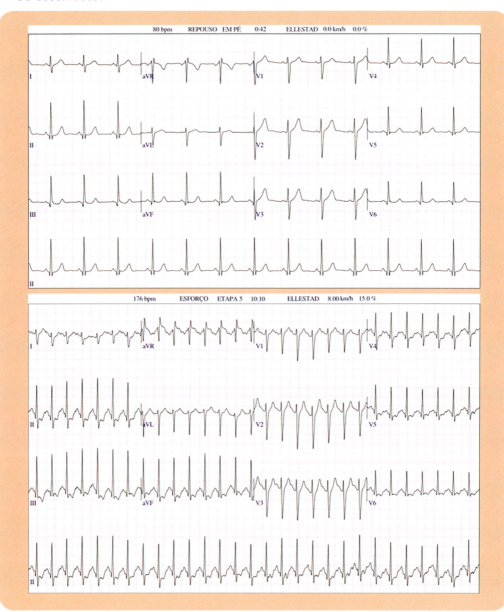

Exemplo 10

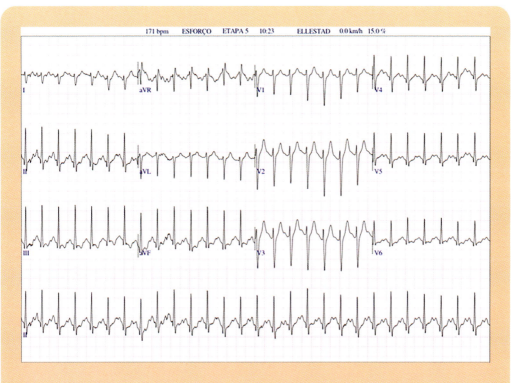

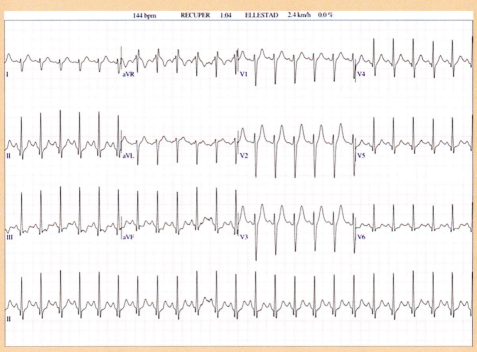

ANÁLISE DOS TRAÇADOS

Nesse exemplo, novamente partimos de um eletrocardiograma de repouso sem alterações, que permite a análise da repolarização ventricular para a presença de manifestações de isquemia esforço-induzidas. No segundo traçado, registrado na quinta etapa do protocolo de Ellestad, observamos a presença de um infradesnivelamento do segmento ST nas derivações D2, D3, aVF, V4, V5 e V6, com magnitude máxima de 2 mm em D2 e morfologia convexa; é importante enfatizar que o surgimento dessa alteração foi relacionada ao momento de esforço máximo. O terceiro eletrocardiograma foi registrado 13 segundos após o anterior, ainda durante a fase de esforço; entretanto, a velocidade da esteira nesse momento é de 0,0 km/h, e a frequência cardíaca é de 171 bpm, pouco menor em relação aos 176 bpm do eletrocardiograma referente ao pico do esforço. Isso ocorre porque o movimento da esteira foi interrompido transitoriamente para permitir um registro mais adequado do traçado, antes de se iniciar a fase de recuperação ativa. Apesar da pequena diferença de tempo e da variação mínima da frequência cardíaca, notamos que as alterações da repolarização documentadas anteriormente foram atenuadas, adquirindo agora uma morfologia ascendente com menor magnitude. No último traçado, registrado no primeiro minuto da recuperação, as anormalidades prévias já haviam sido totalmente revertidas, retornando às características do pré-esforço. Trata-se de um exame com padrão de insuficiência coronariana não obstrutiva (ICNO), também observado no exemplo da Figura 1.

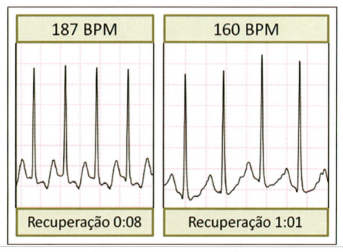

Figura 1 Outro exemplo de infradesnivelamento com morfologia convexa durante o esforço, evidenciando o padrão característico de insuficiência coronariana não obstrutiva: com uma pequena variação na frequência cardíaca em um curto intervalo de tempo, já é possível observar a resolução das alterações desencadeadas durante o pico do esforço.

INTERPRETAÇÃO

O infradesnivelamento do segmento ST com morfologia convexa é um achado comum no teste ergométrico, e seu reconhecimento é importante por ser frequentemente confundido com outros padrões que definem os critérios de positividade do exame; sua interpretação inadequada pode elevar a taxa de resultados falso-positivos, já que apresenta baixa correlação com a presença de DAC. É grande o número de condições que podem cursar com o surgimento de uma depressão convexa durante o esforço: alguns autores correlacionaram esse achado eletrocardiográfico com a expressão da repolarização atrial, situação sem significado patológico; outros o associaram à hipertensão ao repouso e à resposta exagerada da pressão arterial durante o exercício; e há estudos que encontraram associação entre o surgimento do "sinal da corcova" (outra denominação utilizada para descrevê-lo) durante o esforço e a presença de disfunção diastólica do ventrículo esquerdo. Esse padrão também é observado em portadores de pré-excitação ventricular, comumente visto em indivíduos com hipertrofia ventricular esquerda (incluindo atletas), estenose aórtica, cardiomiopatia hipertrófica e prolapso de valva mitral, podendo ser a manifestação de isquemia miocárdica nesse contexto, não relacionada à DAC obstrutiva, mas sim ao mecanismo de desbalanço entre a oferta e a demanda de oxigênio (Figura 2), padrão descrito como ICNO (insuficiência coronariana não obstrutiva). Sua apresentação eletrocardiográfica é marcada pelo infradesnivelamento convexo do segmento ST com magnitudes maiores do que 2 mm, geralmente observadas no pico do esforço e com reversão rápida durante a fase inicial da recuperação. No cenário de uma alteração com características benignas, um estudo retrospectivo que incluiu 81 pacientes com cardiomiopatia hipertrófica em um seguimento médio de 5,3 anos mostrou que a presença do sinal da corcova durante o teste ergométrico foi um preditor independente de risco de morte súbita nesse perfil de pacientes, estando associado a maior grau de hipertrofia e mais frequentemente a gradientes de via de saída > 30 mmHg ao repouso.

Dor torácica no teste ergométrico

O surgimento do sintoma de angina com intensidade moderada a forte é uma das indicações de interrupção do teste ergométrico, mas sua caracterização durante o exame nem sempre é fácil. Estudos que correlacionaram dados de história clínica com achados de angiografia coronariana identificaram um elevado valor preditivo positivo do sintoma de angina típica para presença de DAC subjacente; entretanto, quando o sintoma de dor torácica atípica foi investigado invasivamente, o percentual de pacientes acometidos por doença coronariana era significativamente menor. De maneira análoga, o surgimento de angina típica durante o teste ergométrico (sensação de opressão retroesternal com piora progressiva com a continuidade do exercício) mostrou elevado valor preditivo positivo para doença coronariana em diversas casuísticas, por vezes maiores até mesmo que o valor preditivo das alterações isquêmicas do segmento ST, e, quando presentes simultaneamente, essas duas alterações mostraram correlação com presença de DAC multiarterial. Em um estudo com seguimento médio de 5 anos, os pacientes que apresentaram angina simultaneamente a alterações do segmento ST durante o esforço evoluíram com maior incidência de eventos cardíacos (infarto do miocárdio, progressão da angina e morte pela doença coronária) em relação àqueles que apresentaram somente as alterações eletrocardiográficas durante o exame. A inclusão de pacientes com maior probabilidade pré-teste de doença coronariana aparece como um possível viés nesses estudos; devemos interpretar esses resultados com parcimônia, ao extrapolá-los para uma população menos

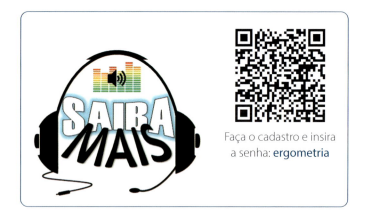

selecionada. Além disso, a subjetividade do sintoma pode enviesar sua interpretação, por isso os critérios de positividade do exame acabam se restringindo às alterações objetivas documentadas no eletrocardiograma. Os sintomas de dor torácica durante o teste devem ser descritos em seu relatório, para que façam parte de uma análise mais ampla a ser realizada pelo clínico, partindo-se de uma probabilidade pré-teste, determinada pela idade, sexo e sintomas do paciente, e utilizando os dados obtidos no exame para se chegar à probabilidade pós-teste de DAC.

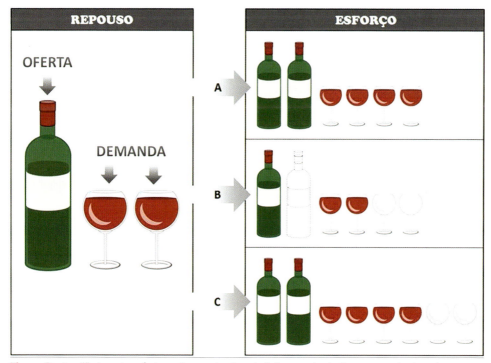

Figura 2 Equilíbrio entre oferta e demanda de oxigênio no miocárdio, representado pelas garrafas e pelas taças de vinho, respectivamente, tanto ao repouso quanto em diferentes circunstâncias ao esforço. Em A, em uma situação normal, o aumento da demanda é atendido por um aumento proporcional da oferta. Em B, no contexto da doença coronariana obstrutiva, o aumento da demanda não é acompanhado de um aumento da oferta, levando à isquemia (taças vazias). Em C, na insuficiência coronariana não obstrutiva, o aumento da oferta é insuficiente para evitar a isquemia miocárdica, devido ao aumento desproporcional na demanda.

Exemplo 11
Segmento ST

Que informações as alterações presentes nos registros da fase de recuperação no caso abaixo podem trazer a respeito da presença de isquemia, levando em consideração as características do eletrocardiograma basal do paciente?

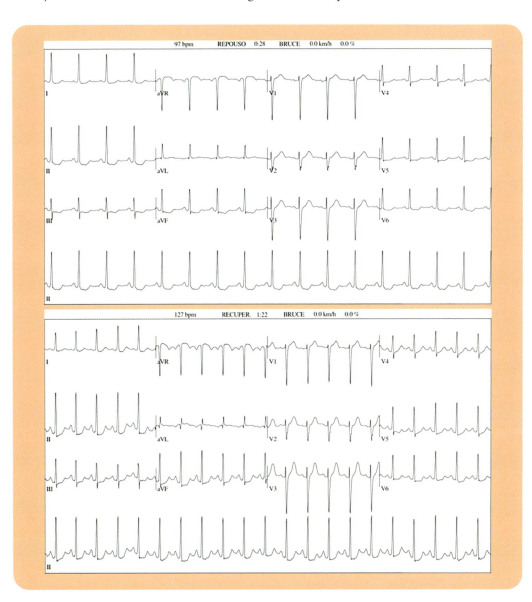

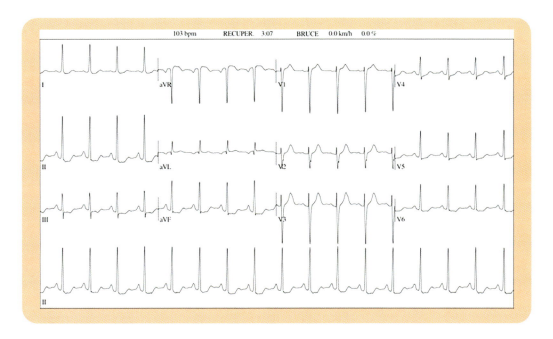

ANÁLISE DOS TRAÇADOS

O eletrocardiograma registrado ao repouso mostra alterações difusas da repolarização ventricular, com um infradesnivelamento do segmento ST na maioria das derivações e magnitude de até 1,5 mm, sem outras anormalidades evidentes. O supradesnivelamento do segmento ST observado em aVR é provavelmente uma alteração recíproca ao infra presente nas derivações opostas (a chamada "imagem em espelho"). Nos traçados na sequência, registrados já na fase de recuperação, nota-se a persistência das alterações descritas ao repouso, aparentemente com discreta intensificação da magnitude do infradesnivelamento, adquirindo uma morfologia horizontal mais evidente nas derivações D2, D3, aVF e V6. Entretanto, é difícil afirmar com precisão, nesse caso, se de fato há uma piora do padrão presente desde o repouso e correlacionar essas variações com o diagnóstico de isquemia miocárdica. Trata-se de um caso em que a análise da repolarização ventricular é prejudicada pelas alterações do eletrocardiograma basal.

INTERPRETAÇÃO

A repolarização cardíaca depende da interação de várias correntes iônicas e torna-se sensível a diversas condições que podem interferir direta ou indiretamente nessa fase do potencial de ação da célula miocárdica, acarretando alterações do segmento ST e da onda T no eletrocardiograma de repouso, e tornando esse achado eletrocardiográfico muitas vezes inespecífico, frequentemente encontrado mesmo em indivíduos saudáveis (Figura 1). Um estudo prospectivo com seguimento médio de 22 anos demonstrou aumentos significativos nos riscos ajustados à idade de morte por doença coronariana, morte cardiovascular e mortalidade total associados à presença de anormalidades mínimas do segmento ST e/ou onda T no eletrocardiograma de repouso.

O uso do teste ergométrico para diagnóstico de DAC em pacientes com depressão do segmento ST maior do que 1 mm no eletrocardiograma de repouso aparece como uma contraindicação para realização do exame na diretriz brasileira de teste ergométrico vigente. Os dados de literatura com relação à associação da depressão adicional do segmento ST com a presença de DAC, partindo-se de um basal alterado, são controversos. Estudos mostram que, mesmo diante de anormalidades no ECG basal, aumentos de pelo menos 1 mm em relação ao repouso são compatíveis com uma resposta isquêmica, em pacientes com doença coronariana conhecida ou história de angina típica. Em uma população menos selecionada, com outras condições que podem influenciar o comportamento do segmento ST durante o exercício, a presença de depressão de ST desde o repouso não permitiu uma correlação adequada com a presença de DAC. Assim, torna-se difícil generalizar a interpretação das alterações da repolarização que ocorrem durante o teste ergométrico nos pacientes com alterações prévias do eletrocardiograma, devendo-se individualizar a análise. De modo geral, na ausência de outras anormalidades eletrocardiográficas que justifiquem a alteração da repolarização presente ao repouso, como bloqueio de ramo esquerdo, pré-excitação ventricular e sobrecarga ventricular esquerda, o infradesnivelamento adicional do segmento ST em relação ao preexistente pode ser levado em consideração na análise do exame, utilizando os critérios diagnósticos habituais. Cabe ao clínico correlacionar esses achados com dados de história e antecedentes, levando em conta a probabilidade pré-teste para doença coronariana e ciente da possível influência que outros fatores podem exercer sobre a repolarização ventricular, o que pode reduzir a especificidade dos achados para o diagnóstico de DAC nesses casos.

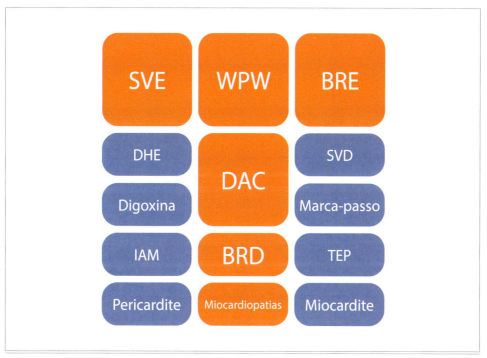

Figura 1 Modelo esquemático destacando diversas condições que podem provocar alteração da repolarização ventricular no eletrocardiograma basal, identificada por anormalidades na morfologia da onda T.

SVE: sobrecarga ventricular esquerda; WPW: Wolff-Parkinson-White [pré-excitação ventricular]; BRE: bloqueio de ramo esquerdo; DHE: distúrbios hidroeletrolíticos; DAC: doença arterial coronariana; SVD: sobrecarga ventricular direita; IAM: infarto agudo do miocárdio; BRD: bloqueio de ramo direito; TEP: tromboembolismo pulmonar.

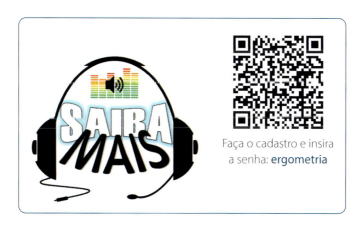

Faça o cadastro e insira a senha: **ergometria**

Exemplo 12
Segmento ST

Partindo-se das anormalidades presentes no eletrocardiograma de repouso abaixo, qual o significado da alteração observada durante os registros realizados no esforço e na recuperação?

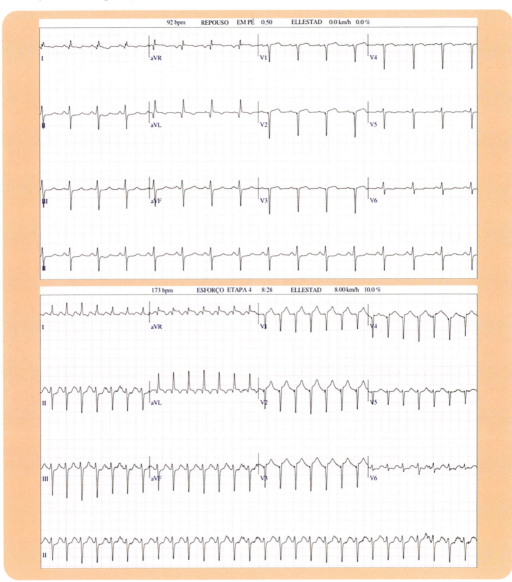

Exemplo 12

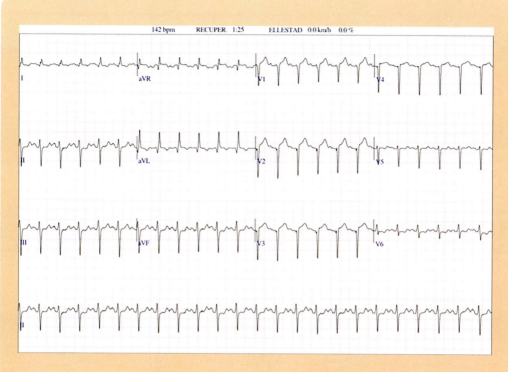

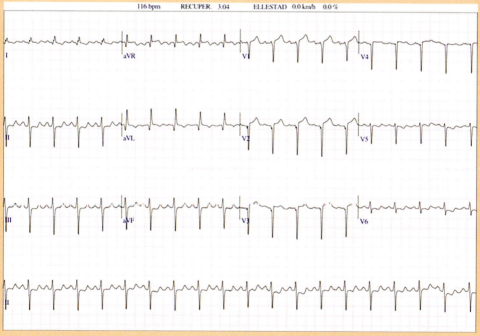

ANÁLISE DOS TRAÇADOS

No eletrocardiograma de repouso, apesar do ritmo sinusal e da duração normal dos complexos QRS, observamos um desvio do eixo do vetor de despolarização cardíaco, identificado pela polaridade predominantemente negativa nas derivações D2, D3 e aVF, mais precisamente localizado entre -60° e -90°. Outros achados, como a amplitude da onda S em D3 maior do que em D2, a presença de ondas S de V4 a V6 e a morfologia qR em aVR com onda R empastada, favorecem o diagnóstico de bloqueio divisional anterossuperior esquerdo (BDAS). Além disso, observamos uma progressão anormal da onda R nas derivações precordiais, que poderia em parte ser justificada pela presença do BDAS e também pelo registro do traçado na posição ortostática. Entretanto, especificamente nas derivações V2 e V3, notamos a completa ausência desse vetor, marcada pela presença de ondas Q patológicas seguidas por uma alteração da repolarização ventricular, com discreto supradesnivelamento do segmento ST e uma onda T bifásica com aspecto *plus-minus*, que reforçam a possibilidade de área inativa localizada na parede anterior. No traçado registrado durante o esforço, notamos o aumento da magnitude do supradesnivelamento do segmento ST nas derivações V1, V2, V3 e V4, atingindo valores de até 2 mm, acompanhado da reversão parcial da onda T, que agora se encontra positiva nessas derivações. Ao longo da recuperação, observamos o processo inverso, com retorno gradual às características do eletrocardiograma basal do paciente. Trata-se de um caso de supradesnivelamento do segmento ST durante o teste ergométrico, em território de área eletricamente inativa, acompanhado da reversão da onda T; as características descritas sugerem o diagnóstico de discinesia, com possível área isquêmica associada (Figura 1).

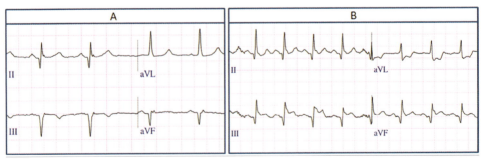

Figura 1 Outro exemplo de supradesnivelamento de ST durante o esforço (B), em topografia de área inativa inferior presente desde os traçados do repouso (A), associado à reversão das ondas T.

INTERPRETAÇÃO

O surgimento de um supradesnivelamento do segmento ST durante o teste ergométrico, com magnitude superior a 1 mm em derivações sem ondas Q preexistentes, exceto aVR, aVL e V1, é uma indicação absoluta de interrupção do exame e configura um critério de positividade para isquemia, capaz de localizar o território acometido (Figura 2 e Quadro 1) e sugerir a artéria coronária correspondente, frequentemente acometida por lesões suboclusivas e proximais nesses casos; eventualmente, esse fenômeno também pode ser observado durante episódios de vasoespasmo coronariano. Quando essa alteração se desenvolve no contexto de um infarto prévio, com presença de ondas Q patológicas no ECG de repouso, ela pode estar relacionada à presença de isquemia residual na área peri-infarto, porém sem especificidade para tal, já que pode ser também uma manifestação eletrocardiográfica da presença de discinesia (anormalidade da movimentação da parede, que dilata durante a sístole). No eletrocardiograma de repouso, a persistência da elevação do segmento ST

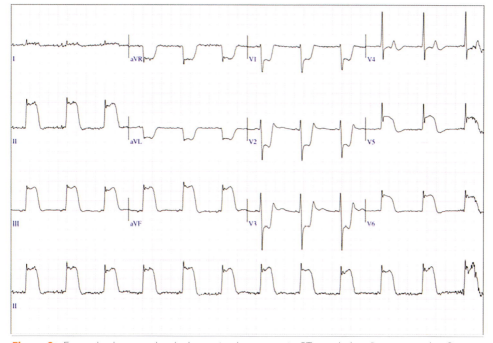

Figura 2 Exemplo de supradesnivelamento do segmento ST em derivações sem ondas Q preexistentes, resultado de isquemia miocárdica com acometimento transmural.

semanas após o infarto é um indício da existência de um aneurisma do ventrículo esquerdo. Em um estudo que avaliou o potencial de diversas variáveis, obtidas durante o teste ergométrico, em serem preditoras da presença de DAC multiarterial e de comprometimento da função ventricular em pacientes pós-infarto do miocárdio, a elevação do segmento ST durante o exercício teve associação apenas com a redução da função ventricular ao repouso, tendo um papel limitado como marcador de isquemia miocárdica reversível; nesse estudo, a baixa capacidade funcional e o comportamento anormal da pressão arterial durante o esforço apresentaram um elevado valor preditivo positivo para presença de DAC multiarterial, no entanto com baixo valor preditivo negativo. De maneira análoga, outro estudo com resultados semelhantes mostrou que a elevação do segmento ST durante o exercício nas derivações com ondas Q, em pacientes pós-infarto do miocárdio, estava associada à disfunção ventricular esquerda, mas falhou em identificar pacientes com miocárdio viável ou com isquemia residual. Apesar disso, a elevação do segmento ST que ocorreu nas fases iniciais do exame (entre 3 e 6 minutos) foi um marcador altamente específico, embora não muito sensível, da presença de viabilidade miocárdica, podendo ser indicativo da presença de isquemia residual. A correlação entre a elevação do segmento ST e a presença de viabilidade miocárdica também foi observada em outros estudos, demonstrando que, em pacientes com infarto prévio e presença de ondas Q, o supradesnivelamento do segmento durante o esforço, acompanhado da reversão da onda T, foi um marcador de isquemia residual e de potencial de recuperação da função ventricular. A depressão recíproca do segmento ST durante o teste ergométrico (observada nas derivações opostas às que mostram o supradesnivelamento de ST), apesar de ser considerada um fenômeno elétrico passivo que acompanha a elevação de ST induzida pelo exercício, foi associada à presença de DAC multiarterial em alguns estudos, bem como à presença de viabilidade no caso de pacientes com doença uniarterial. Exames de imagem complementares podem auxiliar na distinção entre esses diferentes cenários.

Assim, a interpretação da elevação do segmento ST que ocorre durante o exercício pode ter diversos significados que variam conforme o perfil do paciente em questão, e deve ser analisada à luz das alterações do eletrocardiograma basal, bem como em conjunto com outros achados eletrocardiográficos e informações que possam auxiliar na diferenciação entre as diversas possibilidades diagnósticas.

Quadro 1 Duas formas de classificação topográfica de manifestações isquêmicas ao eletrocardiograma, em estudos que as correlacionaram com achados de ressonância magnética. Acima, classificação clássica modificada com base no estudo que propôs o desuso da denominação de parede posterior a partir da análise de imagens de ressonância cardíaca em pacientes com ondas R proeminentes em derivações precordiais direitas. Abaixo, classificação baseada no estudo que analisou as imagens de ressonância cardíaca em pacientes com miocardite aguda manifestada, com supradesnivelamento do segmento ST ao eletrocardiograma.

Localização topográfica das manifestações isquêmicas ao ECG

PAREDE	DERIVAÇÃO
Anterosseptal	V1, V2 e V3
Anterior	V1, V2, V3 e V4
Anterior localizada	V4, V5, V6, D1 e aVL
Anterolateral	V3 e V4 ou V3 e V5
Anterior extensa	V1 a V6, D1 e aVL
Lateral baixa	V5 e V6
Lateral alta	D1 e aVL
Lateral inferior	D2, D3 e aVF

Correlação topográfica pela ressonância magnética

PAREDE	DERIVAÇÃO
Septal	V1 e V2
Anteroapical	V1e V2 até V3 – V6
Anterior média	D1 e aVL / V2 e V3
Lateral	D1, aVL, V5 – V6
Inferior	D2, D3 e aVF

Exemplo 13
Segmento ST

Após análise dos traçados registrados nas diferentes etapas desse exame, qual a conclusão final?

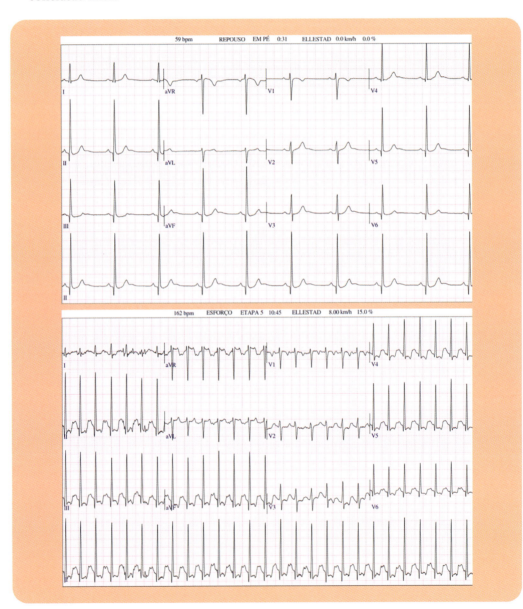

Exemplo 13

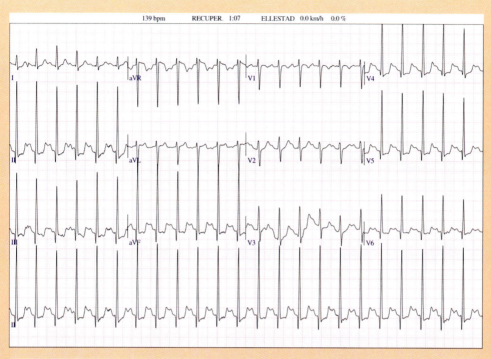

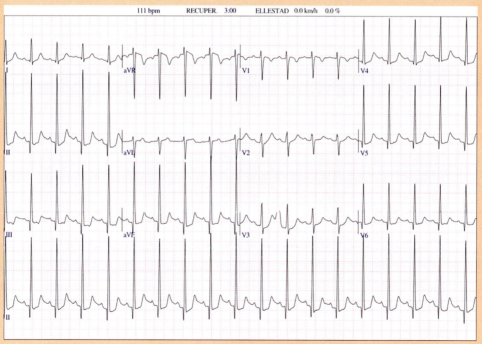

ANÁLISE DOS TRAÇADOS

O eletrocardiograma de repouso mostra complexos QRS com voltagem aumentada, porém sem outros critérios para sobrecarga ventricular esquerda; em um paciente jovem, como no caso desse exemplo, o aumento da voltagem isoladamente tem baixa especificidade para o diagnóstico de HVE. As ondas Q proeminentes também não têm critérios patológicos para definição de área inativa, e acompanham as características dos complexos QRS, normais para a idade e biotipo do paciente em questão (Figura 1). No segundo traçado, registrado durante a quinta etapa do protocolo de Bruce, observamos o surgimento de um infradesnivelamento do segmento ST nas derivações D2, D3, aVF, V4, V5 e V6 com magnitude máxima de 1 mm e morfologia convexa, acompanhado do aumento fisiológico da amplitude das ondas Q. Esse último achado fica ainda mais evidente no eletrocardiograma registrado no primeiro minuto da recuperação, no qual também notamos a atenuação das alterações descritas durante o esforço, com redução da magnitude da depressão de ST, que adquire uma morfologia ascendente, e que, quando corrigida para amplitude das ondas R, resulta em um índice com valor menor do que 0,1. Por fim, no terceiro minuto da recuperação, representado pelo quarto eletrocardiograma da sequência, identificamos a completa normalização dos achados prévios. Essas características, em conjunto, nos permitem concluir que se trata de um teste negativo para isquemia.

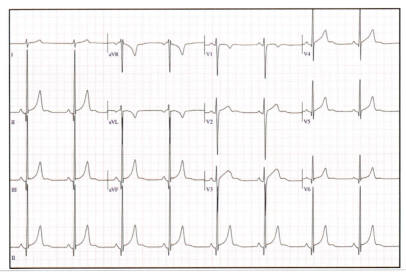

Figura 1 Eletrocardiograma de um indivíduo com biotipo longilíneo sem anormalidades cardíacas, evidenciando a grande amplitude das ondas R/S e ondas Q, sem correlação com hipertrofia ventricular.

INTERPRETAÇÃO

Esse exemplo retrata como a interpretação do teste ergométrico deve envolver a análise de diversas variáveis simultaneamente, já que as características do segmento ST, isoladamente, podem ter um aspecto duvidoso e com isso uma acurácia limitada na presunção de doença coronariana (Figura 2). Além do conhecimento do significado das diferentes morfologias de infradesnivelamento do segmento ST e de seu valor preditivo, o uso de sinais eletrocardiográficos acessórios, assim como a correção da magnitude da depressão de ST pela amplitude da onda R e seu ajuste pela frequência cardíaca, podem definir um diagnóstico que seria incerto caso a interpretação do exame fosse restrita às alterações da repolarização ventricular. A comparação entre os traçados registrados nas diferentes etapas permite definir o momento do surgimento e da remissão das anormalidades, variável com valor diagnóstico e prognóstico como visto anteriormente. A interpretação do exame deve levar em consideração ainda a avaliação da capacidade funcional, uma das variáveis obtidas no teste ergométrico e por vezes negligenciada, mas com importante significado prognóstico, como será discutido a seguir.

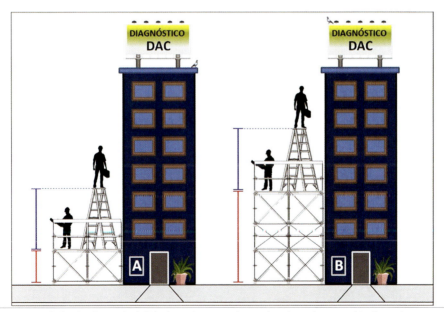

Figura 2 Influência da probabilidade pré-teste, determinada pelo sexo, idade e sintomas, na probabilidade final de doença: dois pacientes A e B, com um mesmo resultado do exame (representado pela linha superior - tamanho da escada), apresentam probabilidades diferentes de terem doença arterial coronariana (representada pela proximidade com a altura do prédio), pois partem de valores de probabilidade pré-teste diferentes (representada pela linha inferior - tamanho do andaime).

Valor da capacidade funcional no teste ergométrico

A capacidade de realizar um exercício aeróbico reflete a integridade dos sistemas fisiológicos de um indivíduo, sendo afetada negativamente por patologias que levam à perda de funcionalidade e que trazem consigo pior prognóstico, como as doenças cardiovasculares. Com base nesse racional, a capacidade funcional quantificada no teste ergométrico surgiu como potencial preditor de eventos adversos futuros, o que de fato foi confirmado por diversos estudos. Uma metanálise publicada em 2009 e que incluiu 33 estudos mostrou que cada aumento de 1 MET na capacidade aeróbica estava associado a uma redução de 13% na mortalidade por todas as causas e de 15% na mortalidade por doença coronariana/doença cardiovascular (valores equivalentes aos obtidos com a redução de 7 cm na circunferência abdominal, 5 mmHg na pressão arterial sistólica, 87 mg/dL no nível de triglicérides e 18 mg/dL na glicemia de jejum, e também com um incremento de 7,7 mg/dL no HDL). Além disso, na análise por categorias de estratificação conforme o valor da capacidade funcional (Tabela 1), os indivíduos que obtiveram valores menores do que 7,9 MET apresentaram um aumento significativo da mortalidade por todas as causas e por doença cardíaca quando comparados aos demais, aumento esse mais pronunciado em relação ao observado quando comparados os indivíduos com valores entre 7,9 e 10,8 e com aqueles com capacidade funcional acima de 10,8 MET. Os resultados desse estudo ainda apontam

Tabela 1 Estimativa da capacidade funcional conforme idade e sexo, segundo o estudo de Snader et al. Pacientes com capacidade fraca ou regular tiveram maiores taxas de mortalidade por todas as causas, enquanto os indivíduos com capacidade mediana, boa ou alta apresentaram baixas taxas de morte por causa cardiovascular. A incapacidade de atingir uma carga de 6 MET identificou o grupo de pacientes de maior risco nesse estudo.

Capacidade funcional estimada (MET) segundo a idade e o sexo					
Idade (anos)	Fraca	Regular	Mediana	Boa	Alta
Mulheres					
≤ 29	< 7,5	8 - 10	10-13	13 - 16	> 6
30 - 39	< 7	7 - 9	9 - 11	11 - 15	> 15
40 - 49	< 6	6 - 8	8 - 10	10 - 14	> 14
50 - 59	< 5	5 - 7	7 - 9	9 - 13	> 13
≥ 60	< 4,5	4,5 - 6	6 - 8	8 - 11,5	> 11,5
Homens					
≤ 29	< 8	8 - 11	11 - 14	14 - 17	> 17
30 - 39	< 7,5	7,5 - 10	10 - 12,5	12,5 - 16	> 16
40 - 49	< 7	7 - 8,5	8,5 - 11,5	11,5 - 15	> 15
50 - 59	< 6	6 - 8	8 - 11	11 - 14	> 14
≥ 60	≤ 5,5	5,5 - 7	7 - 9,5	9,5 - 13	> 13

que o nível mínimo de capacidade aeróbica que está associado a uma taxa de eventos significativamente mais baixa, para homens e mulheres, é de aproximadamente 9 e 7 MET (aos 40 anos), 8 e 6 MET (aos 50 anos) e 7 e 5 MET (aos 60 anos), respectivamente. Uma coorte prospectiva de pacientes com risco intermediário a alto de doença coronariana mostrou que a prevalência de isquemia significativa (≥ 10% na imagem de cintilografia miocárdica) era muito baixa em pacientes que atingiram uma carga de trabalho de pelo menos 10 MET, e ausente naqueles que atingiram essa capacidade funcional e não apresentaram alterações do segmento ST. Esse grupo também evoluiu com baixas taxas de mortalidade cardiovascular, infarto do miocárdio e necessidade de revascularização, em um seguimento médio de 2,2 anos. Assim, a capacidade funcional surge como uma das informações mais valiosas fornecidas pelo teste ergométrico, com importância prognóstica que supera o de outras variáveis, como o das próprias alterações do segmento ST, e que sempre deve ser levada em consideração na interpretação do exame e no julgamento crítico de outras alterações, principalmente nas de aspecto duvidoso.

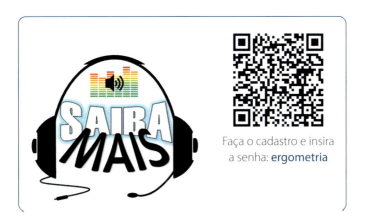

Faça o cadastro e insira a senha: **ergometria**

Exemplo 14
Segmento ST

Após analisar o eletrocardiograma de repouso, o que podemos concluir a respeito das alterações observadas no esforço?

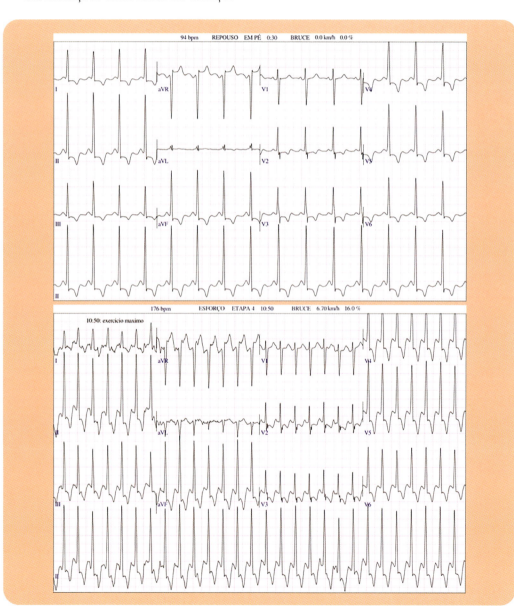

ANÁLISE DOS TRAÇADOS

No eletrocardiograma de repouso observamos uma amplitude aumentada dos complexos QRS, com valores de até 35 mm na derivação D2, além de uma alteração difusa da repolarização ventricular, identificada pelo infradesnivelamento do segmento ST somado à inversão assimétrica da onda T, que juntos definem o padrão "*strain*". A presença dessas características permite o diagnóstico de sobrecarga do ventrículo esquerdo, com base no escore de Romhilt-Estes (Quadro 1), assim como o aumento do tempo de ativação ventricular acima de 50 ms visto na derivação V5. No traçado registrado durante o esforço, houve uma piora acentuada do infradesnivelamento do segmento ST visto ao repouso, atingindo valores de até 5 mm em sua magnitude máxima, com uma morfologia que se assemelha a uma convexidade na maioria das derivações. Entretanto, a análise da repolarização ventricular nesse caso é prejudicada pela sobrecarga ventricular esquerda, tornando indeterminada a conclusão para presença de isquemia miocárdica.

Quadro 1 Escore de Romhilt-Estes, que confere maior acurácia no diagnóstico eletrocardiográfico de SVE no eletrocardiograma, devendo ser idealmente utilizado nos registros realizados em posição ortostática.

Critérios de Romhilt-Estes para definição de SVE
3 pontos
Onda R ou S ≥ 20 mm no plano frontal ou ≥ 30 mm no plano horizontal
Índice de Morris (fase negativa onda P em V1 ≥ 1 mm²)
Padrão *strain* sem uso de digitálico
2 pontos
Desvio do eixo QRS além de -30º
1 ponto
Duração QRS ≥ 90 ms sem morfologia de bloqueio de ramo
Tempo de ativação ventricular ≥ 50 ms em V5 e V6
Padrão *strain* <u>com</u> uso de digitálico
Total ≥ 5 pontos = SVE   Total 4 pontos = provável SVE

INTERPRETAÇÃO

Em uma publicação no ano de 1949, Maurice Sokolow e Thomas Lyon compararam os achados eletrocardiográficos de 147 indivíduos com ECG basal "anormal" e condições clínicas que poderiam causar um aumento na tensão na parede do VE, como hipertensão arterial e estenose aórtica, com os registros de um grupo controle de indivíduos saudáveis. O estudo excluiu pacientes com bloqueio de ramo e presença de ondas Q patológicas, e destacou alguns achados eletrocardiográficos encontrados nos casos de hipertrofia ventricular esquerda: a depressão do segmento ST com inversão assimétrica da onda T, o aumento do tempo de ativação ventricular nas derivações V5 e V6 acima de 50 ms, e as anormalidades da voltagem dos complexos QRS, com ênfase nos valores maiores que 35 mm para a soma da amplitude da onda R em V5 ou V6 com a amplitude da onda S em V1, e para os valores acima de 10 mm na amplitude da onda R em aVL. Em 1985, um estudo identificou uma melhor capacidade de detecção da hipertrofia ventricular esquerda quando os critérios eletrocardiográficos de voltagem eram estratificados conforme o sexo do paciente: em homens, quando a soma da voltagem da onda R em aVL e da onda S em V3 era maior que 28 mm, e em mulheres quando o resultado era maior que 20 mm, com sensibilidade de 41% e especificidade de 90% (escore de Cornell). Um estudo publicado em 1981, que avaliou a acurácia dos critérios eletrocardiográficos de Romhilt--Estes e Sokolow-Lyon, estabelecendo como padrão-ouro o valor da massa ventricular esquerda obtida por meio da autópsia, identificou uma baixa sensibilidade para presença de hipertrofia ventricular esquerda (50% e 21%, respectivamente), porém com uma especificidade elevada em ambos os critérios (95%). Antes disso, em 1969, uma publicação de Donald Romhilt criticava a perda de especificidade na avaliação de HVE pelo ECG quando utilizados critérios de voltagem exclusivos, identificando taxas de falso-positivos entre 10,5% e 14,5%, ao correlacionar 33 diferentes critérios eletrocardiográficos de HVE com achados de autópsia; valores ainda menores de especificidade já haviam sido demonstrados para o uso de critérios de voltagem em indivíduos com menos de 30 anos de idade. Nesse estudo, a especificidade do critério de Sokolow-Lyon era reduzida de 95% para 89% quando se adotava um valor de corte de 30 mm para a soma da voltagem da onda R de V5 ou V6 com a da onda S em V1, no intuito de elevar a sensibilidade desse critério, sugerindo o uso de escores que levam em consideração outras variáveis além da voltagem exclusivamente, para se obter uma menor taxa de falso-positivos. Um ano antes, em 1968, os autores Donald Romhilt e Harvey Estes propuseram um escore de pontos na avaliação da hipertrofia ventricular pelo ECG, também utilizando dados de autópsia como comparação, e envolvendo variáveis como o desvio do eixo do QRS para a esquerda, a presença do padrão de *strain* e a sobrecarga atrial esquerda, obtendo uma maior acurácia nesse sistema de pontos, com uma sensibilidade de 60% e uma especificidade de 97%. Na presença de bloqueio de ramo esquerdo, um estudo mostrou uma baixa acurácia dos critérios eletrocardiográficos para detecção de HVE: os critérios que obtiveram os valores de sensibilidade mais elevados, em contrapartida, apresentavam especificidade muito baixa, e vice-versa (Quadro 2 e Figura 1).

No teste ergométrico, a aproximação dos eletrodos dos membros para o tórax (sistema Mason-Likar) pode causar uma inversão da polaridade do complexo QRS na derivação aVL, tornando o critério de Cornell inapropriado para o diagnóstico de sobrecarga ventricular esquerda nesse contexto. De maneira semelhante, outros critérios eletrocardiográficos que levam em consideração apenas a voltagem na presunção de HVE podem ser afetados pelo registro do eletrocardiograma na posição ortostática, pois o afastamento do coração em relação à parede do tórax pode interferir na amplitude das ondas. Um exemplo disso é a redução na amplitude das ondas R normalmente observada nas derivações precordiais direitas, adotando um padrão de diminuição de forças septais, sem, no entanto, correlação com a presença de área inativa anterior. Assim, o uso do escore de Romhilt-Estes se torna a melhor opção para avaliação da sobrecarga ventricular esquerda nos eletrocardiogramas registrados no teste ergométrico.

Com relação à análise das alterações da repolarização ventricular para diagnóstico de isquemia miocárdica oriunda de obstrução em artérias coronárias epicárdicas, o valor preditivo positivo do teste ergométrico fica reduzido nos casos em que há sobrecarga ventricular esquerda no eletrocardiograma basal, ou seja, a probabilidade de o paciente apresentar doença coronariana obstrutiva diante de alterações isquêmicas do segmento ST é baixa. Isso porque o infradesnivelamento do segmento ST é frequente nesses casos, mesmo quando não há obstrução coronariana significativa ou defeitos transitórios da perfusão à cintilografia miocárdica; o desbalanço entre a oferta e a demanda de oxigênio no miocárdio hipertrofiado pode justificar esses achados. Além disso, a hipertrofia ventricular esquerda reduz a reserva coronariana, na medida em que há um aumento do fluxo sanguíneo basal para atender à demanda miocárdica aumentada, e prejudica a vasodilatação da microcirculação coronariana, fatores que podem contribuir ainda mais para a gênese das alterações eletrocardio-

Quadro 2 Sinais eletrocardiográficos que permitem inferir a presença de SVE mesmo na vigência de BRE.

Diagnósticos eletrocardiográficos de SVE em associação com BRE
• Onda R em AVL > 11 mm
• Ondas S em V2 > 30 mm e em V3 > 25 mm
• Índice de Sokolow-Lyon ≥ 35 mm
• Eixo QRS além de -40°
• Duração QRS > 150 ms
• Presença de sobrecarga do átrio esquerdo

gráficas observadas. Como a aterosclerose coronariana é mais prevalente em indivíduos hipertensos com hipertrofia ventricular do que em hipertensos sem hipertrofia, a exclusão da doença coronariana como etiologia para os achados anormais durante o teste de esforço se faz necessária, exigindo o uso de métodos de imagem para esse fim. O uso do teste ergométrico, de maneira isolada, para o diagnóstico de DAC em indivíduos com hipertrofia ventricular esquerda no ECG aparece como contraindicação para realização desse exame, nas III Diretrizes da Sociedade Brasileira de Cardiologia sobre Teste Ergométrico. Apesar disso, um exame sem alterações isquêmicas do segmento ST tem alto valor preditivo negativo nesse perfil de pacientes.

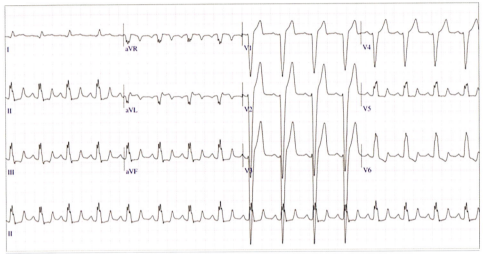

Figura 1 Eletrocardiograma de paciente com BRE, no qual é possível identificar características que sugerem a presença concomitante de SVE, mesmo na vigência do distúrbio de condução intraventricular, conforme os sinais eletrocardiográficos presentes no Quadro 2.

Exemplo 15
Morfologia QRS

Observe o aspecto morfológico dos complexos QRS nos traçados abaixo, comparando o registrado ao repouso com o registrado no pico do esforço. Qual a importância dessa alteração?

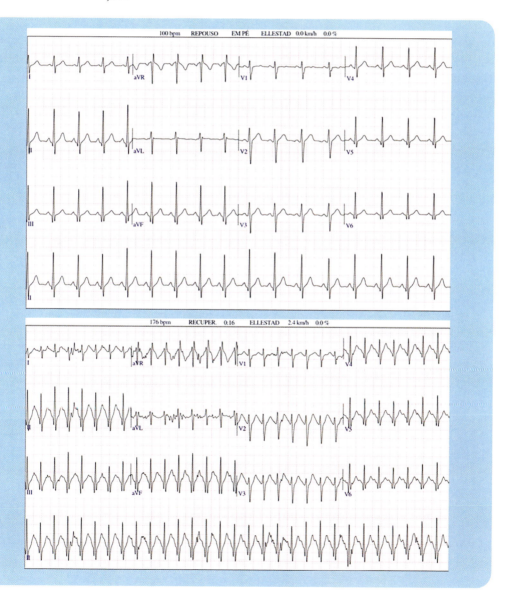

ANÁLISE DOS TRAÇADOS

No eletrocardiograma de repouso, observamos complexos QRS com aspecto morfológico dentro dos limites da normalidade, em sua duração, eixo e comportamento dos vetores no plano horizontal. Vale ressaltar a existência de critérios para definição de atraso final da condução, com presença de onda S na derivação D1 e onda R empastada em aVR, achado contudo sem significado patológico, assim como a presença de ondas Q com duração inferior a 30 ms e sem redução concomitante da onda R (onde ela deveria estar presente), representando a expressão eletrocardiográfica da ativação septal. No eletrocardiograma registrado a 176 bpm no início da fase de recuperação, que retrata o padrão observado no pico do esforço, as características descritas ao repouso são mantidas. No entanto, destaca-se um aumento pronunciado na amplitude das ondas Q nas derivações onda ela já existia anteriormente, sem alterações do segmento ST e, reforçando o exposto anteriormente, partindo-se de um eletrocardiograma basal sem critérios para definição de área eletricamente inativa prévia (Figura 1). Além disso, acompanham essa alteração o aumento na magnitude das ondas S e a redução da amplitude das ondas R, em menor intensidade quando comparados ao aumento das ondas Q, mas também de maneira relevante.

INTERPRETAÇÃO

Existem diversas alterações no eletrocardiograma de esforço, não relacionadas ao segmento ST, que são preditoras de isquemia miocárdica e que atuam como sinais

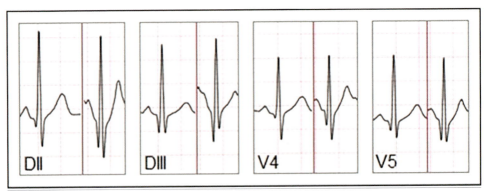

Figura 1 Comparação entre complexos QRS do exemplo 15 em diferentes derivações, no repouso (esquerda) e no esforço (direita). Observa-se aumento expressivo das ondas Q entre as duas etapas.

acessórios na interpretação do exame, podendo não só reforçar a hipótese de isquemia obtida através dos critérios de positividade clássicos, mas principalmente sugeri-la quando há dúvidas ou até mesmo quando o segmento ST não for interpretável. As manifestações não usuais de isquemia podem, em conjunto com a avaliação do segmento ST, aumentar a acurácia diagnóstica do teste ergométrico (Figura 2). Falamos sobre algumas delas a seguir.

Diminuição da amplitude da onda Q

O comportamento fisiológico da onda Q durante o esforço (aumento de amplitude), quando presente, sugere ausência de coronariopatia ou doença cardíaca estrutural (Figura 3). Já a baixa voltagem da onda Q, bem como a ausência de aumento ao esforço, podem estar relacionadas a anormalidades da ativação septal, refletindo alterações contráteis secundárias à isquemia. Um estudo que comparou a amplitude da onda Q no repouso e imediatamente após o esforço, mensurada na derivação CM5, em 50 pacientes com DAC e 50 sem DAC, observou ondas Q menores em pacientes coronariopatas, tanto no repouso quanto no pós-exercício.

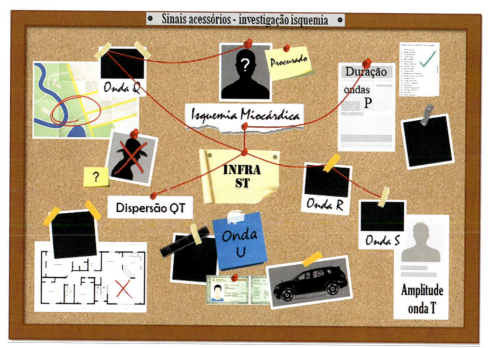

Figura 2 Os sinais eletrocardiográficos acessórios podem ser de grande utilidade nos casos em que há dúvidas sobre a presença de manifestações clássicas de isquemia durante o teste ergométrico.

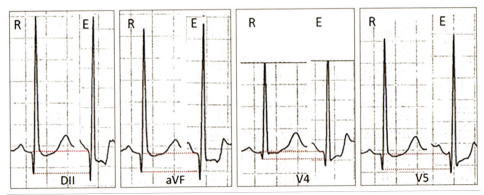

Figura 3 Eletrocardiograma ampliado de paciente submetido ao teste ergométrico, ao repouso (R) e no pós-exercício imediato (E). Observa-se o aumento da amplitude da onda Q em todas as derivações onde está presente, atestando a normalidade do exame mesmo diante de alterações do segmento ST potencialmente duvidosas.

Além disso, o aumento da amplitude da onda Q no exercício identificou uma resposta falso-positiva do segmento ST em 75% dos casos, e de modo inverso, quando a depressão do segmento ST era acompanhada da ausência de onda Q, essa variável identificou uma resposta verdadeiro-positiva em 100% dos casos. Em outro trabalho, que incluiu 156 pacientes, dos quais 127 apresentavam doença coronariana à angiografia, foram observados resultados semelhantes: a amplitude da onda Q ao repouso foi maior nos indivíduos sem doença coronariana, nos quais houve aumento dela durante o esforço, ao contrário do ocorrido no grupo de pacientes com DAC. Quando tanto o comportamento da onda Q quanto o do segmento ST foram anormais, a doença coronariana foi presumida com uma acurácia de 91%. Portanto, conclui-se que as alterações na amplitude da onda Q podem melhorar a precisão do teste ergométrico na predição de doença arterial coronariana obstrutiva.

Aumento da amplitude da onda R

O comportamento da onda R é considerado normal quando ocorre diminuição da sua amplitude durante os níveis máximos de esforço. Os coronariopatas mantêm a mesma amplitude mais comumente, ou apresentam um incremento dela; já a diminuição da amplitude da onda R está fortemente associada a angiogramas coronarianos normais. A fisiopatologia do aumento da amplitude da onda R ao esforço é incerta, mas hipóteses relacionando-a ao aumento dos volumes cardíacos são aceitas. Além disso, a amplitude da onda R durante o esforço parece ter relação com a função ventricular esquerda, e anormalidades contráteis secundárias à isquemia determinariam as alterações descritas. Em uma análise retrospectiva de 76 pacientes pós-infarto do miocárdio, foi observado aumento da amplitude da onda R durante o exercício, significativamente diferente da redução de sua amplitude observada nos 40 indivíduos com coronárias normais; além disso, a extensão do infarto, em número de segmentos acinéticos à ventriculografia esquerda, teve relação diretamente proporcional ao valor do aumento da amplitude da onda R. Conclui-se que o aumento da onda R durante o esforço pode estar relacionado não só aos estreitamentos coronarianos mais severos, mas também à disfunção ventricular esquerda, podendo auxiliar na identificação desse perfil de pacientes durante a realização do teste ergométrico.

Aumento da duração da onda S

A isquemia miocárdica é capaz de reduzir a velocidade de condução do impulso cardíaco, podendo se manifestar através do aumento da duração do complexo QRS no eletrocardiograma. No contexto do bloqueio de ramo direito ou do bloqueio divisional anterossuperior esquerdo, a maior parte do suprimento sanguíneo para as áreas de miocárdio responsáveis pela inscrição da onda S é proveniente da artéria descendente anterior. Baseado nesses conceitos, um estudo que incluiu 190 pacientes, 88 sem distúrbios de condução, 66 com BDAS e 36 com BRD, avaliou a hipótese de que o aumento da duração da onda S durante o esforço somente seria observado nos pacientes com lesão obstrutiva na artéria descendente anterior e algum dos bloqueios citados; de fato, o prolongamento significativo ocorreu somente nesse perfil de pacientes, com uma média de 12,5 ms e 10,4 ms de aumento, nos indivíduos com BDAS e BRD, respectivamente. Apesar de sua aplicabilidade bastante específica e evidência limitada, o racional por trás desse conceito é algo interessante e que pode auxiliar no diagnóstico em situações duvidosas.

Aumento da duração da onda P

Durante o exercício, um aumento discreto na amplitude da onda P é considerado normal e é observado principalmente nas derivações inferiores. Já em pacientes com isquemia esforço-induzida, alterações do relaxamento ventricular podem causar uma elevação na pressão atrial esquerda, fenômeno que pode ser reconhecido por alterações de maior magnitude na duração das ondas P (Figura 4), ou por mudanças não observadas em indivíduos sem isquemia, como o aumento da negatividade da fase *minus* em V1. Seguindo essa lógica, alguns estudos tentaram estabelecer valores de corte para o aumento da duração das ondas P a partir dos quais a correlação com isquemia seria

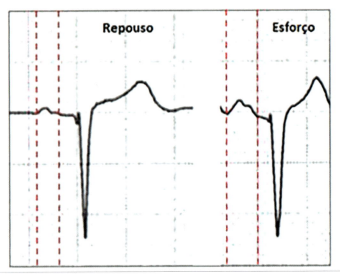

Figura 4 Eletrocardiograma ampliado mostrando o aumento significativo na duração da onda P durante o esforço, em relação ao repouso, em paciente com doença arterial coronariana.

mais provável. Um estudo que incluiu 122 pacientes correlacionando as alterações observadas no teste ergométrico com achados de angiografia coronariana observou um aumento médio da duração das ondas P maior no grupo de pacientes com DAC em relação ao grupo controle, medido em V5 e V6; ao estabelecer um valor de corte de 20 ms e utilizá-lo como parâmetro adicional às alterações do segmento ST na interpretação do exame, a sensibilidade aumentou de 57% para 75%, com redução da especificidade de 85% para 77%. Uma coorte retrospectiva que comparou a variação na duração da onda P (medida em DII e V5 no primeiro minuto da recuperação e no repouso), com imagens de cintilografia miocárdica, mostrou que um valor de corte de 20 ms para essa variável tem sensibilidade de 72%, especificidade de 82%, valor preditivo negativo de 90% e valor preditivo positivo de 57% para defeitos perfusionais na imagem; quando combinadas às alterações do segmento ST, a sensibilidade do exame aumentou para 79% e o valor preditivo negativo para 91%. Dessa maneira, ao adotar o aumento da duração da onda P como critério adicional à análise do segmento ST, com um valor de corte de 20 ms, observa-se um ganho adicional de sensibilidade para detecção de isquemia.

Aumento da amplitude da onda T

À semelhança de outras alterações eletrocardiográficas descritas, o aumento da amplitude da onda T ao esforço é um achado que ocorre apenas ocasionalmente, porém, quando presente, apresenta alta correlação com isquemia miocárdica. Seu fundamento fisiopatológico é incerto, porém teorias sobre a repolarização precoce de células agudamente isquêmicas, mediada pela saída de potássio do intracelular através da membrana danificada, alterando o potencial de repouso e encurtando a duração do potencial de ação, são mais aceitas. Um estudo retrospectivo com 260 pacientes observou, para um valor de aumento $\geq 2,5$ mm na derivação V2, uma especificidade de 95% para presença de lesões coronarianas $\geq 70\%$. Assim, o "apiculamento" da onda T é um fenômeno raro que pode auxiliar no diagnóstico dos poucos pacientes que desenvolvem essa anormalidade durante o teste ergométrico, principalmente na ausência de depressão do segmento ST.

Dispersão do intervalo QT

A diferença obtida entre o maior e o menor valor do intervalo QT corrigido (QTc) no eletrocardiograma de 12 derivações, mensurados em dois momentos distintos no tempo, é denominada dispersão do intervalo QT (dQTc). É um marcador de heterogeneidade da repolarização ventricular, e evidências têm associado a isquemia miocárdica transitória ao aumento da dQTc, tornando essa variável potencialmente útil na interpretação do teste ergométrico. A dificuldade de mensurar o intervalo QTc, principalmente em elevadas frequências cardíacas, e a falta de uniformidade no método de quantificação do mesmo, são fatores limitantes para sua aplicabilidade prática. Uma coorte retrospectiva brasileira com 63 pacientes submetidos ao teste ergométrico e à angiografia coronariana observou diferença significativa entre os valores de dQTc nos pacientes com estenose $\geq 70\%$ em coronária epicárdica, quando comparados aos indivíduos sem lesões obstrutivas por esse critério angiográfico. Em uma investigação com desenho semelhante, realizada em um grupo de 64 mulheres, e considerando-se a dispersão de QT maior que 60 ms como indicativa de isquemia miocárdica por DAC, a sensibilidade foi de 70% e a especificidade de 95%. Nessa mesma população, a presença de depressão do segmento ST > 1,0 mm mostrou sensibilidade de 55% e especificidade de 63%, e quando o critério de dQTC foi adicionado à depressão do segmento ST como condição de positividade, a especificidade chegou a 100%. Dessa maneira, apesar do número limitado de estudos e da sua quantidade pequena de pacientes incluídos, a dQTc mostrou-se uma variável capaz de elevar a acurácia na interpretação do teste ergométrico.

Inversão da onda U

As alterações da onda U durante o esforço são um fenômeno de ocorrência rara e cuja detecção é dificultada pelo seu desaparecimento, que normalmente acompanha o aumento da frequência cardíaca. Sua inversão em particular, quando observada, indica presença de doença coronariana significativa com elevada especificidade, em especial lesões de tronco de coronária esquerda e artéria descendente anterior proximal. A tendência de afastamento do vetor da onda U de áreas acinéticas/discinéticas, bem como anormalidades envolvendo os músculos papilares, são explicações plausíveis para essa associação encontrada na literatura. Um estudo que selecionou 60 pacientes com lesão uniarterial de artéria descendente anterior observou a inversão de onda U durante o esforço em 27% deles, confirmando a baixa sensibilidade dessa alteração. De maneira interessante, os pesquisadores encontraram anormalidades do segmento ST concomitantes em 94% desse grupo, contra 61% nos pacientes que não apresentaram inversão da onda U, sugerindo que, apesar de sua alta correlação com isquemia no território de descendente anterior, esse achado eletrocardiográfico não teria significância isoladamente, dada sua estreita relação com alterações do segmento ST.

Exemplo 16
Morfologia QRS

Qual o diagnóstico eletrocardiográfico da alteração observada durante o esforço em relação ao eletrocardiograma de repouso, e qual sua importância clínica nesse contexto?

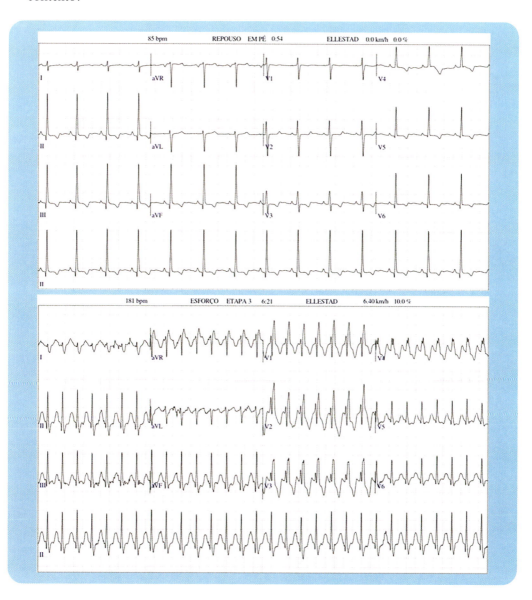

ANÁLISE DOS TRAÇADOS

O eletrocardiograma de repouso mostra uma alteração difusa da repolarização ventricular caracterizada pela inversão da onda T, sem infradesnivelamento do segmento ST associado. Há um discreto aumento na voltagem do complexo QRS no plano frontal, sem, no entanto, outros critérios para diagnóstico de sobrecarga ventricular esquerda. No registro realizado durante o esforço, observa-se o alargamento do complexo QRS, adquirindo morfologia de bloqueio de ramo direito típico (padrão rSR' em V1, com onda R' espessada; eixo elétrico tendendo para a direita no plano frontal, onda T assimétrica em oposição ao retardo final do QRS, e ondas S empastadas em D1, aVL, V5 e V6). Seu aspecto morfológico atesta a origem supraventricular do estímulo, e de fato o traçado foi obtido em vigência de taquicardia sinusal relacionada ao exercício. Por isso é importante registrar, sempre que possível, o momento no qual houve o surgimento do bloqueio de ramo a partir de um QRS precedente normal (Figura 1), para auxiliar no diagnóstico diferencial com as taquicardias paroxísticas de QRS largo deflagradas durante o esforço.

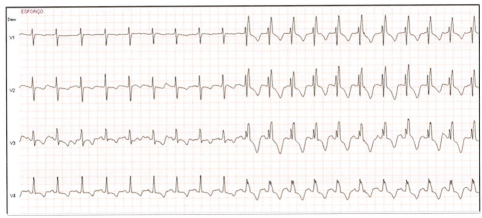

Figura 1 Eletrocardiograma do exemplo anterior registrado no momento do surgimento do BRD durante o exercício. Observe que não há precocidade do primeiro batimento com morfologia de BRD em relação ao intervalo RR precedente, o qual se mantém na continuidade do traçado. Além disso, a presença da onda P sinusal é visível antes dos complexos QRS, características importantes na diferenciação entre os bloqueios de ramo esforço-induzidos e as taquicardias paroxísticas com QRS largo.

INTERPRETAÇÃO

No cenário dos exames que envolvem o estresse cardiovascular por meio do teste ergométrico, o surgimento de um bloqueio de ramo *de novo* durante o esforço é motivo de preocupação e incertezas, tanto para o operador do exame quanto para o clínico responsável por determinar uma conduta baseada nessas alterações. Apesar de sua baixa incidência quando comparada a outras alterações eletrocardiográficas, há uma quantidade grande de estudos que se propõem a investigar o tema, e da mesma forma, numerosos relatos de caso e revisões.

A associação entre bloqueios de ramo no eletrocardiograma de repouso e a presença de doença cardiovascular é bem estabelecida na literatura, assim como seu papel como marcador de prognóstico desfavorável nesses pacientes. Analogamente, o surgimento de um bloqueio de ramo durante o esforço poderia estar relacionado a uma cardiopatia de base, notadamente a doença arterial coronariana (DAC), e, partindo desse pressuposto, vários estudos se propuseram a investigá-lo. Em comum entre eles, observamos a baixa incidência desses bloqueios nos pacientes submetidos ao teste ergométrico, em média 0,5% para o BRE e 0,25% para o BRD. Entretanto, no que se refere à associação desses achados com doença cardiovascular, e a sua relação com prognóstico nesses pacientes, diferenças são observadas entre os diversos trabalhos analisados. Um estudo realizado ainda na década de 1980 mostrou que, quando associado a alterações isquêmicas do segmento ST, o surgimento de distúrbios de condução intraventricular, incluindo os bloqueios divisionais do ramo esquerdo, não apenas se correlacionou fortemente com a presença de DAC, mas também com lesões obstrutivas de artéria descendente anterior proximal, nos poucos pacientes que desenvolveram essas alterações (10 entre os 2.200 no total - 0,45%). Já quando analisados os exames de uma população geral, independente de outras alterações isquêmicas concomitantes ou da presença de sintomas, a associação entre o surgimento de bloqueios com doença arterial coronariana é variável.

O bloqueio de ramo direito esforço-induzido, em especial, conta com número ainda menor de pacientes nas casuísticas analisadas em relação ao BRE, e também encontra associação com a presença de coronariopatia nos diversos estudos analisados, porém sua implicação prognóstica é controversa. Uma coorte que avaliou 7 pacientes com BRD induzido durante o teste ergométrico, em um total de 16.500

exames analisados, identificou prevalência de 100% para DAC nesses pacientes, sejam lesões uni ou multiarteriais. Outro estudo, que incluiu 13 pacientes com BRD esforço-induzido em uma série de 10.176 exames, também encontrou uma prevalência de 100% de DAC nesse grupo. Com relação ao prognóstico dessa alteração, uma coorte prospectiva com seguimento médio de 8,8 anos, que incluiu 23 casos de BRD esforço-induzido, entre 8.047 exames de pacientes do sexo masculino analisados, identificou maior prevalência de DAC e insuficiência cardíaca nesse grupo, além de uma maior média de idade, fatores os quais, segundo o autor, explicariam o maior risco de morte encontrado nesses pacientes.

O surgimento dos bloqueios de ramo, em geral durante o esforço, é um evento que pode ser considerado raro no teste ergométrico e que carrega consigo o estigma de estar inevitavelmente associado a uma doença cardíaca subjacente. De fato, há fundamento na preocupação gerada por esse fenômeno, se observarmos a prevalência de DAC ou outras formas de doença cardiovascular nesses pacientes nos diferentes estudos analisados. Entretanto, não são exceção os casos em que não há doença estrutural ou coronariana documentada, nos quais deve ser considerada ainda a possibilidade de isquemia de microcirculação ou vasoespasmo como possíveis etiologias; a presença ou não de patologias cardiovasculares também será determinante para estabelecer o prognóstico dos distúrbios de condução esforço-induzidos. Dessa maneira, podemos considerá-los como possíveis marcadores de doença cardiovascular nos pacientes sem diagnóstico prévio ou naqueles com fatores de risco para tal, estimulando a investigação complementar. Nos pacientes com doença cardíaca estrutural ou coronariana estabelecida, bem como naqueles mais idosos, o surgimento de bloqueios de ramo durante o teste ergométrico sinaliza um pior prognóstico, possivelmente relacionado às condições clínicas de base; mas seu papel como variável independente para mortalidade é controverso. Não são considerados como critérios de positividade para isquemia no teste ergométrico, pois não têm especificidade o bastante para tal, mas são descritos como uma resposta eletrocardiográfica anormal ao exercício. Os critérios eletrocardiográficos para diagnóstico do bloqueio de ramo direito e seu diferencial com o atraso final da condução são descritos no Quadro 1. Na Figura 2 mostramos mais um exemplo de BRD esforço-induzido, com a atenuação do distúrbio de condução e posterior resolução do bloqueio que acompanham a redução da frequência cardíaca.

Quadro 1 Critérios eletrocardiográficos para diagnóstico do bloqueio de ramo direito (BRD) e atraso final da condução, este último subdividido em bloqueios divisionais do ramo direito. Na impossibilidade de determinar o subtipo específico, o termo "atraso final da condução intraventricular" pode ser utilizado.

BRD	Atraso final da condução	
	Bloqueio divisional superior direito	Bloqueio divisional inferior direito
Duração QRS ≥ 120 ms	Duração QRS < 120 ms	
Ondas S empastadas em D1, aVL, V5 e V6	Morfologia rS em D2, D3 e aVF com S de D2 > S de D3	Onda R de D2 > onda R de D3
Morfologia qR em aVR, com R empastado	Morfologia Rs em D1, com ondas S > 2 mm	Morfologia rS em D1 com duração < 120 ms
Morfologia rSR' ou rSr' em V1, com R' empastado	Morfologia rS em D1, D2 e D3 com duração < 120 ms	Eixo elétrico de QRS no plano frontal orientado para a direita além de +90°
Eixo elétrico de QRS variável, tendendo para direita	S empastado em V1 - V2 / V5 - V6, ou rSr' em V1 e V2	S empastado em V1 - V2/V5 - V6, ou rSr' em V1 e V2
Onda T assimétrica em oposição ao retardo final de QRS	Morfologia qR em aVR, com R empastado	Morfologia qR em aVR, com R empastado

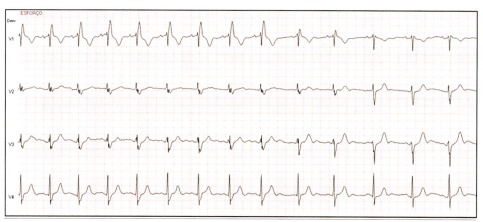

Figura 2 Outro exemplo de BRD esforço-induzido, no qual se notam os graus variados de distúrbio de condução pelo ramo direito, com a redução progressiva da frequência cardíaca.

Exemplo 17
Morfologia QRS

Analise atentamente o eletrocardiograma de repouso abaixo. Sabendo que suas características se mantiveram durante o esforço e a recuperação, qual o diagnóstico mais provável? Como suas alterações podem influenciar a interpretação do exame?

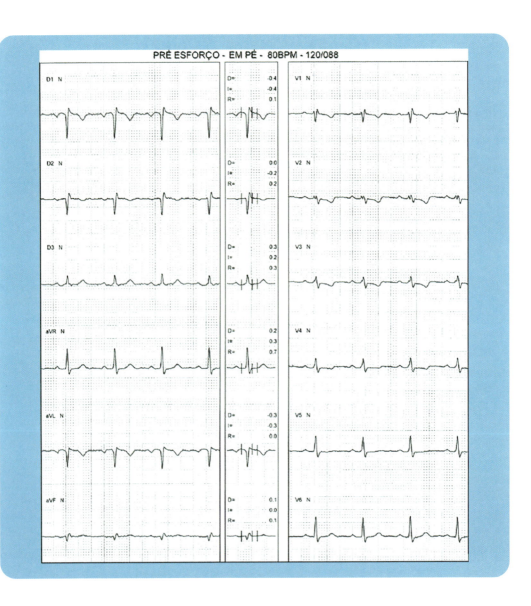

ANÁLISE DOS TRAÇADOS

O eletrocardiograma mostrado nesse exemplo desperta no observador uma impressão de anormalidade logo à primeira vista. Isso se deve à inversão da polaridade dos complexos QRS em algumas das derivações do plano frontal, em relação ao padrão considerado normal no eletrocardiograma de 12 derivações, fazendo com que tenhamos a sensação de que "algo está errado". Observamos complexos QRS predominantemente negativos nas derivações DI, aVL, DII e aVF, sugerindo um desvio extremo do vetor de despolarização dos ventrículos para a direita, além de +180°; no entanto, a ausência de alterações correspondentes nas derivações precordiais, bem como de outros achados eletrocardiográficos esperados em cardiopatias estruturais que provocassem tal alteração, falam contra essa hipótese. Em uma análise mais minuciosa, percebe-se que a negatividade dos complexos QRS descrita se dá às custas de grandes ondas Q iniciais, o que poderia estar relacionado a uma área eletricamente inativa inferolateral, apesar da ausência desses mesmos achados em V5-V6. Outra hipótese plausível, se considerarmos o discreto aumento na duração do QRS associado a um empastamento inicial, mais evidente nas derivações V3 a V6, é a de pré-excitação ventricular com uma via anômala de localização lateral esquerda, porém a negatividade do QRS em V1 fala contra essa possibilidade. Assim, apesar das alterações exuberantes presentes nesse traçado, não há um padrão claro atribuível às patologias que poderiam se manifestar com achados eletrocardiográficos semelhantes. Se voltarmos ao exemplo, um detalhe pode nos indicar a origem das anormalidades encontradas: a inversão da onda P que acompanha a negatividade do complexo QRS-T em DI, associada à positividade dos mesmos em aVR, é um achado presente quase que exclusivamente nas trocas de eletrodo; a dextrocardia, possível diagnóstico diferencial nesses casos, é afastada pelo padrão inalterado do eletrocardiograma nas derivações precordiais (Figura 1).

INTERPRETAÇÃO

A troca não intencional de eletrodos é um fenômeno frequente na realização do eletrocardiograma, com dados na literatura descrevendo incidência de até 4% nos diferentes cenários clínicos. Considerando a possibilidade de troca envolvendo dois ou mais dos 10 cabos utilizados na realização do eletrocardiograma de 12 derivações, obviamente teremos milhares de combinações possíveis. Entretanto, pela disposição sequencial dos cabos no aparelho, bem como sua demarcação por cores, grande par-

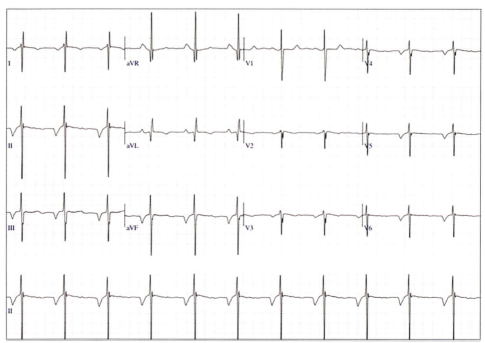

Figura 1 Eletrocardiograma de paciente com dextrocardia. Observe que, além da inversão da polaridade do complexo P-QRS-T nas derivações D1 e aVR, há também a alteração morfológica correspondente nas derivações precordiais, que não é vista na troca de eletrodos entre os membros superiores. A inversão difusa das ondas P, nesse caso, se deve à presença de ritmo atrial ectópico.

te das inversões nesse universo de possibilidades é improvável. Assim, a mais frequentemente observada é a inversão entre os eletrodos dos braços direito e esquerdo, sendo talvez a mais facilmente reconhecível: complexos P-QRS negativos em DI, com inversão entre as derivações DII/DIII e aVL/aVR, fazendo com que esta última adquira o característico padrão P-QRS-T positivos, ao contrário do aspecto habitual esperado nessa derivação. Seguindo a lógica da disposição de eletrodos bipolares nos membros (polos positivo e negativo, que formam as derivações no plano frontal), a eventual troca de cabos entre o braço direito e a perna esquerda levaria à inversão da polaridade da derivação DII, ao passo que a troca de eletrodos entre o braço esquerdo e a perna esquerda causaria a inversão da polaridade da derivação DIII (Figura 2). Já no plano horizontal, a disposição de eletrodos unipolares ao redor do tórax nas posições correspondentes às derivações V1 a V6 faz com que, em uma eventual troca entre eles, apenas haja a inversão da morfologia e amplitude dos complexos P-QRS-T de uma derivação pela outra, alterando visualmente a progressão das ondas R e ondas S normalmente vista (Figura 3). No caso do exemplo anterior, as trocas simples de

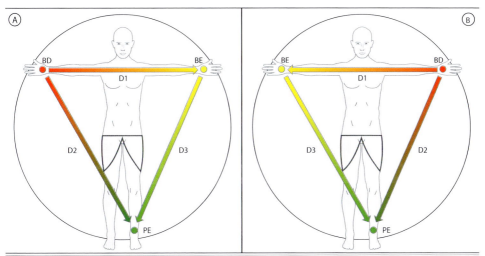

Figura 2 Os eletrodos carregam consigo a origem ou o destino dos vetores correspondentes às derivações do eletrocardiograma; ao mudá-los de posição, consequentemente as derivações também mudarão. Em A, a disposição normal dos eletrodos nos membros determina a direção e o sentido das derivações no plano frontal. Em B, ao trocarmos os eletrodos do braço direito e do braço esquerdo, a derivação D1 tem seu sentido invertido, e as derivações D2 e D3 mudam suas direções, uma adquirindo a posição da outra. Se aplicarmos esse modelo a outras variações possíveis na posição dos eletrodos, podem-se deduzir as modificações esperadas no eletrocardiograma.

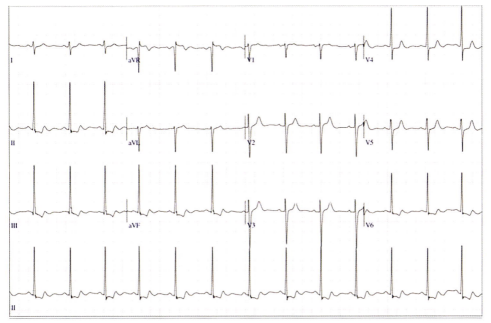

Figura 3 Exemplo de troca de eletrodos entre derivações do plano horizontal. Observe a mudança súbita no padrão de progressão das ondas R e S entre as derivações V4 e V5, acompanhada da perda de continuidade nas alterações isquêmicas do segmento ST presentes nesse caso.

eletrodo descritas até agora não seriam suficientes, de maneira isolada, para causar o padrão observado (Figura 4); a explicação mais plausível para esses achados é a troca combinada de eletrodos, que nesse caso específico é justificada pela rotação anti-horária dos eletrodos dos membros (braço direito para perna esquerda, perna esquerda para braço esquerdo, braço esquerdo para braço direito). Do ponto de vista prático, a troca de eletrodos cria um padrão eletrocardiográfico artefatual que pode levar a erros na interpretação final do exame.

Em nosso serviço, temos como rotina a busca ativa dessas alterações antes do início da fase de esforço, para correção do posicionamento dos eletrodos a tempo, se necessário. Nos casos em que ainda assim a inversão dos cabos passa despercebida e o teste ergométrico é concluído, temos como protocolo a convocação do paciente para realização de novo exame, se possível, para retificação do erro anterior.

Artefatos de movimentação e interferência eletromagnética

Nesse contexto de alterações eletrocardiográficas relacionadas à execução do exame, é válido um breve comentário sobre os artefatos de movimentação e a interferência eletromagnética eventualmente encontrados durante o teste ergométrico. Os aparelhos desenvolvidos para realização desse exame contam com filtros capa-

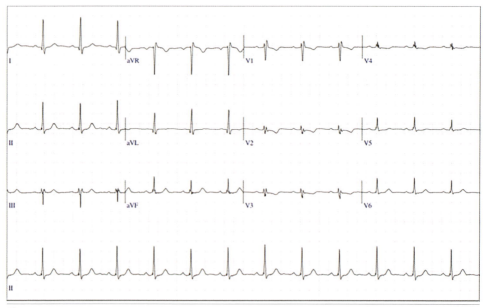

Figura 4 Eletrocardiograma da mesma paciente do exemplo 17, após posicionamento correto dos eletrodos. Observe a inversão na polaridade das derivações do plano frontal.

zes de atenuar interferências nos traçados, fornecendo imagens mais limpas e facilitando sua interpretação. Entretanto, por vezes nos deparamos com artefatos que podem não só prejudicar a análise do traçado, por não permitir sua visualização adequada, mas como podem também até simular batimentos cardíacos, arritmias e alterações morfológicas inexistentes. A avaliação cautelosa de suas características morfológicas, de sua relação com os demais batimentos e de seu aspecto em outras derivações é essencial para evitar falsas interpretações (Figura 5).

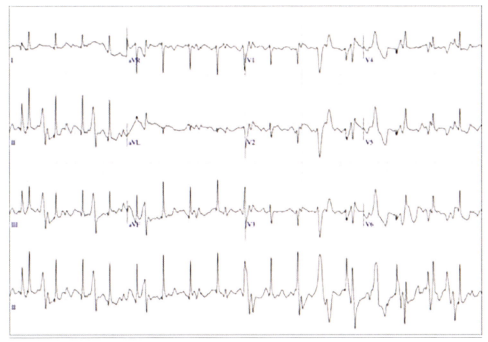

Figura 5 Três exemplos de artefatos no eletrocardiograma. No primeiro, simulando extrassístoles ventriculares, assim como no segundo, no qual essa alteração não se reproduz em algumas derivações no plano horizontal, desmascarando-a. No terceiro, simulando FA, onde as alterações da linha de base, mais exuberantes nas derivações dos membros, sugerem sua relação com tremor, a presença de linha de base estável com onda P visível em outras derivações reforça essa possibilidade e permite excluir a hipótese de fibrilação atrial. *(continua)*

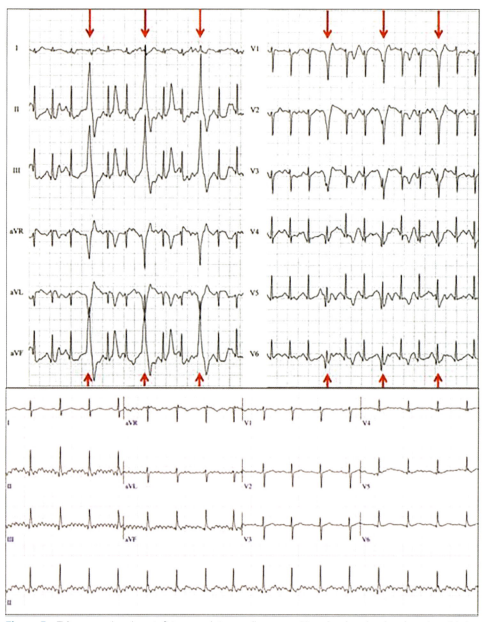

Figura 5 Três exemplos de artefatos no eletrocardiograma. No primeiro, simulando extrassístoles ventriculares, assim como no segundo, no qual essa alteração não se reproduz em algumas derivações no plano horizontal, desmascarando-a. No terceiro, simulando FA, onde as alterações da linha de base, mais exuberantes nas derivações dos membros, sugerem sua relação com tremor; a presença de linha de base estável com onda P visível em outras derivações reforça essa possibilidade e permite excluir a hipótese de fibrilação atrial. *(continuação)*

Exemplo 18
Morfologia QRS

Analise os seguintes eletrocardiogramas, obtidos ao repouso (acima) e durante o esforço (abaixo). Qual a alteração apresentada e qual seu significado clínico?

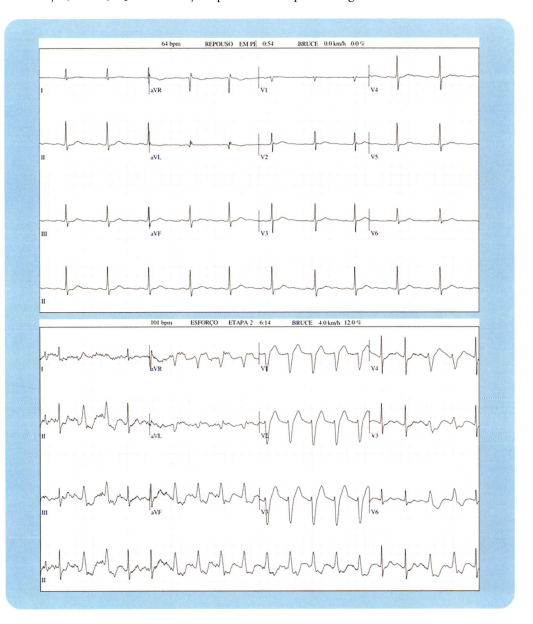

ANÁLISE DOS TRAÇADOS

O traçado de repouso apresenta poucas variações dignas de nota, com destaque para a discreta alteração difusa da repolarização ventricular, além da fragmentação do complexo QRS observada na derivação aVL. Já durante o período de esforço, notamos salvas de batimentos com QRS alargado e morfologia de BRE típico (onda r com crescimento lento de V1 a V3; ausência de onda q em D1, aVL, V5 e V6; deflexão intrinsecoide em V5 e V6 ≥ 50 ms; eixo elétrico de QRS entre -30° e +60°; depressão de ST e onda T assimétrica em oposição ao retardo médio-terminal). A presença de batimentos sinusais e com QRS normal no mesmo traçado auxilia no diagnóstico diferencial com as taquicardias paroxísticas de QRS largo deflagradas durante o esforço: nota-se a regularidade dos intervalos RR, sem precocidades no início das salvas de batimentos alargados, e sem pausas no término das mesmas, além da presença de onda P precedendo os complexos QRS, comprovando assim a origem sinusal da taquicardia, e provando tratar-se de um caso de bloqueio de ramo esquerdo esforço-induzido (Figura 1).

INTERPRETAÇÃO

Os bloqueios de ramo que ocorrem durante o esforço são eventos incomuns nos exames que utilizam o teste ergométrico como modalidade de estresse cardiovascular, mas podem indicar a presença de doença cardiovascular subjacente, incluindo a doença arterial coronariana, além de apresentarem valor como variável prognóstica nesse contexto. Como vimos anteriormente no caso do BRD, sua incidência é rara,

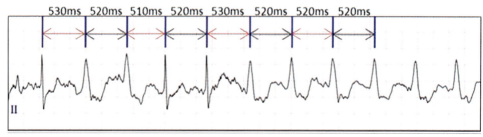

Figura 1 Trecho do traçado do exemplo 18, na derivação D2, mostrando a regularidade dos intervalos RR, a despeito do alargamento intermitente dos complexos QRS. Além disso, nota-se a presença de ondas P, apesar dos artefatos na linha de base.

sendo em média 0,5% para o BRE esforço-induzido, e sua associação com doença cardiovascular e prognóstico é variável na literatura.

Um estudo que avaliou pacientes que desenvolveram BRE durante o teste ergométrico e que foram referenciados para angiografia coronariana constatou a ausência de DAC em 40% do total; durante um seguimento médio de 6,9 anos, foi observado melhor prognóstico nesses pacientes em relação aos que desenvolveram BRE e apresentavam DAC, considerando desfechos como morte e infarto agudo do miocárdio, mas risco semelhante de desenvolver BRE permanente e BAVT. Outro estudo semelhante, que incluiu 25 pacientes que apresentaram BRE esforço-induzido entre 16.500 exames analisados, identificou um valor preditivo positivo para presença de DAC de 72%, com maior correlação quando o distúrbio de condução ocorreu em frequências abaixo de 120 bpm. Essa associação entre limiar de surgimento do bloqueio e presença de DAC, apesar de lógica, não foi observada em um estudo que, durante um seguimento médio de 6,5 anos, documentou redução do limiar do aparecimento do BRE de 145 bpm para 100 bpm em 4 dos 11 pacientes analisados, a despeito da ausência de DAC nesse grupo, além de confirmar o bom prognóstico nesse perfil de pacientes. A relação entre o surgimento de distúrbio de condução no esforço e a presença de doença cardiovascular também foi observada em uma coorte prospectiva que encontrou maior prevalência não apenas de DAC, mas também de insuficiência cardíaca em indivíduos que apresentaram BRE esforço-induzido quando comparados com aqueles com teste ergométrico normal, e a maior mortalidade observada nesse grupo foi atribuída ao fato de serem mais velhos e apresentarem mais morbidades cardiovasculares associadas. Este último dado vai de encontro ao conceito que estabelece o BRE induzido pelo esforço como variável independente para mortalidade, fato demonstrado em um estudo que comparou 70 pacientes que desenvolveram o distúrbio de condução durante o teste ergométrico com 70 indivíduos com características clínicas equivalentes, os quais formaram um grupo controle, durante um tempo de seguimento médio de 3,7 anos, com um risco relativo de eventos de 2,78 relacionado à alteração eletrocardiográfica. Com relação à presença de sintomatologia concomitante ao surgimento do bloqueio, fato interessante foi observado em alguns estudos que documentaram casos de BRE esforço-induzido acompanhados de angina em pacientes com artérias coronárias normais, sugerindo como possíveis etiologias a isquemia de microcirculação, o vasoespasmo coronariano e até mesmo a dissincronia ventricular súbita.

Já os bloqueios divisionais do ramo esquerdo, que surgem durante o esforço, são achados ainda mais raros nos pacientes submetidos ao teste ergométrico. Nos estudos analisados, essa alteração apresentou alta correlação não só com a existência de

DAC, mas também com a extensão e a gravidade da doença. No caso específico do BDAS esforço-induzido, há associação com lesões obstrutivas acometendo o tronco de coronária esquerda ou a região proximal da artéria descendente anterior, fato observado em inúmeros relatos de caso na literatura, que inclusive documentam, em sua maioria, a reversibilidade dessa alteração eletrocardiográfica após tratamento intervencionista da obstrução. É importante salientar que, apesar de sua correlação com lesões obstrutivas na região proximal da circulação esquerda ser bem estabelecida, essa evidência foi obtida de estudos observacionais com pequeno número de pacientes, além de séries de casos, em função da raridade desse achado, e carece de estudos que se proponham a avaliar o prognóstico dessa alteração.

Os bloqueios de ramo esforço-induzidos, de maneira geral, apesar de eventos incomuns durante o teste de esforço, suscitam a necessidade de investigação complementar para presença de doenças cardiovasculares subjacentes, e aparecem como marcadores de pior prognóstico, característica provavelmente relacionada ao fato de incidirem em pacientes mais velhos e com maior prevalência de comorbidades.

Os critérios eletrocardiográficos para diagnóstico do bloqueio de ramo esquerdo e de suas divisões são mostrados no Quadro 1.

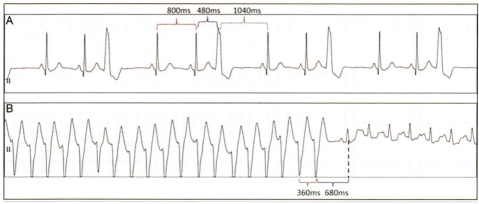

Figura 2 Em contraste ao raciocínio exposto na figura 1, nesses dois exemplos os complexos QRS alargados não respeitam o intervalo do ciclo sinusal, contrariando a hipótese de bloqueio de ramo intermitente. Em A, extrassístoles ventriculares deflagradas precocemente e seguidas por pausas; em B, episódio de taquicardia ventricular interrompido por uma pausa antes de ser retomado o ritmo sinusal.

Quadro 1 Critérios eletrocardiográficos para diagnóstico do bloqueio de ramo esquerdo e dos bloqueios divisionais do ramo esquerdo.

BRE	BDAS	BDAM	BDPI
Duração QRS ≥ 120 ms		Duração QRS < 120 ms	
Ausência de "q" em D1, aVL, V5 e V6	Eixo QRS -45°	Onda R ≥ 15 mm em V2 e V3	Eixo QRS > +90°
Ondas R alargadas e com entalhes em D1, aVL, V5 e V6	rS em D2, D3 e aVF com S D3 > 15 mm	Onda R crescendo de V1 para V3 e diminuindo de V4 para V6	Morfologia qR em D2, D3 e aVF com R3 > r2 e deflexão intrinsecoide > 50 ms
Crescimento lento de "r" de V1 a V3, podendo ocorrer QS	Morfologia qR em D1 e aVL com deflexão intrinsecoide > 50 ms, ou qRs em D1	Salto de crescimento da onda "r" de V1 para V2	R em D3 > 15 mm
Ondas S alargadas com entalhes em V1 e V2	Morfologia em qR em aVL com R empastado	Ausência de desvio do eixo QRS	Progressão lenta de "r" de V1 a V3
Deflexão intrinsecoide em V5 e V6 ≥ 50 ms	Progressão lenta da onda r de V1 até V3	Ondas T negativas de V1 a V3	Onda S de V2 a V6
Eixo entre -30° e +60°	Ondas S de V4 a V6	Morfologia qR em V1 a V4	Deflexão intrinsecoide ≥ 50 ms em aVF, V5 e V6
Depressão de ST em oposição ao retardo			

BRE: bloqueio de ramo esquerdo; BDAS: bloqueio divisional anterossuperior esquerdo; BDAM: bloqueio divisional anteromedial esquerdo; BDPI: bloqueio divisional posteroinferior esquerdo.

Exemplo 19
Morfologia QRS

Observe essa sequência de traçados obtidos nas diferentes etapas de um teste ergométrico. Qual a interpretação desses achados? Qual a sua relevância para o manejo do caso?

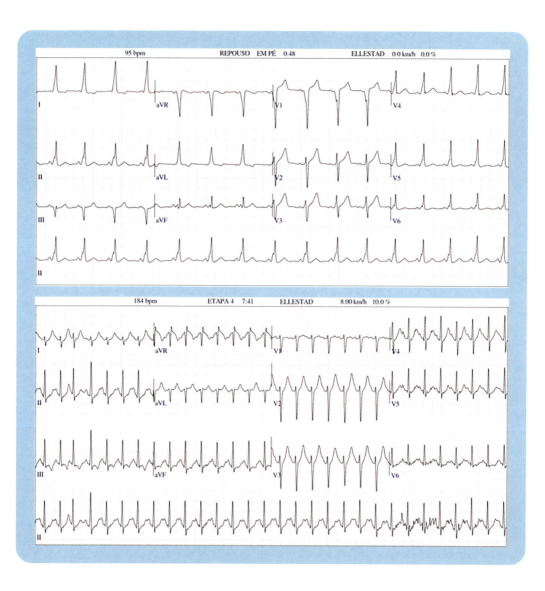

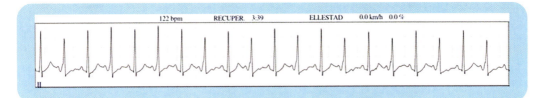

ANÁLISE DOS TRAÇADOS

No primeiro eletrocardiograma, registrado ao repouso, a presença de ondas P precedendo complexos QRS com duração aumentada (cerca de 120 ms) poderia sugerir o diagnóstico de ritmo sinusal com bloqueio de ramo esquerdo. Entretanto, algumas peculiaridades chamam a atenção nesse caso, indicando a correta etiologia para as alterações observadas: o alargamento dos complexos QRS às custas de um entalhe em sua porção inicial, o qual surge imediatamente após o término da onda P (onda delta), juntamente com a duração do intervalo PR menor do que 120 ms (PR curto) e com as alterações da repolarização ventricular, definem o padrão eletrocardiográfico de pré-excitação ventricular. No segundo traçado, registrado no pico do esforço, observamos que houve o estreitamento dos complexos QRS, nos quais não se identifica mais a presença de onda delta. O surgimento de onda R em V1 e de ondas Q em V5 e V6 sugere que a despolarização do miocárdio agora segue sua sequência normal, iniciando-se pelo septo; a mudança do eixo do QRS identificada pela inversão da polaridade nas derivações D1 e aVL, assim como o aumento da duração do intervalo PR mesmo na vigência de taquicardia sinusal, reforçam a hipótese de que houve inibição da via acessória durante o esforço. No terceiro traçado, que representa um registro da derivação D2 durante a recuperação, fica evidente a diferença entre os padrões observados ao repouso e durante o esforço, que agora se alternam a cada batimento, caracterizando a chamada pré-excitação ventricular intermitente (Figura 1).

INTERPRETAÇÃO

As vias acessórias são feixes de fibras musculares que conectam os átrios aos ventrículos e permitem a condução do impulso elétrico entre as duas câmaras de maneira paralela ao sistema de condução, tanto no sentido anterógrado (do átrio para o ventrículo) como no sentido retrógrado (do ventrículo para o átrio). Quando a via acessória conduz o estímulo exclusivamente de maneira retrógrada, não se observam

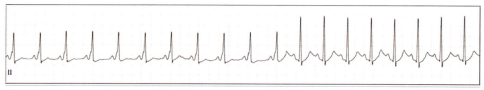

Figura 1 Desaparecimento súbito do padrão de pré-excitação ventricular durante o esforço, no mesmo paciente do exemplo 19. Sugere uma via acessória com período refratário longo.

as manifestações eletrocardiográficas típicas dessa síndrome, recebendo então a denominação de "via oculta". Quando a condução se dá de maneira anterógrada pela via acessória, ela ocorre com velocidade superior à do impulso que transita pelo nó AV (que apresenta propriedade decremental na condução), encurtando assim o intervalo PR. O estímulo pode então despolarizar diretamente parte do ventrículo, a partir do local de inserção da via anômala nessa câmara, gerando o espessamento da porção inicial do QRS, pois a despolarização é mais lenta, já que percorre o miocárdio célula a célula, sem se beneficiar do sistema de condução especializado. É importante ressaltar que nessa situação o estímulo supraventricular é conduzido aos ventrículos simultaneamente tanto pela via acessória como pelo sistema His-Purkinje, dando origem a complexos QRS "híbridos", com aspecto de batimentos de fusão, já que parte da massa miocárdica será ativada normalmente pelo estímulo que, ao superar o atraso sofrido no nível do nó AV, ganha o sistema de condução e despolariza os ventrículos com maior eficiência em relação ao estímulo vindo da via acessória, que percorre o miocárdio mais lentamente (Figuras 2 e 3). Ambas as formas de apresentação, oculta ou manifesta, têm potencial para criar um circuito que propicia o surgimento da taquicardia por reentrada atrioventricular, que caracteriza a síndrome de Wolff-Parkinson-White (Figuras 4 e 5).

O papel do teste ergométrico na avaliação de pacientes com pré-excitação ventricular

A pré-excitação ventricular, em sua forma manifesta, é uma das causas de alteração da repolarização, em função dos mecanismos eletrofisiológicos descritos anteriormente. Dessa maneira, o surgimento de um infradesnivelamento do segmento ST durante o exercício (ou a intensificação de anormalidades preexistentes no ECG de repouso) pode ocorrer mesmo na ausência de doença arterial coronariana, se o padrão de pré-excitação ventricular estiver presente durante o exercício (Figura 6), limitando a análise morfológica para definição de isquemia miocárdica. Estudos mostram casos de persistência das alterações de ST mesmo após o desaparecimento das ondas delta, fenômeno que poderia ser explicado pelo mecanismo de "memória cardíaca", também encontrado em situações como a cessação do estímulo de marca-passo, a reversão de um bloqueio de ramo ou após episódios de taquiarritmia. Resultados falso-positivos nos pacientes com pré-excitação ventricular são vistos até mesmo nos estudos de perfusão associada à imagem, fenômeno comparado ao observado em indivíduos com bloqueio de ramo esquerdo, e relacionado à dissincronia ventricular provocando anormalidades regionais da perfusão. Nas III Diretrizes da Sociedade Brasileira de Cardiologia sobre Teste Ergométrico, o diagnóstico de DAC nesse perfil de pacientes aparece como uma limitação para realização do exame.

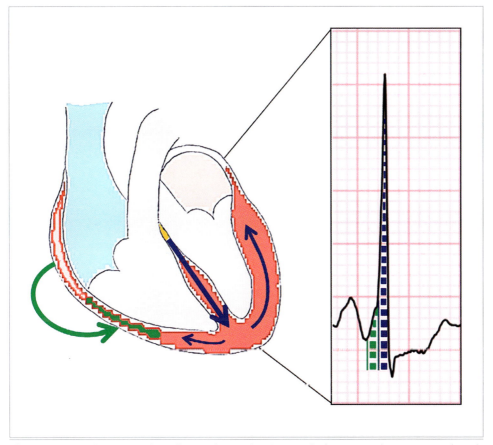

Figura 2 Modelo esquemático ilustrando a ativação ventricular em pacientes com pré-excitação ventricular. O estímulo supraventricular despolariza os ventrículos tanto pela via acessória (seta externa), como pelo sistema de condução (setas internas), gerando um complexo QRS híbrido, onde a porção inicial mais lenta reflete a condução do estímulo pelo músculo cardíaco, enquanto o restante da ativação se dá de maneira mais rápida pelo sistema de condução. Essa característica permite graus variados de pré-excitação no eletrocardiograma, conforme a distribuição do estímulo entre essas duas frentes de onda.

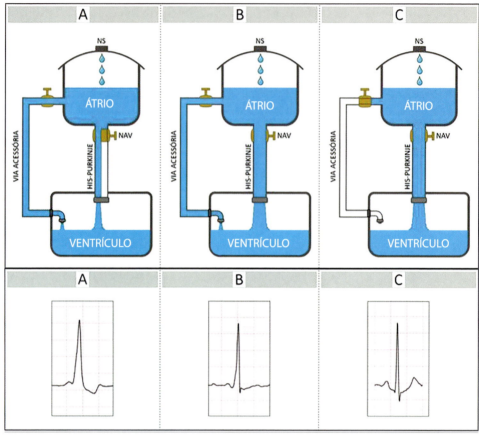

Figura 3 Na pré-excitação ventricular, o aspecto morfológico do complexo QRS será determinado pelo equilíbrio entre as frentes de onda que despolarizam os ventrículos, tanto pela via acessória como pelo sistema de condução. Em A, observamos a situação de pré-excitação máxima, onde há um predomínio da despolarização ventricular pela via acessória. Em B, a facilitação da condução pelo nó AV, que ocorre em situações como o exercício físico, produz um complexo QRS pré-excitado com morfologia mais próxima do normal. Em C, a inibição da condução pela via acessória faz com que a despolarização dos ventrículos ocorra apenas pelo sistema de condução, gerando um complexo QRS estreito, sem as características de pré-excitação.
NS: nó sinusal; NAV: nó atrioventricular.

O uso do teste ergométrico na estratificação de risco dos pacientes com pré-excitação ventricular assintomática, presumindo um baixo risco de morte súbita através do desaparecimento súbito da onda delta durante o exercício, tem sido motivo de controvérsia. Vias acessórias com período refratário longo e, portanto, com menor potencial de sustentar frequências cardíacas elevadas durante episódios de fibrilação atrial, teriam sua condução inibida com o aumento da frequência cardíaca durante o esforço, e de maneira súbita, ao se superar esse limiar (Figura 7). O desaparecimento gradual da onda delta, ao contrário, estaria mais relacionado à facilitação da condução pelo nó AV em vigência do estímulo simpático do que a um período refratário longo da via acessória, não indicando um perfil de pacientes com menor risco para condução da chamada fibrilação atrial pré-excitada. Estudos que correlacionaram o comportamento da onda delta durante o teste ergométrico, com a duração do período refratário da via acessória no estudo eletrofisiológico, encontraram uma associação entre o desaparecimento súbito do padrão de pré-excitação durante o esforço e valores mais elevados de período refratário, o que levaria a um menor risco de eventos arrítmicos graves. O *guideline* da ACC/AHA/ESC para o manejo de pacientes com arritmias supraventriculares, entretanto, considera baixo o risco de esses pacientes desenvolverem arritmias sintomáticas, e ainda menor de apresentarem uma parada cardíaca, não indicando rotineiramente a estratificação de risco por método não invasivo ou invasivo, cujos resultados não são bons preditores de eventos arrítmicos em indivíduos com pré-excitação assintomática, devendo-se individualizar a decisão em casos específicos, como profissões de alto risco pessoal ou que coloque a vida de outros em risco.

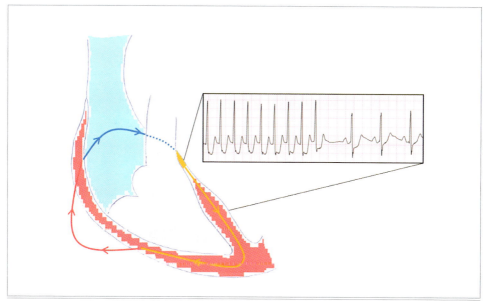

Figura 4 Modelo esquemático ilustrando o circuito envolvido na taquicardia por reentrada atrioventricular ortodrômica, com a via acessória (linha externa) conduzindo o impulso de maneira retrógrada e o sistema de condução (linha interna inferior) conduzindo-o de maneira anterógrada. O traçado ampliado reproduz o término de uma TAV ortodrômica em um paciente com WPW, com complexos QRS estreitos e intervalo RR regular.

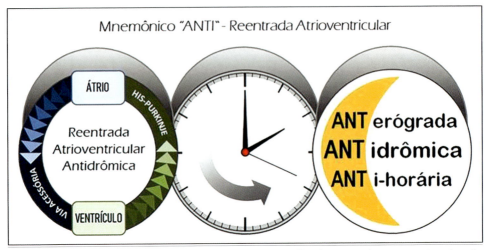

Figura 5 Mnemônico para memorização dos termos utilizados para descrever a taquicardia por reentrada atrioventricular que despolariza os ventrículos de maneira anterógrada pela via acessória (antidrômica). A analogia com o sentido anti-horário é apenas ilustrativa, criada com base no modelo acima, para facilitar a memorização, sem qualquer correlação com o mecanismo eletrofisiológico da arritmia.

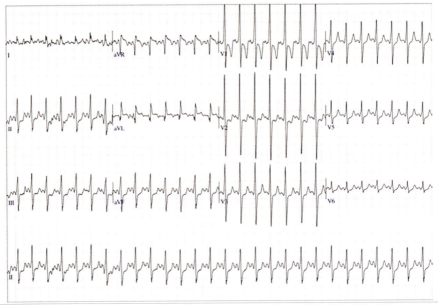

Figura 6 Pré-excitação ventricular mantida durante o esforço; observa-se a presença de PR curto e ondas delta. A análise da repolarização ventricular para presença de isquemia miocárdica é prejudicada nesse caso.

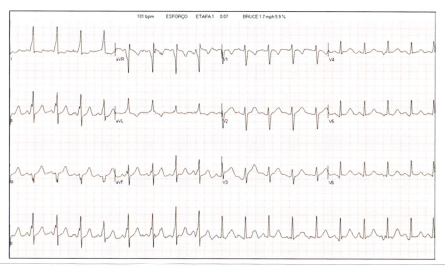

Figura 7 Outro exemplo de inibição da condução pela via acessória, com desaparecimento súbito do padrão de pré-excitação ventricular durante o esforço.

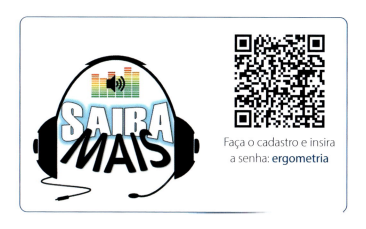

Faça o cadastro e insira a senha: **ergometria**

Exemplo 20

Morfologia QRS

Analise e compare os dois primeiros eletrocardiogramas, obtidos na fase pré-esforço de um teste ergométrico. Quais são os achados e o que explica a diferença entre eles? A seguir, avalie e interprete os traçados subsequentes, obtidos nas fases de recuperação.

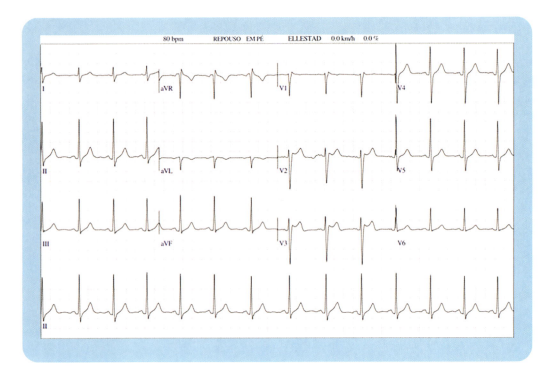

Exemplo 20

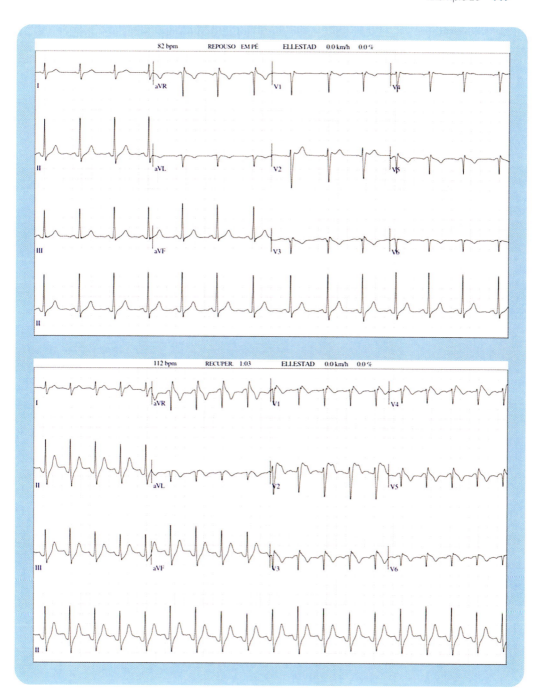

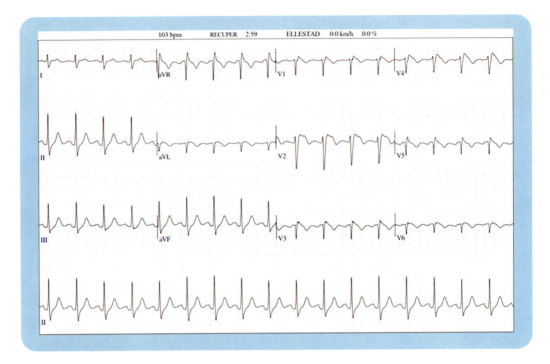

ANÁLISE DOS TRAÇADOS

O exemplo 20 apresenta dois eletrocardiogramas que, apesar de terem sido registrados ao repouso, apresentam diferenças significativas entre si. No primeiro traçado, identificamos a presença de um discreto supradesnivelamento do ponto J nas derivações V1 a V3, que em V2 e V3 continua com o segmento ST e é seguido por uma onda T positiva, achado que inicialmente poderia ser confundido com uma onda r' pertencente ao complexo QRS. No segundo traçado, além das mesmas alterações presentes em V1 e V2, notamos que agora elas se reproduzem nas demais derivações do plano horizontal (V4 a V6), as quais apresentam uma mudança significativa em sua morfologia, em relação ao eletrocardiograma anterior. Há uma redução na voltagem na onda R e um aumento na onda S, padrão contrário ao esperado nas derivações esquerdas. Essa alteração é justificada, nesse caso, pelo posicionamento dos eletrodos na disposição de derivações superiores (Figura1), usadas para avaliar melhor a via de saída do ventrículo direito.

Nos traçados registrados na fase de recuperação, observamos uma acentuação do supradesnivelamento do segmento ST em todas as derivações precordiais, e particularmente em V1 a V4 ele adquire uma morfologia convexa, com magnitude maior do que 2 mm e continua com a onda T negativa sem a presença de linha isoelétrica.

Trata-se, portanto, de um caso com presença de alterações no eletrocardiograma basal suspeitas para síndrome de Brugada (padrão tipo 2, com morfologia em "sela"), que se exacerbam na fase de recuperação, desmascarando o padrão tipo 1 (Figura 2).

INTERPRETAÇÃO

A síndrome de Brugada tem sua base fisiopatológica em mutações no gene que codifica os canais de sódio cardíacos (chamado de *SCN5A*), com consequente perda de função do gene, acarretando distúrbios do potencial de ação das células miocárdicas. É uma doença com característica hereditária, porém com elevado percentual de casos sem relação familiar (as chamadas formas esporádicas), e considerada rara, com prevalência estimada de 5 a cada 10.000 pessoas. Entretanto, formas ocultas

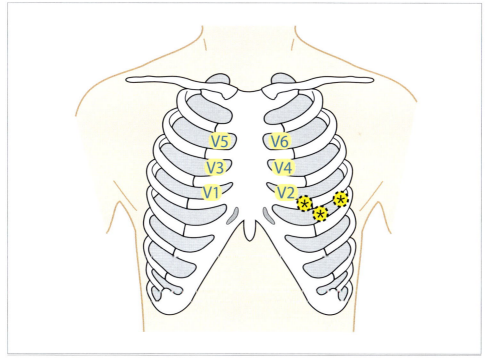

Figura 1 Posicionamento dos eletrodos do tórax em derivações superiores. Nessa configuração, as derivações V5 e V6 são colocadas no segundo espaço intercostal e as derivações V3 e V4 no terceiro espaço intercostal, adjacentes ao esterno. As derivações V1 e V2 são mantidas em sua posição habitual, no quarto espaço intercostal. Os círculos tracejados representam o local de onde foram remanejadas as derivações para essa nova configuração. Variações nessa sequência são possíveis, conforme o protocolo de cada serviço.

e não diagnosticadas dessa doença podem fazer com que sua prevalência real seja maior. O mecanismo fisiopatológico descrito anteriormente é responsável pela apresentação clínica da síndrome de Brugada, marcada por alterações eletrocardiográficas da repolarização ventricular e pelo risco de arritmias cardíacas e morte súbita (é considerada responsável por 4% a 12% das mortes súbitas de origem cardíaca, e por até 50% dos casos nos indivíduos sem cardiopatia estrutural). As complicações arrítmicas ocasionando síncope ou parada cardíaca ocorrem em até 42% dos pacientes, com maior incidência na quarta década de vida; a influência do tônus autonômico sobre as correntes iônicas parece ter papel central na gênese dessas arritmias, sendo a atividade vagal determinante na sua deflagração, o que explicaria a maior incidência de eventos ao repouso e durante o sono.

Características eletrocardiográficas da síndrome de Brugada

A detecção do padrão eletrocardiográfico típico de Brugada tipo 1, de maneira espontânea ou provocada, é condição obrigatória para o diagnóstico da síndrome. Suas características essenciais são: elevação do segmento ST com magnitude igual ou superior a 2 mm com padrão convexo (também conhecido como *coved type*, elevação em cúpula ou aspecto de barbatana de tubarão), seguido de onda T negativa (da qual é separado por mínima ou nenhuma linha isoelétrica), em pelo menos duas das derivações precordiais direitas (V1 e V2) - Figura 3. Diferencia-se do padrão tipo 2, que apresenta elevação do segmento ST, porém com onda T positiva ou bifásica, adquirindo a morfologia "em sela", e do tipo 3, caracterizado por elevação de ST ≤ 1 mm nas precordiais direitas, com morfologia semelhante aos padrões tipo 1 ou 2, convexa ou "em sela".

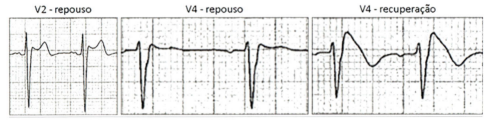

Figura 2 Eletrocardiograma ampliado evidenciando o padrão morfológico "em sela" na derivação V2 e um padrão de atraso final da condução na derivação V4 superior durante o repouso, adquirindo a morfologia de Brugada tipo 1 na fase de recuperação.

Papel do teste ergométrico na síndrome de Brugada

O fato de se tratar de uma síndrome com manifestações eletrocardiográficas típicas e que são uma condição necessária para seu diagnóstico definitivo, associado à influência que o tônus autonômico exerce sobre suas características morfológicas, tornam o teste ergométrico uma ferramenta potencialmente valiosa na avaliação de pacientes com suspeita de síndrome de Brugada, pois concilia o registro eletrocardiográfico contínuo às variações no tônus autonômico induzidas pelo exercício. Há na literatura poucos relatos de caso de pacientes com padrão eletrocardiográfico de Brugada tipo 1 desmascarado durante o teste de esforço. Em nossa experiência, observamos esses achados tanto em pacientes sem sintomas ou alterações eletrocardiográficas prévias como em indivíduos com antecedentes sugestivos. Entretanto, o uso do teste ergométrico com esse propósito ainda carece de validação. Além disso, existe potencial no uso desse exame para a estratificação de risco nesses pacientes, ao avaliar o surgimento de arritmias ventriculares na fase de exacerbação do tônus vagal, fato que, apesar de ainda não ter sido avaliado na literatura, surge como uma possibilidade futura no manejo desses casos. Outra variável que apresenta possível utilidade na estratificação de risco foi vista em um estudo que incluiu 93 pacientes com diagnóstico prévio de síndrome de Brugada submetidos ao teste ergométrico, o qual demonstrou que um aumento da elevação do segmento ST durante a fase de recuperação foi um preditor de pior prognóstico, com maior incidência de eventos arrítmicos nesses pacientes.

Na rotina de realização do teste ergométrico nos pacientes com suspeita de síndrome de Brugada em nosso serviço, temos como protocolo o uso de derivações eletrocardiográficas superiores para registro do traçado, além do uso da posição de decúbito dorsal horizontal durante toda a fase de recuperação do exame, na tentativa de exacerbar o efeito vagal normalmente esperado nessa etapa (Quadro 1), sequência que pode variar conforme a experiência de cada serviço.

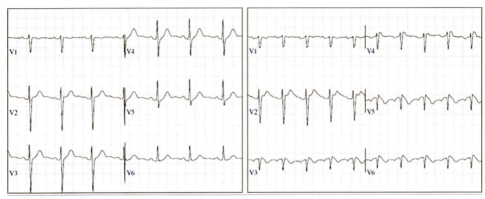

Figura 3 Outro exemplo onde foi desmascarado o padrão eletrocardiográfico de Brugada tipo 1 durante a fase de recuperação (à direita), partindo-se de um eletrocardiograma sem quaisquer alterações sugestivas ao repouso (à esquerda).

Quadro 1 Protocolo de registro dos traçados durante a realização de exame em paciente com suspeita de Brugada.

Protocolo de Brugada – sequência de registro dos traçados
Repouso, deitado, com derivações superiores
Repouso, deitado, com derivações convencionais
Repouso, em pé, com derivações convencionais
Repouso, em pé, com derivações superiores
Realizar a fase de esforço com eletrodos em derivações superiores
Recuperação somente passiva (deitado), registrar ECG de 1, 2, 3, 4, 5 e 6 minutos

Exemplo 21
Morfologia QRS

Quais as possíveis indicações para realização do teste ergométrico em um paciente com o eletrocardiograma basal abaixo? Há alguma contraindicação? Nesse contexto, qual o significado das alterações presentes no resumo de dados?

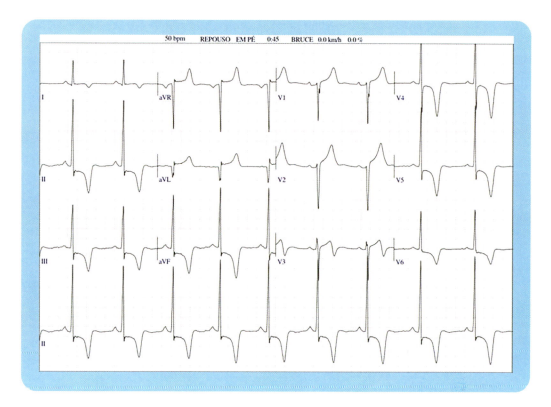

Fase Nome	Etapa Nome	Tempo na fase	Veloc. (km/h)	Inclin. (%)	Esforço (METS)	FC (bpm)	PA (mmHg)	PFP (mmHg*bpm)	EV (/min)
REPOUSO	EM PÉ	00:36	0.00	0.00	1.0	49	97/83	4753	0
		00:57	0.00	0.00	1.0	54			0
ESFORÇO	ETAPA 1	00:00	0.00	0.00	1.0	55			0
		00:29	2.70	10.00	1.8	115			12
		00:59	2.70	10.00	2.7	127			46
		01:29	2.70	10.00	3.6	130			56
		01:59	2.70	10.00	4.5	92			23
		02:23	2.70	10.00	4.6	91	100/75	9100	7
		02:29	2.70	10.00	4.6	90			3
		02:59	2.70	10.00	4.6	88			0
		03:00	2.70	10.00	4.6	88			0
	ETAPA 2	03:29	4.00	12.00	5.1	107			7
		03:59	4.00	12.00	5.7	122			8
		04:29	4.00	12.00	6.3	98			1
		04:59	4.00	12.00	6.9	97			0
		05:24	4.00	12.00	7.0	97	110/75	10670	0
		05:29	4.00	12.00	7.0	96			0
		05:59	4.00	12.00	7.0	95			0
		06:00	4.00	12.00	7.0	95			0
	ETAPA 3	06:29	5.40	14.00	7.7	100			2
		06:59	5.40	14.00	8.4	101			4
		07:29	5.40	14.00	9.2	103			3
		07:59	5.40	14.00	9.9	118			3
ESFORÇO	ETAPA 3	08:29	5.40	14.00	10.0	106	121/76	12826	2
		08:32	5.40	14.00	10.0	106			2
		08:59	5.40	14.00	10.0	109			1
		09:00	5.40	14.00	10.0	109			0
	ETAPA 4	09:29	6.70	16.00	10.7	110			0
		09:54	0.00	16.00	6.1	106			0
RECUPER.		00:05	0.00	11.70	5.9	103			0
		00:35	2.40	0.00	5.0	92			0
		00:54	0.00	0.00	3.9	81	118/73	9558	0

ANÁLISE DOS TRAÇADOS

O eletrocardiograma mostrado nesse exemplo chama a atenção pelas alterações exuberantes da repolarização ventricular, marcada pelo infradesnivelamento do segmento ST de grande magnitude associado à presença de ondas T profundas e invertidas nas derivações inferiores e precordiais esquerdas. Nesse contexto, identificamos uma voltagem predominantemente aumentada dos complexos QRS, maior do que 20 mm em D2 e aVF, e maior do que 30 mm em V5. Essas características, somadas, preencheriam critérios para diagnóstico de sobrecarga ventricular esquerda, quando utilizamos o escore de Romhilt-Estes, o mais apropriado para a avaliação de sobrecarga ventricular em pacientes na posição ortostática. No entanto, o aspecto eletrocardiográfico da repolarização ventricular visto nesse caso não se assemelha com o padrão *strain* habitualmente encontrado nessas situações. As características peculiares da onda T remetem à possibilidade do diagnóstico de cardiomiopatia hipertrófica, doença que de fato acometia o paciente nesse caso (Figura 1).

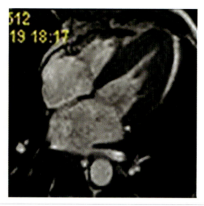

ECOCARDIOGRAMA COM MAPEAMENTO DE FLUXO EM CORES

Peso: 75.00 Kg   Superfície Corpórea: 1,88 m²

Ritmo: Regular

Estruturas	Dimensões	Valores Normais	Estruturas	Dimensões	Valores Normais
Seio Aórtico	30 mm	30 a 37 mm	Volume Diastólico	113 ml	
Átrio Esquerdo	38 mm	30 a 40 mm	Volume Sistólico	44 ml	
Ventrículo Dir. Basal	37 mm	25 a 41 mm	Fração de Encurtamento	33%	27 a 45%
Septo Ventricular	18 mm	06 a 10 mm	Fração de Ejeção	61% (Teicholz)	>52%
Parede Post. VE	10 mm	06 a 10 mm	Índice de Massa	150 g/m²	49 a 115 g/m²
DDVE	49 mm	42 a 58 mm	Espessura Relativa de Parede	0.57	<0,42
DSVE	33 mmx	25 a 40 mm			

Figura 1 Ecocardiograma do paciente do exemplo 21, mostrando a hipertrofia ventricular (índice de massa = 150) às custas do aumento na espessura do septo ventricular.

No resumo de dados mostrado na sequência, observamos um comportamento deprimido da pressão arterial sistólica durante o exercício, com uma elevação máxima que não supera os 30 mmHg, além da alta densidade de extrassístoles ventriculares ao longo do exame, variáveis com valor prognóstico nesse contexto.

INTERPRETAÇÃO

A cardiomiopatia hipertrófica (CMH) é a doença cardíaca geneticamente mediada mais comum no mundo, com uma prevalência estimada de 1 a cada 500 pessoas; a baixa frequência desses pacientes na prática clínica diária sugere que a maioria dos casos possa estar subdiagnosticada. Mutações nos genes que codificam o sarcômero cardíaco determinam a expressão fenotípica da doença, marcada pela hipertrofia miocárdica sem dilatação ventricular, na ausência de outras condições que também cursem com hipertrofia ventricular (por exemplo, hipertensão arterial sistêmica e estenose da valva aórtica). O fato de ter se tornado a causa mais comum de morte súbita em jovens, incluindo os atletas, aumentou a atenção voltada para essa patologia, bem como estimulou o rastreio na população geral e a busca por identificar variáveis com valor prognóstico e fatores de risco para evolução desfavorável. Nesse cenário, o ecocardiograma bidimensional e a ressonância magnética cardíaca são os exames capazes de estabelecer o diagnóstico, mas o eletrocardiograma de repouso e o teste ergométrico aparecem como ferramentas que podem levar à suspeita em indivíduos assintomáticos e fornecer informações prognósticas nos pacientes já em acompanhamento.

O eletrocardiograma na cardiomiopatia hipertrófica

O eletrocardiograma de 12 derivações é alterado em cerca de 90% dos portadores de CMH, tornando-se útil no rastreio de indivíduos assintomáticos ou de familiares de casos. Não existem achados eletrocardiográficos específicos da doença, mas é comum encontrar sinais de hipertrofia ventricular por critérios de voltagem, presença de ondas Q patológicas (duração > 40 ms ou voltagem > 25% da onda R) secundárias à fibrose miocárdica ou hipertrofia septal, sinais de sobrecarga de átrio esquerdo relacionada à disfunção diastólica do VE, forças septais proeminentes com aumento de onda R nas derivações precordiais direitas, alterações da repolarização ventricular que por vezes adquirem um aspecto bizarro, além dos distúrbios da condução intraventricular e das arritmias, que podem ser supraventriculares ou ventriculares com complexidade variada, incluindo a possibilidade de fibrilação atrial (Figura 2).

O teste ergométrico na cardiomiopatia hipertrófica

Quando falamos sobre a realização do teste ergométrico em pacientes com cardiomiopatia hipertrófica, duas questões principais vêm à mente: a segurança do procedimento, considerando os riscos do esforço físico nesse perfil de pacientes, e seu potencial na estratificação de risco nesses casos. Os principais estudos que se propuseram a analisar o tema giram em torno desses dois focos.

A CMH obstrutiva ainda aparece nas principais diretrizes como uma contraindicação à realização do teste ergométrico. Entretanto, diversos estudos têm comprovado a segurança do teste ergométrico nos pacientes com CMH, com uma baixa

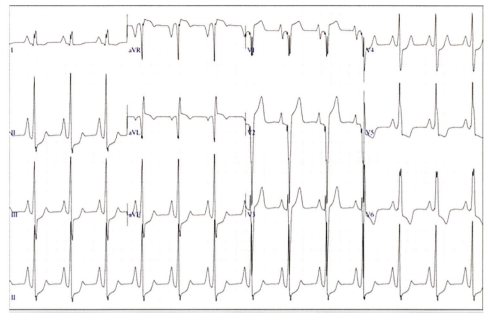

Figura 2 Outro exemplo de eletrocardiograma obtido em um paciente com cardiomiopatia hipertrófica. Além do aumento da voltagem, observamos fragmentação dos complexos QRS, com sinais de sobrecarga biatrial e alterações exuberantes da repolarização ventricular.

incidência de complicações graves, mesmo entre os pacientes com obstrução de via de saída de ventrículo esquerdo. Um trabalho que incluiu 263 pacientes com a forma obstrutiva da doença identificou uma taxa de eventos "maiores" de apenas 0,04% (um episódio de taquicardia ventricular sustentada com necessidade de cardioversão elétrica, contra nenhum caso de morte, parada cardíaca, ou de outras arritmias com instabilidade hemodinâmica ou sintomas graves). A taxa de eventos considerados "menores" (queda na pressão arterial, arritmias não sustentadas ou sintomas transitórios) foi de 23%, com uma queda na pressão sistólica > 20 mmHg em 6,1% dos pacientes, e < 20 mmHg em 7,6% deles. Outra série de casos, com mais de 3.000 pacientes com CMH submetidos ao teste de esforço, identificou apenas 1 evento potencialmente fatal, que também foi um episódio de taquicardia ventricular sustentada com necessidade de cardioversão elétrica.

Do ponto de vista de avaliação clínica, o teste ergométrico pode ser útil em identificar pacientes com obstrução dinâmica do trato de saída, naqueles que não apresentavam gradiente ao repouso, ou em detectar a presença de doença coronariana concomitante; entretanto, para esses objetivos é necessária a associação com algum método de imagem. Assim, a avaliação do comportamento da pressão arterial durante o esforço, como variável prognóstica mais bem estabelecida até então, torna-se a principal indicação do teste ergométrico de maneira isolada. A resposta anormal da pressão arterial no esforço é considerada um fator de risco para morte súbita nos pacientes com CMH e abrange tanto o comportamento atenuado como a queda da pressão arterial intraesforço. Diversos estudos apontaram a incapacidade de se elevar a pressão arterial durante o exercício como um preditor de morte na CMH, porém por vezes com um baixo valor preditivo positivo e um alto valor preditivo negativo, ou seja, um comportamento normal da pressão arterial no teste ergométrico ajudaria a definir um paciente como de baixo risco, enquanto uma resposta anormal indicaria aqueles com necessidade de estratificação de risco adicional.

As arritmias ventriculares, apesar de terem mostrado associação com risco aumentado de morte nos pacientes com CMH quando documentadas durante o Holter 24h, têm significado prognóstico incerto quando presentes durante o esforço. Em um estudo que incluiu 1.380 pacientes com CMH submetidos ao teste ergométrico, as arritmias ventriculares foram eventos raros, ocorrendo em 27 pacientes no total, sendo 3 deles episódios de fibrilação ventricular. Em análise multivariada, uma história de TVNS/FV induzida pelo exercício foi associada a um aumento de 3,14 vezes no risco de morte súbita. Já a taquicardia ventricular não sustentada de maneira isolada foi associada a um risco adicional na análise univariada, mas não atingiu significância estatística na análise multivariada, provavelmente refletindo o pequeno tamanho da amostra de pacientes com TVNS induzida por exercício. Assim, as arritmias ventriculares durante o esforço podem ser um marcador em potencial de risco aumentado de morte súbita nos pacientes com CMH.

Teste ergométrico na estenose aórtica

É interessante discutir o papel do teste ergométrico na avaliação de pacientes com estenose aórtica, pois, à semelhança da cardiomiopatia hipertrófica, é uma patologia que cursa com obstrução da via de saída e sobrecarga do ventrículo esquerdo, e que tem apresentado aumento na prevalência de casos na população geral, bem como ampliação das indicações e modalidades de intervenção. A estenose aórtica grave sintomática é uma contraindicação absoluta para realização do teste ergométrico segundo as principais diretrizes, pelo risco de síncope e parada cardíaca. Nos pacientes com formas assintomáticas da doença, o teste ergométrico pode ser útil para desmascarar a presença de sintomas em pacientes cronicamente adaptados. A avaliação da capacidade funcional proporcionada pelo exame fornece um parâmetro objetivo nesse contexto, permitindo a comparação com outras avaliações ao longo do seguimento. Além disso, a presença de anormalidades durante o teste ergométrico tem valor prognóstico nesse perfil de pacientes. Uma metanálise que incluiu dados de 7 estudos e 491 pacientes com estenose aórtica grave e assintomática, submetidos ao teste ergométrico, comprovou a segurança do exame nesse grupo de indivíduos, com ausência de complicações reportadas durante e após o esforço. Em um seguimento médio de 1 ano, não houve casos de morte súbita no grupo de pacientes com resultado normal do teste, contra 5% de incidência naqueles com teste anormal. A incidência de eventos cardíacos adversos também foi significativamente menor nos indivíduos que não apresentaram alterações durante o exame, durante o tempo de seguimento. Os critérios para resultado anormal do teste foram: surgimento de sintomas como dispneia, angina, síncope ou pré-síncope; a queda da pressão arterial sistólica ou a ausência de uma elevação de pelo menos 20 mmHg; o surgimento de infradesnivelamento do segmento ST $\geq$ 2 mm, com morfologia horizontal ou descendente. Do ponto de vista de avaliação de isquemia, as alterações do segmento ST no teste ergométrico mostraram baixa especificidade para presença de DAC obstrutiva em pacientes com estenose aórtica, aparecendo como classe III de indicação nas III Diretrizes da Sociedade Brasileira de Cardiologia sobre Teste Ergométrico, vigente. Assim, o teste ergométrico parece ser seguro no paciente com estenose aórtica grave assintomática, podendo fornecer informações valiosas na tomada de decisão do momento da indicação de intervenção.

Exemplo 22
Morfologia QRS

Avalie os eletrocardiogramas abaixo, obtidos de diferentes pacientes durante o teste de esforço, com atenção especial aos batimentos enumerados de 1 a 8. É possível presumir a sua origem, com base na morfologia do QRS e na relação com os demais batimentos?

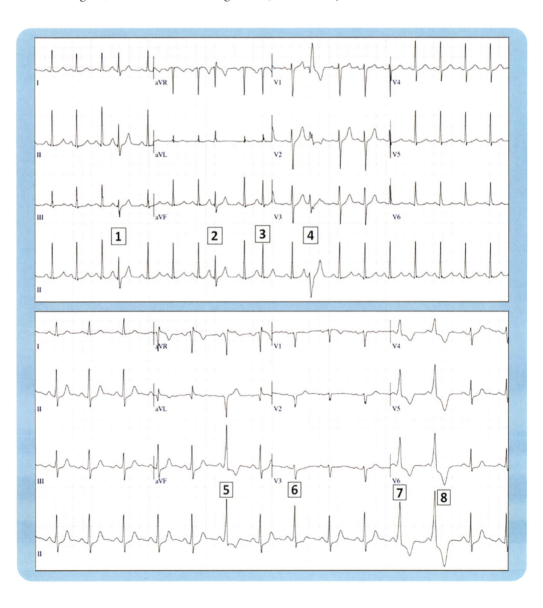

ANÁLISE DOS TRAÇADOS

No primeiro eletrocardiograma, localizado na parte superior, observamos, em meio ao ritmo sinusal, um breve período de irregularidade nos intervalos RR, determinado pela presença dos 4 batimentos anômalos destacados, que surgem de maneira precoce em relação ao esperado e são seguidos por uma pausa. Essa característica define o diagnóstico de extrassistolia, sendo necessário então determinar a origem anatômica desses complexos prematuros, com base em sua análise morfológica. O batimento de número 3 apresenta a mesma morfologia dos batimentos sinusais, não deixando dúvidas sobre sua origem supraventricular. Os de número 1 e 2 apresentam algum grau de semelhança com os batimentos sinusais, porém notamos a presença de um aumento em sua duração às custas de uma onda terminal "S" empastada, que não é vista durante o ritmo sinusal. Já o batimento assinalado com o número 4 possui um aspecto bastante anômalo, com um complexo QRS alargado e com morfologia de bloqueio de ramo direito, além da alteração da repolarização ventricular. Em comum entre eles, está o fato de não identificarmos claramente uma onda P precedendo esses complexos QRS, que, caso presente, poderia favorecer o diagnóstico de extrassístole atrial. Entretanto, em uma análise mais minuciosa do traçado, percebemos que há uma deformidade da onda T nos complexos que precedem as 4 extrassístoles, indicando que houve a sobreposição de dois fenômenos elétricos registrados simultaneamente no eletrocardiograma - a repolarização ventricular do complexo QRS sinusal, representada pela onda T, e a despolarização atrial da extrassístole, marcada pela onda P. Além disso, os batimentos 1 e 2 apresentam uma onda Q inicial seguida por uma onda R estreita, denotando a ativação septal inicial seguida da ativação ventricular rápida que ocorre através do sistema de condução, fato que indica sua origem supraventricular; a onda S terminal empastada indica um atraso final da condução pelo ramo direito parcialmente refratário. Já o batimento 4 apresenta uma morfologia de bloqueio de ramo direito típica, também com ativação inicial rápida sugerindo uma despolarização de origem supraventricular, mas que dessa vez encontra em seu trajeto o ramo direito totalmente refratário. Essas características morfológicas, somadas às pausas compensatórias incompletas, indicam estarmos diante de extrassístoles supraventriculares com graus variados de aberrância de condução intraventricular pelo ramo direito.

No segundo eletrocardiograma, localizado na parte inferior, identificamos 4 batimentos mais alargados, em comparação aos vistos no restante do traçado, porém dessa vez não há precocidade evidente nem uma pausa compensatória após esses batimentos, que são precedidos por ondas P visíveis. Essas ondas P, aliás, têm a mesma morfologia e intervalo daquelas presentes nos batimentos sinusais, sugerindo serem oriundas do nó sinusal, ao contrário das ondas P vistas nas extrassístoles supraventriculares, que são mais precoces e geralmente têm morfologia diferente devido à sua origem em outras partes dos átrios. Esse fato, somado à morfologia de bloqueio de ramo esquerdo dos complexos QRS, poderia levantar a hipótese de BRE intermitente; entretanto, o tempo de ativação ventricular (início do QRS), é bastante lento, sugerindo uma origem ventricular do batimento. Além disso, há nítida dissociação atrioventricular, marcada por intervalos PR variáveis e com menor duração em relação ao visto no ritmo sinusal, indicando que os complexos QRS não são conduzidos a partir das ondas P que os precedem. Essa característica, muito evidente no batimento de número 8 (onda P "entrando" no QRS), também vai contra a possibilidade de pré-excitação ventricular, já que nessa situação é o estímulo atrial quem despolariza os ventrículos, por meio da via acessória. Assim, concluímos que os batimentos destacados têm origem ventricular, se tratando de extrassístoles ventriculares; seu intervalo de acoplamento (tempo entre a extrassístole e o batimento que a precede) nesse caso é muito próximo do intervalo RR do ritmo sinusal subjacente, fazendo com que os batimentos das duas frentes (ventricular/sinusal) "coincidam", levando ao fenômeno de fusão.

INTERPRETAÇÃO

Mecanismos eletrofisiológicos diversos, com destaque para o hiperautomatismo e a atividade deflagrada, são responsáveis pela origem de batimentos ectópicos em áreas do coração diferentes do nó sinusal, que normalmente detém a função de marca-passo cardíaco. Quando esses estímulos são capazes de despolarizar o miocárdio, resultam em batimentos extras que se inserem no ritmo precedente, identificados no eletrocardiograma como complexos QRS precoces em relação ao intervalo RR anterior. Esse fenômeno é normalmente seguido por uma pausa, explicada pelo fenômeno de colisão, onde a frente de onda da despolarização ventricular encontra o estímulo sinusal que progride em direção aos ventrículos, anulando-o (Figura 1).

A identificação do local de origem do complexo prematuro, se atrial ou ventricular, é importante tanto do ponto de vista diagnóstico como prognóstico, porém nem sempre é simples de ser feita. Isso porque o estímulo supraventricular prematuro pode encontrar o sistema de condução em período refratário, dando origem a morfologias de QRS aberrantes que simulam batimentos ventriculares. O período refratário das fibras cardíacas está diretamente relacionado com a duração do ciclo anterior, logo, extrassístoles que seguem um intervalo RR longo podem apresentar um bloqueio de ramo funcional, como é observado no batimento de número 4 do exemplo 22 (Figura 2). Em frequências cardíacas menores, o período refratário do ramo direito é maior que o do ramo esquerdo, padrão inverso do que ocorre em frequências cardíacas maiores. Portanto, a aberrância pelo ramo direito é mais comumente vista em frequências cardíacas lentas. Dessa maneira, não há um critério definitivo que permita distinguir as extrassístoles de origem atrial das de origem ventricular, tornando necessária a análise de diversas variáveis com o objetivo de diferenciá-las (Quadro 1).

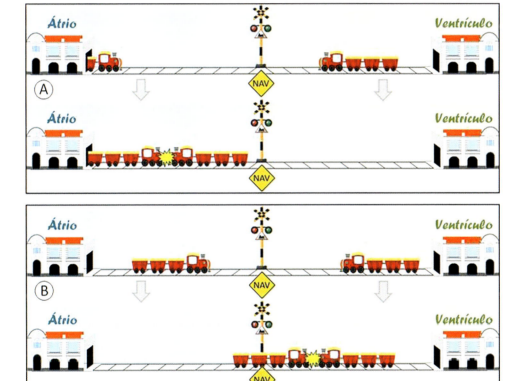

Figura 1 Em A, o estímulo precoce gerado pela extrassístole ventricular despolariza os ventrículos e progride em direção aos átrios, colidindo com o estímulo gerado pelo nó sinusal antes que ele possa despolarizar os ventrículos, gerando a pausa pós-extrassistólica. A depender da frequência do nó sinusal e do intervalo de acoplamento da extrassístole ventricular, o encontro entre as duas frentes de onda pode ocorrer em diferentes pontos anatômicos. Em B, o estímulo sinusal já havia atingido o ventrículo e despolarizado parcialmente essa câmara, gerando um batimento de fusão ao encontrar a extrassístole ventricular.

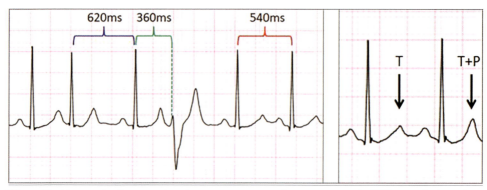

Figura 2 No quadro à esquerda, observamos que, após uma pausa de 620 ms, relacionada a uma extrassístole supraventricular, o período refratário do sistema de condução aumenta proporcionalmente em relação ao encontrado no ciclo sinusal (540 ms); assim, uma nova extrassístole nesse momento, com tempo de acoplamento de 360 ms, é conduzida com aberrância. No quadro à direita, a morfologia diferente entre as duas ondas T consecutivas indica que há uma onda P sobreposta à segunda, provocando a deformidade observada.

Quadro 1 Características eletrocardiográficas que auxiliam na determinação da origem topográfica da extrassístole.

Favorece extrassístole atrial	Favorece extrassístole ventricular
▪ Presença de onda P precedente, conduzindo o QRS	▪ Ondas P dissociadas dos QRS, intervalos PR variáveis
▪ Duração QRS < 120 ms	▪ Duração QRS > 120 ms
▪ Tempo de ativação ventricular ≤ 40 ms	▪ Tempo de ativação ventricular > 50 ms
▪ Duração do QRS aumentada às custas de atraso final da condução	▪ Morfologia de BRE, ou de BRD com onda R monofásica em V1 ou relação R/S < 1 em V6
▪ Morfologia de BRD típico	▪ Pausa compensatória completa
▪ Pausa compensatória incompleta	

Presença de onda P

A presença de onda P precedendo o complexo QRS prematuro sugere a origem supraventricular da extrassístole. Entretanto, sua identificação nem sempre é fácil, como visto no exemplo anterior, pela frequente sobreposição com a onda T precedente, ainda mais em vigência de frequências cardíacas elevadas e artefatos de movimentação do paciente. Além disso, extrassístoles supraventriculares oriundas da região da junção (juncionais) podem não ser precedidas por onda P, e complexos prematuros de origem ventricular podem apresentar onda P sem que esta os tenha conduzido (dissociação atrioventricular).

Pausa compensatória

A pausa compensatória, distância medida entre os complexos QRS que circundam a extrassístole, é chamada de completa quando sua duração for igual à soma de dois intervalos PP normais, e incompleta quando for menor do que isso. Se o impulso precoce for conduzido para dentro do nó sinusal, e for capaz de disparà-lo prematuramente, irá provocar um novo ciclo sinusal nesse momento, de maneira que a duração total desde o batimento sinusal anterior será menor do que dois intervalos PP. Esse fenômeno é mais observado nas extrassístoles de origem supraventricular, porém não de maneira exclusiva. Da mesma maneira, quando a pausa pós-extrassistólica é muito curta e o intervalo entre os batimentos sinusais é pouco ou não é alterado (extrassístole interpolada - aquela que não substitui o batimento conduzido normalmente), em geral trata-se de um complexo prematuro ventricular, porém esse achado também pode ser observado em extrassístoles atriais, muito raramente (Figura 3).

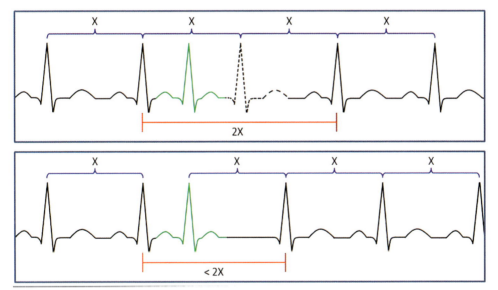

Figura 3 Na pausa compensatória completa (acima), o batimento extrassistólico (em verde) não penetra o nó sinusal e dessa maneira não reseta o seu ciclo, apenas impedindo uma nova despolarização pelo batimento seguinte (linha tracejada), pelo fenômeno de colisão. Logo, sua duração total equivale a 2 intervalos RR. Já na pausa compensatória incompleta (abaixo), a extrassístole (em verde) penetra o nó sinusal e reinicia seu ciclo, de maneira que a pausa somará menos de 2 intervalos RR em sua duração total.

Morfologia do complexo QRS

O aspecto morfológico dos complexos QRS pode trazer informações valiosas quanto à origem do estímulo cardíaco. Morfologias de bloqueio de ramo direito ou esquerdo típicas, com tempo de ativação ventricular rápido, ausência de entalhes na descida da onda S ou desvios extremos do eixo do vetor de despolarização favorecem a hipótese de origem supraventricular. No caso específico das arritmias de origem ventricular, uma informação com potencial valor diagnóstico e prognóstico é a estimativa do seu sítio anatômico de origem por meio do aspecto morfológico ao eletrocardiograma. As arritmias ventriculares idiopáticas ocorrem na ausência de cardiopatia estrutural e estão associadas à evolução benigna, e em mais da metade dos casos se originam nas vias de saída, em especial a do ventrículo direito. A Figura 4 mostra um fluxograma simplificado para a identificação da localização anatômica das arritmias ventriculares originadas nas vias de saída dos ventrículos. Detalhes morfológicos dos padrões de QRS largo serão discutidos oportunamente em outro exemplo deste livro.

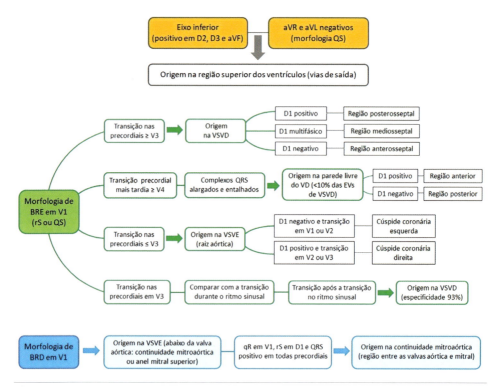

Figura 4 Fluxograma simplificado para identificação da origem anatômica das arritmias ventriculares de vias de saída.

Exemplo 23

Arritmias

Analise a seguinte sequência de traçados obtidos nas diferentes etapas de um teste ergométrico. Qual a alteração observada, e qual sua relevância nesse caso?

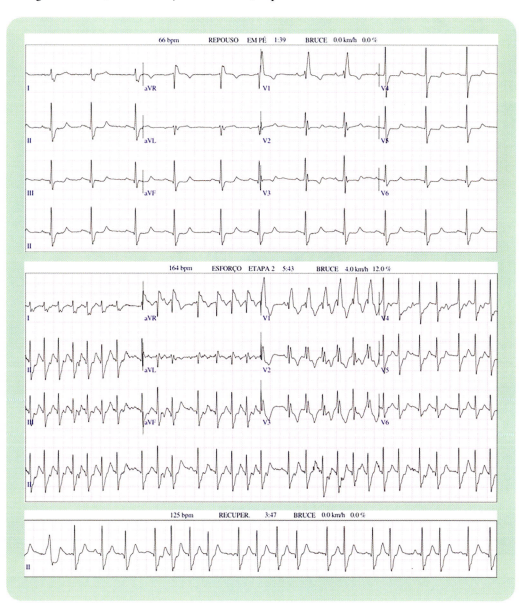

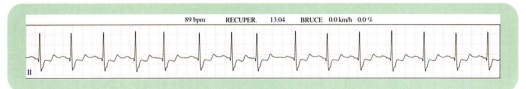

ANÁLISE DOS TRAÇADOS

No eletrocardiograma de repouso, caracterizamos o ritmo sinusal através da presença de ondas P positivas nas derivações D1, D2 e aVF que precedem os complexos QRS, os quais se apresentam alargados, com duração maior que 120 ms. A morfologia trifásica rSR' na derivação V1, as ondas S empastadas nas derivações D1, aVL, V5 e V6, o eixo elétrico tendendo à direita no plano frontal, as ondas qR em aVR com R empastada, e a presença de uma onda T assimétrica oposta ao retardo final do QRS caracterizam um bloqueio de ramo direito. Há uma discreta irregularidade nos intervalos RR iniciais, mas que respeitam um padrão que se repete de maneira cíclica, com morfologia de onda P e duração do intervalo PR mantidos, podendo corresponder a uma influência autonômica ou variação respiratória da frequência cardíaca. No eletrocardiograma da fase de esforço notamos que o distúrbio de condução descrito se mantém, porém chama a atenção a mudança no ritmo em relação ao repouso: há uma nítida irregularidade nos intervalos RR, porém com variações aleatórias em sua duração que não respeitam um padrão cíclico como o observado ao repouso, aspecto chamado de "ritmo irregularmente irregular". Em traçados com frequência cardíaca elevada, deve-se ficar atento para a possibilidade de uma falsa impressão de regularidade do ritmo, já que as variações nos intervalos RR têm menor magnitude em milissegundos. Ainda no traçado do esforço, observamos uma atividade elétrica atrial desorganizada, caracterizada por uma linha de base que ora se apresenta isoelétrica, ora com irregularidades finas ou grosseiras, as chamadas ondas "f", diagnosticando o ritmo de fibrilação atrial. É importante destacar que, em alguns casos, há períodos em que a morfologia das ondas "f" pode mimetizar ritmos como o *flutter* ou a taquicardia atrial, por exibir um aspecto aparentemente mais organizado e regular (Figura 1); a análise de outras derivações e a constatação de que esse padrão não se sustenta na sequência dos registros podem esclarecer a dúvida. Nota-se que, no exemplo 23, a fibrilação atrial deflagrada durante o esforço persistiu na fase de recuperação, com retorno ao ritmo sinusal após um total de 13 minutos, tempo que foi prolongado, além dos 6 minutos habituais de recuperação, na expectativa de que houvesse uma reversão espontânea sem necessidade de intervenção, como de fato aconteceu.

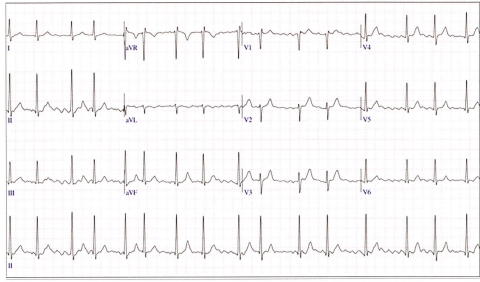

Figura 1 Eletrocardiograma com ritmo de fibrilação atrial e ondas *f* que podem simular *flutter* atrial; nota-se que a atividade atrial organizada não é reproduzida em todas as derivações e não se sustenta ao longo do traçado.

INTERPRETAÇÃO

A fibrilação atrial (FA) é a arritmia sustentada mais prevalente em adultos no mundo, o que faz com que não seja incomum estarmos diante de um paciente com esse diagnóstico durante a realização de um teste ergométrico, em qualquer uma das suas cinco fases de classificação (Figura 2). Do ponto de vista prático, eles se apresentam em dois cenários possíveis: o paciente que desde o início do exame se encontra em ritmo de fibrilação atrial, ou aquele em que essa arritmia é desencadeada durante o exame, após iniciá-lo em ritmo sinusal. Essa caracterização é importante porque as duas situações irão diferir quanto à indicação/objetivo do teste, e consequentemente quanto à maneira de interpretá-lo e às informações que o exame pode nos oferecer, em cada uma dessas circunstâncias. Estas serão, então, discutidas individualmente.

Pacientes em ritmo de fibrilação atrial desde a fase pré-teste

Nos casos em que o paciente se encontra em ritmo de fibrilação atrial desde os traçados realizados ainda ao repouso, na grande maioria das vezes trata-se de um indivíduo já com diagnóstico prévio dessa condição, e que inclusive já vem fazendo uso de alguma medicação específica, desde anticoagulantes até drogas para controle de ritmo

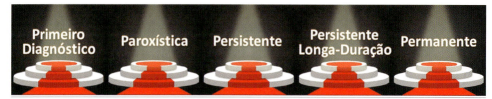

Figura 2 Padrões de classificação da fibrilação atrial, com base na apresentação, duração e reversão espontânea dos episódios de arritmia. Vide texto para mais detalhes.

e/ou frequência ventricular. Normalmente são pacientes que se enquadram nos perfis persistente/persistente de longa duração, nos quais a presença da arritmia se prolonga continuamente além de 7 dias ou além de 12 meses, respectivamente, ou então aqueles classificados em sua forma permanente, que conceitualmente abrange os pacientes nos quais o ritmo de FA é encarado como definitivo e nenhuma estratégia adicional para restaurar ou manter o ritmo sinusal é adotada. Nesse cenário da fibrilação atrial crônica, a avaliação do comportamento da frequência ventricular surge como principal indicação do teste ergométrico, com a finalidade de ajuste da terapêutica farmacológica e programação de atividade física ou reabilitação (classe de indicação IIb pela diretriz brasileira de teste ergométrico vigente). Dessa maneira, espera-se idealmente um padrão de resposta cronotrópica semelhante ao observado nos pacientes em ritmo sinusal. Aumentos acentuados da frequência cardíaca, como nos casos em que o paciente atinge ou supera a frequência cardíaca (FC) submáxima já no primeiro estágio do protocolo adotado, bem como valores de FC máxima atingida superiores a 110% da FC máxima prevista para a idade, suscitam ajustes na terapia farmacológica (Figuras 3 e 4). É importante destacar que a avaliação de isquemia pode ser prejudicada nesse cenário, já que alterações do segmento ST, na vigência dessa arritmia, perdem especificidade para o diagnóstico de doença arterial coronariana (DAC), uma vez que infradesnivelamentos do segmento ST podem ocorrer em decorrência da própria arritmia (Figura 5). Em contrapartida, um exame sem as alterações eletrocardiográficas citadas confere um elevado valor preditivo negativo para isquemia nesses pacientes.

Pacientes que desenvolvem ritmo de fibrilação atrial durante o teste ergométrico

A situação na qual o paciente entra em ritmo de fibrilação atrial no decorrer do exame após tê-lo iniciado em ritmo sinusal é rara, com incidência aproximada na literatura, em uma população não selecionada, de 1 caso a cada 20 mil testes, e tem sido denominada "fibrilação atrial esforço-induzida". Essa terminologia por vezes pode soar inadequada, transmitindo a falsa impressão de uma arritmia que seja necessariamente desencadeada pelo esforço físico, e somente durante ele. O uso de termos como "fibrilação atrial deflagrada durante o esforço" ou "episódio de fibrilação atrial relacionado ao esforço" pode facilitar a compreensão desse fenômeno. Isso porque, no grupo de indivíduos que apresentam essa alteração durante o teste ergométrico, estão desde aqueles com diagnóstico conhecido de fibrilação atrial em sua forma paroxística (episódios intermitentes limitados a 7 dias de duração), até pacientes cujo achado da arritmia foi incidental e resultou no primeiro diagnóstico. Esse segundo perfil de pacientes, em especial, é bastante heterogêneo, variando desde idosos com doença cardiovascular prévia, até indivíduos jovens praticantes de atividade física. Em comum entre eles está a elevada prevalência dos fatores de risco já estabelecidos para o surgimento de FA, com destaque para a idade, o sexo masculino, a hipertensão arterial e a obesidade.

Os pacientes com doença cardíaca estrutural sem dúvida têm substrato evidente para o desenvolvimento da arritmia, mas mesmo os indivíduos aparentemente hígidos, nos quais menos se esperaria o acometimento pela FA, podem encontrar propensão ao surgimento da arritmia em fatores como o consumo de álcool e a apneia obstrutiva do sono, que inicialmente podem passar despercebidos. Até mesmo os praticantes de atividade física regular, sem comorbidades ou fatores associados à FA, estão sujeitos a um maior risco a depender da intensidade da prática esportiva, do tempo de treinamento em anos e da modalidade praticada (destaque para os esportes de *endurance*). O fato é que, independentemente da etiologia entre todas citadas anteriormente, uma vez que haja substrato anatômico no tecido atrial resultante da ação dos fatores de risco, as modificações neuro-humorais decorrentes do esforço físico podem ser o gatilho para o surgimento da arritmia relacionada ao exercício (aumento do tônus simpático e elevação de catecolaminas circulantes com a consequente alteração das propriedades eletrofisiológicas do tecido cardíaco). Apesar disso, uma preocupação comum nessa situação é a de que possa haver algum fator agudo precipitado pelo esforço e que possa estar desencadeando o episódio de fibrilação atrial relacionada ao exercício, com ênfase na isquemia miocárdica. De fato, há relatos na literatura de casos de fibrilação atrial relacionada à isquemia miocárdica resultante de lesões em artéria descendente anterior; seu mecanismo não estaria associado à isquemia do miocárdio atrial em si, como se poderia imaginar, mas sim a alterações da complacência do ventrículo esquerdo (VE) secundárias à isquemia, resultando na elevação na pressão diastólica final do VE e consequente aumento na pressão e estiramento do átrio esquerdo. Vale destacar que essa é uma causa não usual de fibrilação atrial paroxística, e acredita-se que ela, de maneira isolada, não desencadearia a arritmia por si só, necessitando de um tecido atrial já com características arritmogênicas prévias, pela ação de outros fatores, como discutido anteriormente. Além disso, alterações isquêmicas do segmento ST foram frequentes durante o exame nesses casos, o que favoreceria a suspeita de isquemia como etiologia da fibrilação atrial, nessas raras situações em que elas estão correlacionadas.

Fase Nome	Etapa Nome	Tempo na fase	Veloc. (mph)	Inclin. (%)	Esforço (METS)	FC (bpm)	PA (mmHg)	PFP (mmHg*bpm)	EV (/min)	Nível ST (III mm)
REPOUSO	EM PÉ	00:56	0,00	0,00	1,0	98	112/74	10976	0	-0,05
		02:00	0,00	0,00	1,0	96			2	0,20
ESFORÇO	ETAPA 0	00:00	0,00	0,00	1,0	95			2	0,10
		00:29	1,70	0,00	1,3	110			2	0,55
		00:59	1,70	0,00	1,6	113			2	-0,45
		01:29	1,70	0,00	1,9	137			1	-0,60
		01:58	1,70	0,00	2,2	136	182/75	24752	0	-0,55
		01:59	1,70	0,00	2,2	136			0	-0,55
		02:29	1,70	0,00	2,3	136			0	-0,75
		02:59	1,70	0,00	2,3	142			2	-0,70
		03:00	1,70	0,00	2,3	139			2	-0,70
	ETAPA 1/2	03:29	1,70	5,00	2,5	127			2	-0,90
		03:59	1,70	5,00	2,8	144			0	-1,20
		04:24	0,00	5,00	1,5	131	185/80	24235	0	-0,50
RECUPER.		00:06	0,40	2,50	1,5	136			0	-0,65
		00:36	0,00	2,50	1,4	133			0	-0,85
		00:55	0,00	2,50	1,3	122	164/78	20008	1	-0,75
		01:06	0,00	2,50	1,3	108			3	-0,70
		01:36	0,00	2,50	1,1	118			9	-0,80
		01:59	0,00	2,50	1,1	106	147/84	15582	15	-0,75
		02:06	0,00	2,50	1,0	107			14	-0,55
		02:36	0,00	2,50	1,0	107			13	-0,75
		03:05	0,00	2,50	1,0	116	142/85	16472	8	-0,55
		03:06	0,00	2,50	1,0	116			8	-0,65
		03:36	0,00	2,50	1,0	104			6	-0,75
		03:54	0,00	2,50	1,0	113	135/85	15255	8	-0,55

Figura 3 Exemplo de aumento acentuado da frequência cardíaca durante o exercício em um paciente com fibrilação atrial. A frequência cardíaca submáxima para sua idade foi atingida na primeira etapa do protocolo de Bruce modificado.

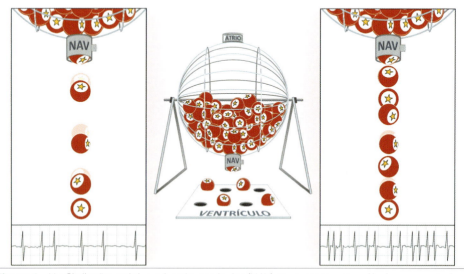

Figura 4 Na fibrilação atrial, o nó atrioventricular (NAV) atua como uma válvula que controla a passagem dos estímulos atriais desordenados aos ventrículos. A influência de medicações e do tônus do sistema nervoso autônomo sobre suas propriedades de condução determinará a resposta ventricular, que pode ser baixa, adequada (à esquerda) ou alta (à direita).

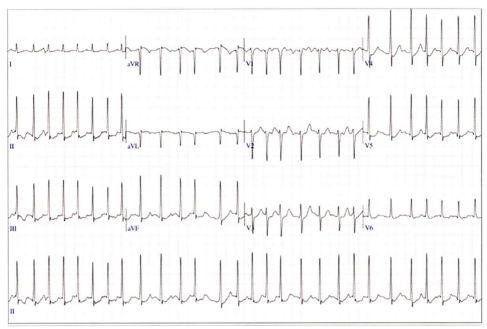

Figura 5 Alterações do segmento ST durante o esforço, na vigência de ritmo de fibrilação atrial. A especificidade para diagnóstico de doença arterial coronariana fica reduzida nesses casos.

Exemplo 24

Arritmias

Analise o comportamento da arritmia registrada durante as etapas de esforço e recuperação e reflita: há valor diagnóstico e/ou prognóstico nessa alteração?

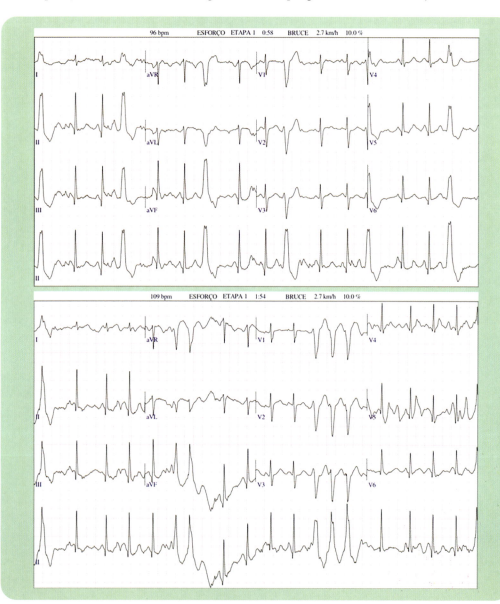

Exemplo 24

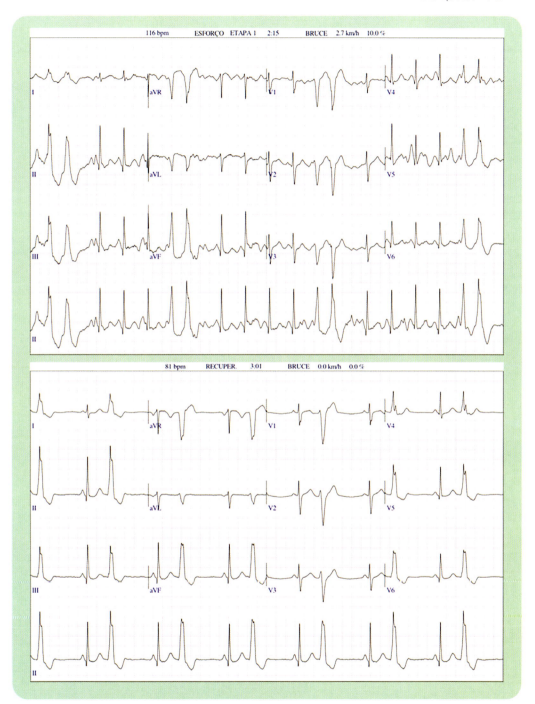

ANÁLISE DOS TRAÇADOS

Nesse exemplo, o ritmo sinusal com complexos QRS normais em sua morfologia e duração divide espaço com um grande número de extrassístoles ventriculares, que são batimentos precoces seguidos por pausas compensatórias, não precedidos por ondas P, com duração bastante aumentada e com tempo de ativação ventricular prolongado. Desde o início do esforço, representado pelo primeiro traçado, apresentam-se de maneira isolada em um episódio de trigeminismo (dois batimentos sinusais alternados com uma extrassístole), adquirindo complexidade variada ao longo dos demais exemplos, com pares e episódios de taquicardia ventricular não sustentada com até 3 batimentos. O último traçado, registrado na fase de recuperação, mostra a persistência da arritmia ventricular também durante essa etapa, agora em um episódio de bigeminismo (um batimento sinusal alternado com uma extrassístole). Trata-se de um caso de arritmia ventricular com complexidade variada e elevada densidade durante o exame.

INTERPRETAÇÃO

As arritmias ventriculares são um achado frequente durante o teste ergométrico, e por vezes recebem a denominação de "esforço-induzidas"; entretanto, esse termo deve ser usado e interpretado com cautela, para que não se transmita a impressão de causalidade entre a realização do exercício físico e o surgimento da arritmia, quando na verdade pode haver apenas uma facilitação na deflagração de ectopias ventriculares durante o esforço ou mesmo uma coincidência temporal entre os dois fenômenos. O termo arritmias "associadas ao esforço" parece ser mais apropriado nesse contexto. Além disso, o perfil de pacientes que desenvolvem arritmias ventriculares durante o esforço é variável, desde indivíduos hígidos até aqueles com cardiomiopatia estabelecida ou suspeita, e da mesma forma o prognóstico dessas alterações por vezes é incerto e divergente entre os estudos que investigaram o tema. Outro ponto com bastante variabilidade na literatura é o valor de corte e o critério a ser adotado na definição da densidade da arritmia, o qual influencia diretamente seu significado, bem como a relevância da etapa na qual há maior incidência de ectopias, esforço ou recuperação. Inicialmente, alguns estudos definiram ectopias ventriculares frequentes durante o esforço quando sua contagem superasse 10% do total de batimentos cardíacos no exercício, demonstrando um aumento do risco de morte associado; entretanto, esse critério pareceu subestimar o número de pacientes com arritmia ventricular frequente no teste de ergométrico, quando reproduzido em outros estudos. A partir daí, diversas publicações passaram a definir a média do número de extrassístoles ventriculares por minuto nos exames da amostra (dividindo-se o total de extrassístoles pelo tempo em minutos) e utilizá-la como ponto de corte para classificação das ectopias como frequentes ou não. As arritmias consideradas complexas, segundo a classificação de Lown (> 30/h, em pares, episódios de TVNS ou TVS), também foram consideradas como frequentes, para efeito de classificação, em diversos estudos. Essa definição alternativa de extrassistolia frequente fez com que o risco de desfechos adversos passasse a ser observado a partir de um limite de ectopias muito mais baixo do que o relatado anteriormente, como observado em uma coorte retrospectiva que incluiu pacientes do estudo de Framingham, cujos participantes apresentaram uma média de 0,22 extrassístoles por minuto durante o esforço. Outro estudo retrospectivo que avaliou a incidência de desfechos conforme a densidade de ectopias no esforço e na recuperação identificou uma média de 0,43 e 0,60 extrassístoles ventriculares por minuto em cada uma dessas etapas, respectivamente. Nessa população, livre de insuficiência cardíaca, foi observado um aumento na mortalidade relacionada à presença de extrassístoles na fase de recuperação, independente da presença de outros fatores de risco. É interessante destacar que a simples presença de ectopias nessa etapa foi suficiente para determinar esses achados, independente do critério de densidade. Analogamente, na coorte de Framingham citada anteriormente, a densidade de extrassístoles ventriculares também não foi determinante para o aumento do risco de morte encontrado nesses pacientes, quando comparados com indivíduos que não apresentaram arritmias ventriculares durante o exame. Por fim, em um estudo publicado em 2021, a incidência de extrassístoles ventriculares de "alto grau" na fase de recuperação também se associou a um aumento de risco de morte cardiovascular, em um seguimento médio de 20 anos, o que não foi observado nos casos em que as arritmias se restringiram à fase de esforço. Essa coorte incluiu somente indivíduos assintomáticos, e foram consideradas extrassístoles de "alto grau" aquelas com densidade acima de 10 por minuto, as de origem multifocal, as do tipo "R sobre T" e as extrassístoles dispostas em séries de pelo menos 2 batimentos consecutivos.

Apesar de as extrassístoles ventriculares aparecerem como um preditor independente de mortalidade nesses estudos, a prevalência de doença cardiovascular, doença coronariana e isquemia esforço-induzida foi maior entre os pacientes que apresentaram arritmia ventricular frequente no teste ergométrico (Figura 1). No caso das arritmias ventriculares complexas desencadeadas no esforço, particularmente episódios de TVNS, estudos identificaram uma maior incidência em indivíduos com doença coronariana documentada, e o prognóstico naqueles sem doença cardíaca estrutural pareceu benigno, com baixo risco de morte súbita associado, ao contrário do observado em pacientes com antecedente de cardiomiopatia isquêmica/estrutural.

Assim, a presença de ectopias ventriculares durante o teste ergométrico, especialmente nos casos com frequência ou complexidade aumentada, e naqueles com ectopias que incidem na fase de recuperação, está associada a maior risco de morte nesses pacientes. Dada sua possível relação com doença cardíaca estrutural ou isquemia miocárdica, a investigação complementar é mandatória nesses casos, e o tratamento deve ser dirigido para a doença de base.

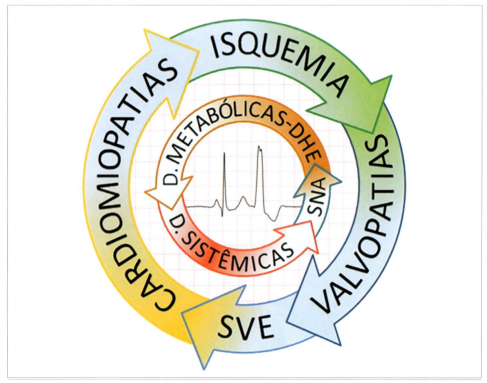

Figura 1 As extrassístoles ventriculares podem estar relacionadas não apenas às patologias cardíacas intrínsecas (desde as cardiopatias estruturais, incluindo as doenças valvares, passando pelas sequelas de eventos isquêmicos ou inflamatórios, pelos fenômenos que induzem sobrecarga volumétrica e/ou pressórica no miocárdio, pela isquemia oriunda de doença coronariana ou disfunção de microcirculação, e pelas síndromes arritmogênicas secundárias às canalopatias), mas também a desordens sistêmicas que podem induzir inflamação e/ou disfunção endotelial, distúrbios metabólicos e distúrbios hidroeletrolíticos, e até disfunções relacionadas ao sistema nervoso autônomo, além do uso de medicamentos e outras substâncias exógenas com potencial arritmogênico.

Exemplo 25
Arritmias

Qual fenômeno é observado nesse exame realizado em um portador de marca-passo? Qual seu significado?

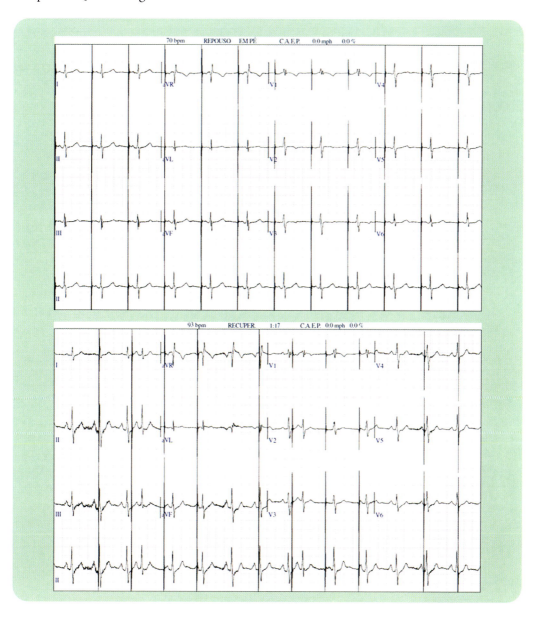

ANÁLISE DOS TRAÇADOS

No primeiro traçado, registrado ao repouso, identificamos a presença de espículas que se localizam imediatamente antes das ondas P, sugerindo que a despolarização atrial é desencadeada por marca-passo artificial, seguida de condução atrioventricular espontânea (complexos QRS não precedidos de espícula). Logo, podemos afirmar que há um ritmo determinado por marca-passo artificial operando em modo AAI, com frequência mínima de 70 bpm. No segundo traçado, registrado durante a recuperação, observamos que as espículas de marca-passo mantêm um intervalo regular entre si, com um ciclo de aproximadamente 760 ms (78 bpm), porém incidem em diferentes pontos do eletrocardiograma, dissociadas das ondas P sinusais que determinam uma frequência ventricular de 93 bpm, maior que a do aparelho, sugerindo que o dispositivo não está sendo capaz de detectar o ritmo próprio do paciente. Exceção se dá em dois momentos em que há inibição do marca-passo pela atividade elétrica intrínseca (fenômeno identificado pelo intervalo entre espículas com duração de 2 ciclos, no meio do qual há um complexo P-QRS), confirmando a hipótese de *undersensing* atrial (Figura 1).

Conceitos de interpretação do eletrocardiograma em portadores de marca-passo artificial

Os marca-passos artificiais são dispositivos eletrônicos que emitem pulsos de estimulação cardíaca para tratamento das bradicardias, e para isso dispõem de cabos que se conectam ao gerador e são implantados diretamente nas câmaras cardíacas nas quais se deseja desencadear a despolarização miocárdica. O chamado *pacing* é

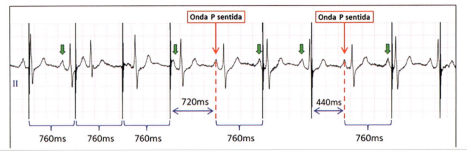

Figura 1 Eletrocardiograma do exemplo 25, ampliado, mostrando os ciclos do marca-passo (chaves inferiores) que são reiniciados ao serem detectadas ondas P intrínsecas do paciente (linhas tracejadas). As setas verdes marcam ondas P que não interferiram nesse ciclo, logo, não foram sentidas pelo dispositivo.

reconhecido no eletrocardiograma de superfície pela presença de espículas, que são linhas verticais com amplitude variada; nos eletrodos com *pacing* unipolar, que utilizam a caixa do gerador como segundo eletrodo no circuito, as espículas têm grande amplitude e são bem evidentes. Já nos eletrodos com *pacing* bipolar, o circuito se dá entre a ponta e um anel do próprio eletrodo condutor, resultando em espículas com baixa amplitude no eletrocardiograma, por vezes difíceis de serem reconhecidas (Figura 2). Além dessa capacidade de gerar um estímulo para despolarização do miocárdio, os eletrodos de marca-passo contam com sensibilidade para detectar estímulos próprios do paciente, com a finalidade de privilegiar o ritmo próprio, quando este estiver presente, e evitar dissincronias. O limiar de sensibilidade dos canais ventriculares normalmente é programado em valores de 2,5 a 3 mV, sendo cerca de 10 vezes menos sensíveis do que os canais atriais, que operam com limiares de 0,3 a 0,6 mV, para que possam detectar as ondas P de baixa amplitude. O ajuste adequado da sensibilidade é determinante para o correto funcionamento do marca-passo, já que a programação de valores muito sensíveis pode resultar na falsa interpretação de sinais não originados nas câmaras cardíacas (sensibilidade excessiva, também chamada de *oversensing*), enquanto valores de sensibilidade muito altos podem tornar o dispositivo incapaz de reconhecer os estímulos próprios do paciente (falha de sensibilidade, também chamada de *undersensing*).

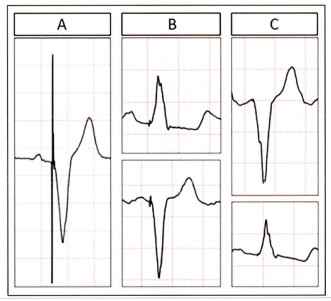

Figura 2 As espículas geradas pelos eletrodos unipolares têm grande amplitude e podem ser facilmente reconhecidas (A); já as que são geradas pelos eletrodos bipolares são bem menores (B), podendo não ser visíveis em algumas derivações, conforme o ângulo de projeção entre elas (C).

O código de letras utilizado para especificar a terapia antibradicardia vigente é baseado na identificação das câmaras estimuladas e/ou sentidas, além da resposta do dispositivo ao estímulo sentido e sua capacidade de modulação da frequência, podendo, dessa maneira, conter até 5 letras, conforme detalhado na Figura 3.

Períodos refratários e *blanking*

Nos dispositivos de dupla câmara, onde há um eletrodo implantado no átrio e outro no ventrículo, a despolarização de uma câmara ou o estímulo elétrico de seu eletrodo podem ser sentidos pelo eletrodo localizado na câmara adjacente (fenômeno de *far-field* e *crosstalk*, respectivamente), e ser equivocadamente interpretados como uma despolarização intrínseca do paciente, o que pode causar desde a modificação dos

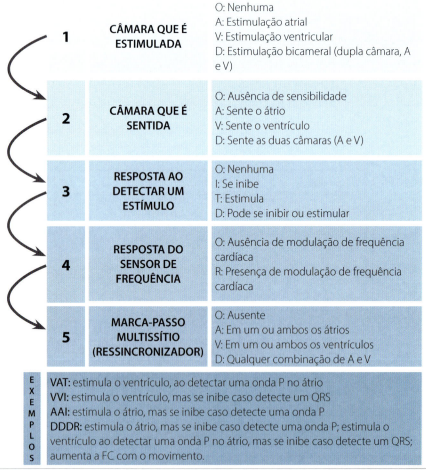

Figura 3 Sequência de etapas para determinar o código de letras correspondente à terapia antibradicardia programada.

ciclos de estimulação até a inibição do canal. O período de *blanking* ("cegamento") é um curto intervalo de tempo (20 a 250 ms) durante o qual o sensor do eletrodo é desligado, após um evento sentido ou estimulado na outra câmara, para evitar os fenômenos descritos anteriormente. Por exemplo, o *blanking* do canal ventricular após uma despolarização atrial impede que esse estímulo seja erroneamente interpretado como um batimento ventricular próprio, o que inibiria a atividade do eletrodo ventricular levando à assistolia (Figura 4).

Já o período refratário designa um intervalo de tempo após um evento sentido ou estimulado no qual o sensor é capaz de detectar o estímulo, mas não altera o ciclo do temporizador nem permite a deflagração de novo estímulo, a fim de evitar a dupla contagem ou o *oversensing* da onda T, além do desencadeamento de uma arritmia mediada pelo marca-passo em pacientes com condução AV retrógrada. O período refratário do canal atrial após uma despolarização ventricular (chamado de PVARP - *post ventricular atrial refractory period*), por exemplo, impede que uma onda P retrógrada sentida pelo eletrodo atrial desencadeie nova estimulação ventricular, dando origem a um circuito de arritmia determinada pelo marca-passo (Figura 5). Na prática, portanto, o *blanking* e o período refratário são mecanismos conceitualmente semelhantes, elaborados com o propósito de evitar que a sensibilidade dos eletrodos cause prejuízos na função do dispositivo. O conhecimento desses recursos é importante na interpretação do eletrocardiograma porque não são incomuns diagnósticos

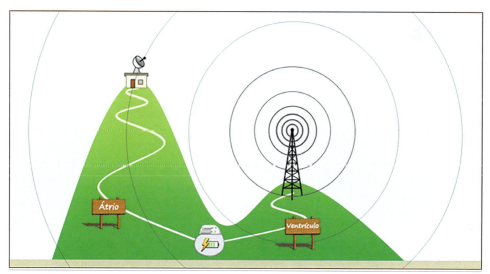

Figura 4 Nos marca-passos de dupla câmara, o eletrodo atrial pode detectar o estímulo gerado pelo eletrodo ventricular, e interpretá-lo de maneira equivocada como uma despolarização atrial intrínseca, e vice-versa, inibindo a atividade do dispositivo. Os períodos refratários e de *blanking* são funções capazes de evitar esse fenômeno.

incorretos de *undersensing* quando, na verdade, a despolarização própria do paciente se deu durante algum dos períodos refratários do ciclo do marca-passo, fenômeno frequentemente observado com extrassístoles, como ocorreu no exemplo 25. O conhecimento da programação e a análise do eletrocardiograma intracavitário obtido através da avaliação do dispositivo (interrogação do gerador) podem ser necessários para distinguir as duas condições, cabendo ao ergometrista sugerir as possibilidades diagnósticas quando não for possível determinar com precisão a etiologia das alterações eletrocardiográficas observadas durante o exame.

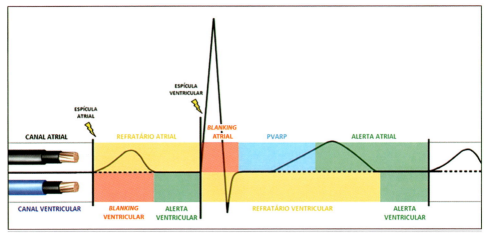

Figura 5 Modelo esquemático ilustrando os períodos refratários e de *blanking* e sua relação com o eletrocardiograma.

Exemplo 26
Arritmias

Compare os traçados abaixo, obtidos em diferentes momentos da fase de recuperação de um teste ergométrico, e descreva a alteração observada, assim como sua importância nesse contexto.

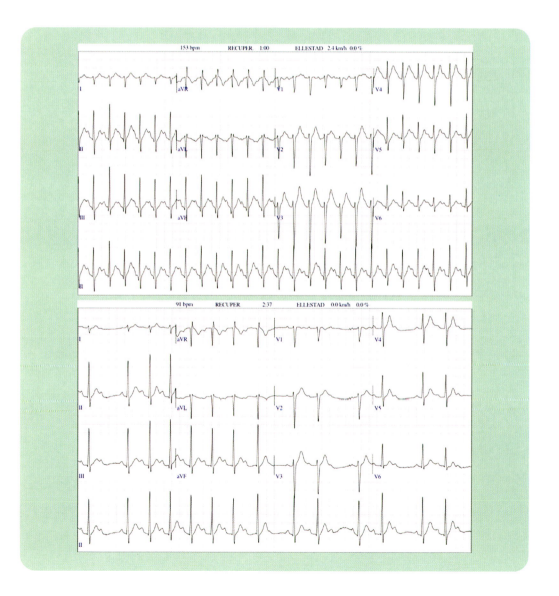

ANÁLISE DOS TRAÇADOS

O primeiro traçado, registrado na fase de recuperação precoce, não apresenta anormalidades evidentes, mantendo as mesmas características do eletrocardiograma de repouso e dos traçados registrados durante o esforço. Vale ressaltar a presença de um atraso final da condução, identificado pela presença de ondas S nas derivações DI, DII, DIII, V5 e V6, além de uma onda R empastada em aVR, com duração do atraso ≥ 30 ms. No segundo exemplo, notamos o surgimento de uma anormalidade no ritmo cardíaco, passados 2 minutos da etapa de recuperação, marcada pela presença de pausas nas quais identificamos ondas P bloqueadas, ou seja, que não são seguidas por complexos QRS. Como hipóteses principais nessa situação, surgem os bloqueios da condução atrioventricular e as extrassístoles supraventriculares bloqueadas; a diferenciação entre elas é simples, com base na distância entre a onda P bloqueada e a onda P que a precede. Caso esse intervalo tenha um valor próximo do ciclo sinusal prévio, estamos diante de um bloqueio atrioventricular; caso o intervalo seja mais curto, estamos diante de uma onda P precoce, relacionada a uma extrassístole supraventricular que foi bloqueada (Figura 1). Para determinar o subtipo específico de bloqueio AV nesse caso, devemos analisar as características dos intervalos PR nos batimentos que circundam a pausa: seu prolongamento progressivo, com acréscimos gradativamente menores que culminam em uma P não conduzida, atingindo o maior valor no batimento que precede o bloqueio e o menor valor naquele que o sucede, caracteriza o bloqueio atrioventricular do segundo grau Mobitz 1 (Figura 2).

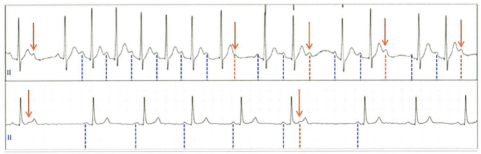

Figura 1 A análise dos intervalos entre as ondas P pode definir o diagnóstico das ondas P bloqueadas. No bloqueio atrioventricular (acima), a regularidade dos intervalos PP indica que as ondas P bloqueadas são sinusais (setas). Nas extrassístoles atriais bloqueadas (abaixo), as ondas P bloqueadas são precoces e seguidas por pausas.

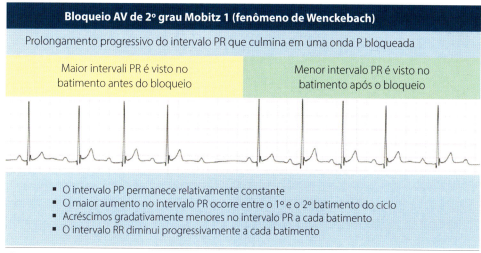

Figura 2 Resumo das características eletrocardiográficas do BAV de 2º grau Mobitz 1.

INTERPRETAÇÃO

As características eletrocardiográficas do bloqueio atrioventricular podem sugerir o local do sistema de condução em que ele ocorre, o que é determinante na apresentação clínica, no prognóstico e na indicação de tratamento nesses casos. Os chamados bloqueios "nodais" são considerados benignos, pois em geral não progridem para formas mais avançadas de bloqueio e estão menos associados a sintomas, principalmente à síncope. Estão relacionados à influência autonômica sobre o nó atrioventricular, com retardo progressivo na condução que culmina com o bloqueio, e manifestam-se no eletrocardiograma como BAV de 2º tipo 1 (fenômeno de Wenckebach). Na fase de recuperação do teste ergométrico, as modificações no tônus autonômico (aumento da atividade vagal e inibição simpática) podem provocar o surgimento desse tipo de fenômeno, sem significado patológico associado, sendo frequentemente observado em indivíduos jovens sem comorbidades e em praticantes de atividade física.

Os bloqueios atrioventriculares (BAV) de segundo e terceiro graus induzidos pelo exercício, em pacientes com condução AV normal ao repouso, são fenômenos muito raros no teste ergométrico; em levantamento bibliográfico na literatura, são encontradas poucas dezenas de casos relatados nas últimas décadas (Figura 3). Nos estudos que se propuseram a investigá-los, é possível identificar duas etiologias principais relacionadas a esse achado incomum: a isquemia oriunda de doença arterial corona-

158 Ergometria: exemplos práticos

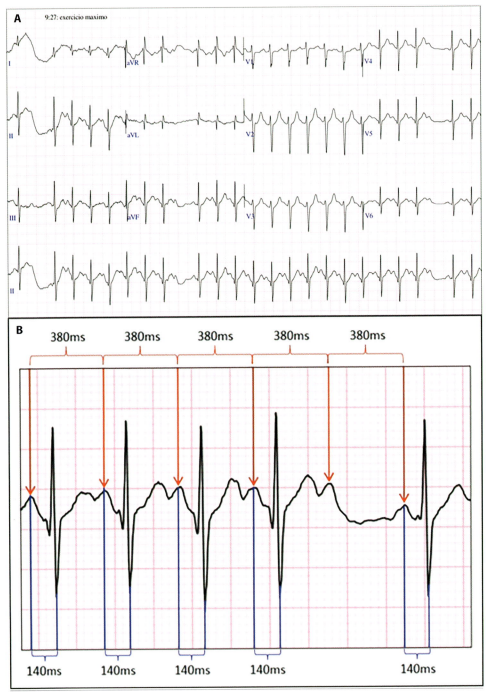

Figura 3 Em A: exemplo de BAV do 2º grau Mobitz 2 durante o esforço. Em B: na imagem ampliada, observar que os intervalos PR (distância entre as linhas contínuas – chaves inferiores) são constantes, assim como a distância entre as ondas P (setas).

riana obstrutiva ou vasoespasmo coronariano, e o bloqueio AV frequência cardíaca dependente. Nos poucos pacientes submetidos ao estudo eletrofisiológico como investigação complementar, o sítio do bloqueio foi localizado distalmente ao nó atrioventricular, no sistema His-Purkinje. O aumento da frequência cardíaca relacionado ao exercício pode ter induzido o bloqueio infranodal porque o período refratário efetivo do sistema His-Purkinje, que já é relativamente insensível à modulação autonômica, pode não diminuir o suficiente para acompanhar o encurtamento dos ciclos atriais, e permitir assim a condução AV 1:1, efeito que é ainda mais pronunciado na presença de doença intrínseca do sistema de condução. Parte desses pacientes, entretanto, não foi submetida a uma investigação complementar para isquemia miocárdica, apesar de não terem apresentado alterações isquêmicas do segmento ST durante o esforço. Nos estudos que correlacionaram o surgimento dos BAV de segundo grau/avançados durante o esforço com isquemia miocárdica, secundários ao acometimento do nó AV ou do sistema infranodal, inclusive documentando a reversibilidade do bloqueio após a revascularização, foi comum a presença de alterações isquêmicas do segmento ST concomitantes. Assim, deve-se considerar a possibilidade de isquemia miocárdica como fator contribuinte para o bloqueio cardíaco relacionado ao exercício, particularmente quando há suspeita de doença coronariana, com base na história de dor torácica ou na presença de sinais de isquemia durante o teste ergométrico, o que pode evitar o implante desnecessário de marca-passo.

Exemplo 27

Arritmias

Observe o comportamento das arritmias presentes nos traçados abaixo, registrados em diferentes pacientes (A e B) durante o teste ergométrico. O que há de comum entre elas? Qual o significado dessa alteração?

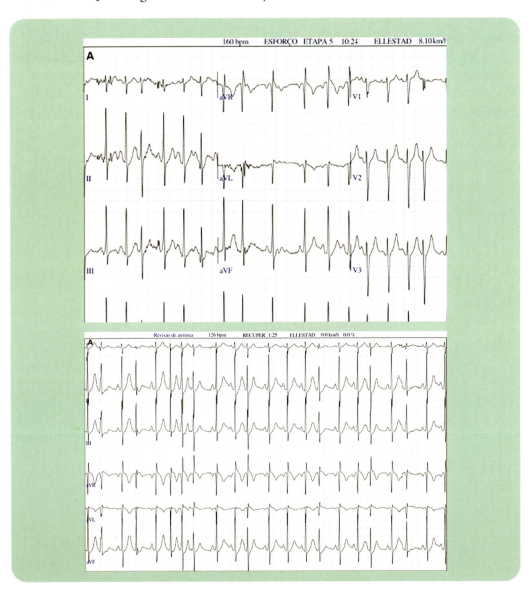

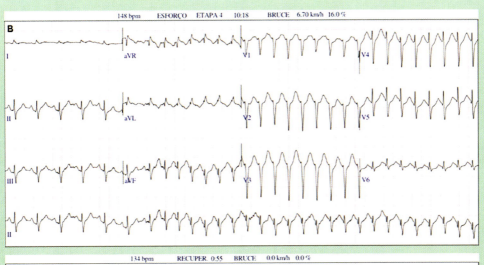

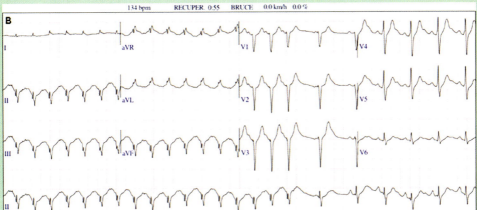

Fase Nome	Etapa Nome	Tempo na fase	Veloc. (km/h)	Inclin. (%)	Esforço (METS)	FC (bpm)	PA (mmHg)
ESFORÇO	ETAPA 3	08:50	5.40	14.00	10.0	134	
		09:00	5.30	14.00	9.8	136	
	ETAPA 4	09:28	6.70	16.00	10.6	148	
		09:30	6.70	16.00	10.6	146	
		10:00	0.00	16.00	5.4	142	180/72
		10:18	0.00	16.00	4.2	148	
RECUPER.		00:01	0.00	16.00	4.2	166	
		00:13	2.40	5.00	4.1	200	
		00:43	0.00	0.00	3.1	176	
		01:03	0.00	0.00	2.6	105	149/50
		01:13	0.00	0.00	2.3	106	
		01:43	0.00	0.00	1.5	96	
		02:02	0.00	0.00	1.0	93	153/50
		02:13	0.00	0.00	1.0	90	
		02:43	0.00	0.00	1.0	88	
		03:06	0.00	0.00	1.0	84	137/55
		03:13	0.00	0.00	1.0	83	
		03:43	0.00	0.00	1.0	79	

ANÁLISE DOS TRAÇADOS

Nos traçados identificados com a letra A, notamos a presença de um ritmo irregular que, no entanto, em uma análise mais minuciosa, mostra características que o diferem da fibrilação atrial. Na verdade trata-se de um ritmo sinusal de base, determinado pela presença de batimentos com intervalos regulares entre si e que são precedidos por ondas P, em meio ao qual surgem diversos batimentos de forma antecipada, que são seguidos por pausas. Essa característica, somada ao fato de eles se apresentarem aos pares ou em salvas, acaba transmitindo a sensação de irregularidade no ritmo cardíaco. A morfologia dos complexos QRS precoces é muito semelhante à observada no restante do traçado, e é possível identificar a presença de ondas P precedentes, que se sobrepõem à onda T do batimento anterior, deformando-a. Esses achados determinam o diagnóstico de extrassístoles supraventriculares, que se apresentam isoladas, aos pares e em salvas de até três batimentos consecutivos (Figura 1).

No primeiro eletrocardiograma identificado com a letra B, notamos a presença de um ritmo sinusal com frequência cardíaca de cerca de 130 bpm, que a partir do sétimo batimento apresenta subitamente um aumento para cerca de 185 bpm. Esse ritmo se mantém até o final do primeiro minuto da recuperação quando, novamente de maneira repentina, apresenta um decréscimo da frequência cardíaca para um valor em torno de 110 bpm. É interessante observar que, em meio a esse episódio de taquicardia paroxística, iniciado e terminado subitamente, há uma oscilação da frequência, com um aumento gradual até o máximo de 200 bpm, seguido de uma desaceleração progressiva até seu término. O resumo de dados hemodinâmicos confirma esses achados, que vão contra a hipótese de taquicardia sinusal relacionada ao exercício, não só devido ao seu início e término súbitos, mas também pelo fato de apresentar um aumento da frequência cardíaca mesmo depois de finalizada a fase de esforço. Trata-se, portanto,

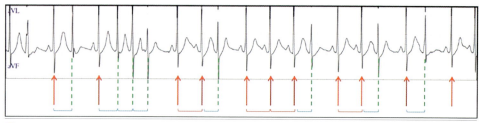

Figura 1 Eletrocardiograma do exemplo anterior ampliado, destacando os batimentos sinusais (setas) por vezes seguidos por batimentos precoces com morfologia semelhante (linhas pontilhadas), precedidos por ondas P que se sobrepõem às ondas T precedentes, deformando-as.

de uma taquicardia paroxística de origem supraventricular, já que os complexos QRS são precedidos por ondas P e sua morfologia é estreita. O fato de se iniciar a partir de uma extrassístole atrial e terminar em uma pausa, de ser regular e apresentar o fenômeno de "aquecimento e esfriamento" (também conhecido com *warm-up/cool-down*, que representa o aumento e a redução graduais da frequência, após o início e antes do término da taquicardia, respectivamente), e de exibir uma onda P com intervalo RP' longo (Figura 2), torna mais provável o diagnóstico de taquicardia atrial sustentada, já que sua duração ultrapassa trinta segundos no total.

INTERPRETAÇÃO

As arritmias atriais são um achado frequente na população geral, sendo encontradas não apenas em indivíduos com cardiopatias estruturais e outros fatores de risco, mas também em indivíduos saudáveis e assintomáticos, nos quais sua prevalência pode chegar a valores próximos de 0,4%. Os mecanismos eletrofisiológicos envolvidos são os mesmos que têm sido discutidos na gênese de outros tipos de arritmias exemplificadas nesse livro: automatismo aumentado, atividade deflagrada ou reentrada. As ectopias atriais podem surgir de qualquer ponto em ambos os átrios, mas locais de predileção em especial são a crista terminalis, o anel das válvulas tricúspide e mitral, e a inserção das veias pulmonares. Antes consideradas como achados benignos, atenção especial tem sido dada à possível relação dos batimentos atriais

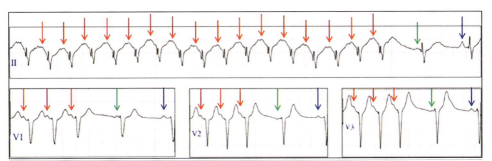

Figura 2 Características eletrocardiográficas que sugerem o diagnóstico de taquicardia atrial nesse caso: complexos QRS regulares precedidos por ondas P (setas vermelhas) que se apresentam com intervalo RP longo (mais próximas do QRS que as sucede). A taquicardia é interrompida por uma pausa, seguida de um batimento de escape juncional (a onda P marcada pela seta verde está dissociada do complexo QRS), antes de ser retomado o ritmo sinusal (setas azuis).

prematuros com o surgimento de fibrilação atrial e o aumento do risco de acidente vascular cerebral (AVC). Estudos que avaliaram as arritmias atriais no exame de Holter têm encontrado associação entre a alta densidade de extrassístoles atriais (maior do que 30 ectopias por hora ou a presença de episódios de taquicardia atrial com mais de 20 batimentos) e o risco aumentado de desenvolvimento de fibrilação atrial e de AVC (Figura 3). Em um estudo que investigou a presença de fibrilação atrial em indivíduos com AVC criptogênico, a probabilidade de detecção dessa arritmia nos pacientes com densidade de extrassístoles atriais maior que 1.500 em 24 horas foi de 40%, contra 9% naqueles que apresentaram menos de 100 ectopias em 24h. No teste ergométrico, o comportamento das arritmias atriais é variável, podendo ocorrer supressão na fase de esforço, pela aceleração do nó sinusal e mecanismo de *overdrive supression*, ou estímulo durante o exercício, em função ao aumento do tônus simpático e inibição vagal. Não apresentam correlação com isquemia miocárdica, nem aparecem como variável independente para mortalidade cardíaca ou infarto do miocárdio, mas podem desmascarar uma resposta eletrocardiográfica isquêmica, quando apresentam aumento da amplitude da onda R e infradesnivelamento concomitante do segmento ST. Analogamente ao observado nos estudos envolvendo Holter, tem sido demonstrada associação entre a presença de extrassistolia atrial frequente durante o teste ergométrico e o risco aumentado de surgimento de fibrilação atrial.

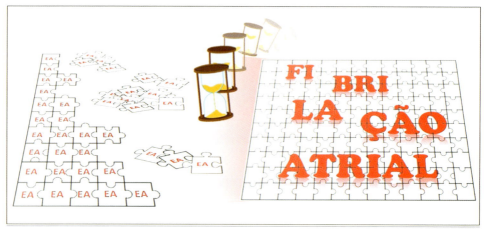

Figura 3 A alta densidade de extrassístoles atriais (EA) tem se mostrado um preditor do surgimento de fibrilação atrial.

Exemplo 28
Arritmias

Compare os eletrocardiogramas registrados na fase de recuperação desse teste de esforço e conclua: há alguma alteração patológica? Qual o mecanismo do fenômeno observado?

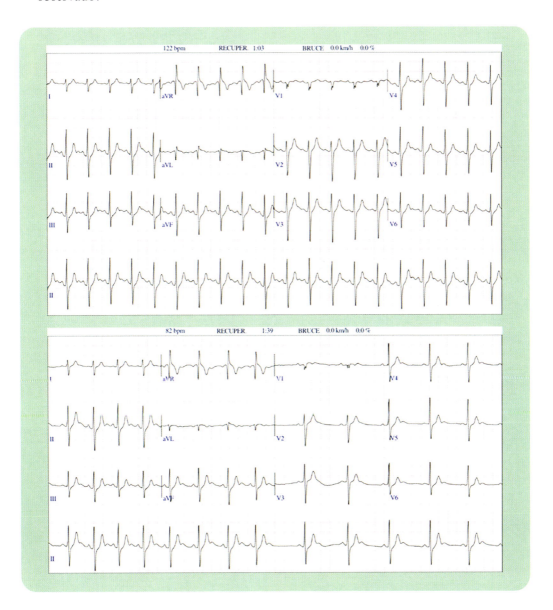

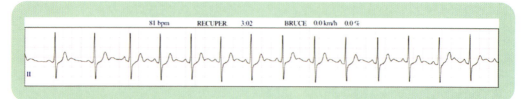

ANÁLISE DOS TRAÇADOS

No eletrocardiograma registrado no início da recuperação, apesar do ritmo taquicárdico é possível identificar a presença de ondas P sinusais precedendo os complexos QRS, sem distúrbios do ritmo ou anormalidades da repolarização ventricular. O desvio do eixo elétrico para a direita (morfologia rS em D1), somado à presença de ondas S em V5 e V6 e onda R' empastada na derivação aVR, preenchem critérios para atraso final da condução, achado sem significado patológico. No segundo traçado surge uma alteração no ritmo cardíaco marcada pela irregularidade dos intervalos RR, que é iniciada por uma pausa de aproximadamente 1 segundo de duração. As deflexões que aparecem logo após as ondas T podem ser confundidas com ondas P bloqueadas, mimetizando um bloqueio atrioventricular como causa para o aumento dos intervalos RR. Entretanto, suas características morfológicas próprias, bem como sua íntima relação com a onda T, permitem distingui-la como uma onda U, hipótese que é reforçada pela sua presença em todos os batimentos desde o traçado anterior. A irregularidade do ritmo observada nesse caso respeita um padrão oscilatório, onde a redução dos intervalos PP/RR é intercalada com períodos de aumento na sua duração, com transição gradual e progressiva entre eles, aspecto que fica evidente quando analisamos em conjunto o terceiro traçado mostrado nesse exemplo. Esse padrão típico, associado à ausência de achados patológicos concomitantes, nos faz concluir que se trata de um caso de arritmia sinusal.

INTERPRETAÇÃO

A frequência de disparo do nó sinusal é influenciada diretamente pela ação do sistema nervoso autônomo, e sua variabilidade é um parâmetro de integridade funcional dos mecanismos de controle neuroautônomico. As variações podem ser fásicas, quando estão relacionadas à respiração, ou não fásicas, e a atenuação desse fenômeno pode sinalizar o envelhecimento fisiológico ou a presença de condições patológicas que alterem o tônus autonômico, como o diabetes *mellitus* e a insuficiência cardíaca (Figura

1). Em estudos que investigaram o tema através da eletrocardiografia dinâmica (Holter 24h), a redução da variabilidade da frequência cardíaca foi um preditor de complicações arrítmicas em pacientes pós-infarto do miocárdio, capaz de identificar indivíduos de alto risco para morte súbita e morte de origem cardíaca. Embora esteja relacionada ao aumento do tônus vagal e seja frequentemente encontrada em indivíduos jovens e saudáveis, a bradiarritmia sinusal pode ser uma manifestação do espectro da doença do nó sinusal, principalmente em sua forma não fásica. A suspeita surge em indivíduos mais idosos, com bradicardia inapropriada e baixa resposta ao estímulo simpático (incompetência cronotrópica). No eletrocardiograma, a arritmia sinusal caracteriza-se por uma diferença entre intervalos PP acima de 120 ms (ou > 160 ms segundo alguns autores), e é mais comumente observada ao repouso ou durante a fase de recuperação do teste ergométrico, momentos com tônus vagal mais acentuado (Figura 2).

A onda U, última deflexão do eletrocardiograma, tem uma amplitude geralmente proporcional à da onda T, chegando a 25% do seu total. Ondas U proeminentes e positivas podem ser encontradas nas bradicardias, na hipocalemia, nas doenças cerebrovasculares (acidente vascular cerebral hemorrágico e hipertensão intracraniana), na hipertrofia ventricular esquerda, na síndrome do QT longo congênito e no hipertireoidismo (Figura 3). Ondas U invertidas podem ser vistas na isquemia miocárdica, nas sobrecargas ventriculares e como uma manifestação da síndrome do QT longo. São mais facilmente identificadas nas bradicardias, pois em frequências cardíacas mais elevadas podem se confundir com as ondas P que as sucedem. Além disso, podem simular ondas P bloqueadas, como no exemplo acima, exigindo atenção para se evitar o diagnóstico incorreto de bloqueios atrioventriculares nessas situações.

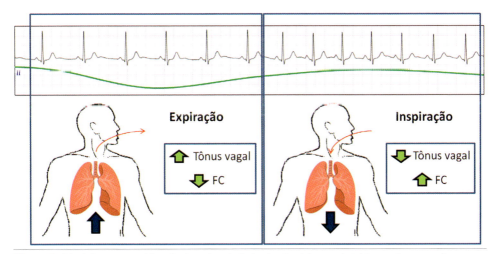

Figura 1 Modelo esquemático ilustrando a influência do ciclo respiratório no ritmo cardíaco.

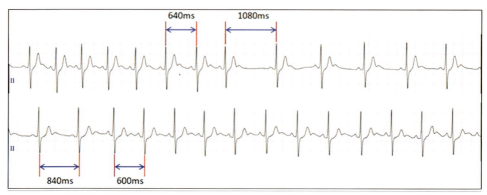

Figura 2 Detalhe dos traçados do exemplo 28 mostrando a variação dos ciclos RR caracterizando a arritmia sinusal.

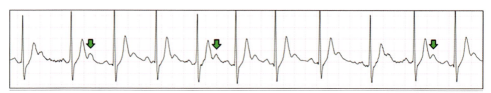

Figura 3 Exemplo de traçado com ondas U proeminentes, que podem ser facilmente confundidas com ondas P bloqueadas; observe que, apesar disso, elas mantêm a razão de amplitude em relação às ondas T.

Exemplo 29
Arritmias

Qual o fenômeno observado neste portador de marca-passo submetido a um teste de esforço, exemplificado abaixo? Qual sua importância clínica?

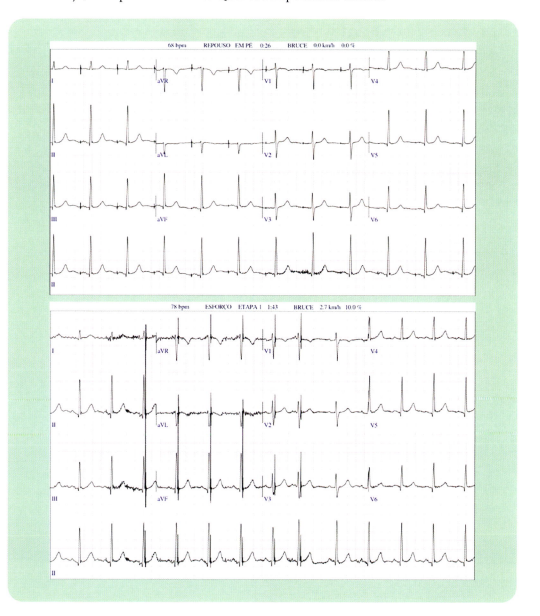

ANÁLISE DOS TRAÇADOS

No traçado registrado ao repouso, observamos ondas P que são precedidas por espículas e seguidas por condução atrioventricular espontânea, determinada por complexos QRS estreitos sem indícios de estimulação artificial, logo, concluímos que se trata de um ritmo de marca-passo operando em modo AAI. No eletrocardiograma registrado durante o esforço, observamos que as espículas que antes precediam as ondas P não estão mais presentes, denotando que o ritmo agora é determinado pelo nó sinusal. Entretanto, em uma sequência de seis batimentos desse traçado, notamos a presença de espículas com maior amplitude em relação às observadas ao repouso e que coincidem com o final dos complexos QRS, sem interferir em sua morfologia, o que permite concluir que esses estímulos emitidos pelo dispositivo não despolarizaram os ventrículos, pois estes já haviam sido despolarizados espontaneamente. Além disso, o dispositivo parece não ter sido capaz de reconhecer esses batimentos próprios do paciente, que já haviam sido deflagrados quando o aparelho emitiu os estímulos direcionados ao ventrículo, sugerindo a hipótese de *undersensing* ventricular.

Undersensing ventricular x pseudofusão

Esse exemplo em especial é capcioso, pois as espículas de marca-passo estão muito próximas dos complexos QRS, admitindo a possibilidade de pseudofusão como diagnóstico diferencial ao *undersensing* ventricular. Quando a frequência determinada pelo marca-passo é muito próxima da frequência cardíaca própria do paciente, os estímulos do dispositivo podem eventualmente coincidir com as despolarizações intrínsecas, gerando complexos QRS híbridos, que misturam características dos batimentos espontâneos com a dos estimulados, sendo chamados de batimentos de fusão (Figura 1). Em outros casos, embora uma espícula esteja sobreposta ao complexo QRS intrínseco, o marca-passo não contribuiu para sua formação, situação reconhecida pela morfologia similar desses complexos QRS com os dos batimentos não estimulados, sendo denominada de pseudofusão (Figura 2). Nessas situações, não houve tempo suficiente para que o batimento espontâneo fosse reconhecido pelo dispositivo, já que este necessita de uma massa crítica de miocárdio despolarizado para que seja capaz de detectar essa ativação, não configurando assim o *undersensing*.

Ambas são condições benignas associadas à estimulação cardíaca artificial, não configurando uma disfunção do dispositivo ou uma falha de programação; entretanto, podem ser confundidas com *undersensing* ventricular ou perda de captura, situações anormais que fornecem risco ao paciente, e que por sua vez também podem ser erroneamente interpretadas como pseudofusão, passando despercebidas (Figura 3). Se as espículas incidem próximas do complexo QRS, porém não coincidentes com ele, por definição não se configura a pseudofusão; nesse caso, se o estímulo se localiza imediatamente após o batimento (no segmento ST), denota uma sensibilidade reduzida, e se a espícula se localiza imediatamente antes do QRS (no segmento PR), denota uma falha na captura. No exemplo anterior, as espículas se localizam caprichosamente muito próximas dos complexos QRS, porém parecem não coincidir com eles, e em algumas derivações é possível perceber que elas incidem após o término desses batimentos, favorecendo a hipótese de *undersensing* ventricular em detrimento da pseudofusão (Figura 4). A análise do aparelho, por meio da interrogação do gerador, pode ser necessária para o diagnóstico definitivo nesses casos, cabendo ao ergometrista destacar as possibilidades diagnósticas com base nos argumentos eletrocardiográficos descritos anteriormente.

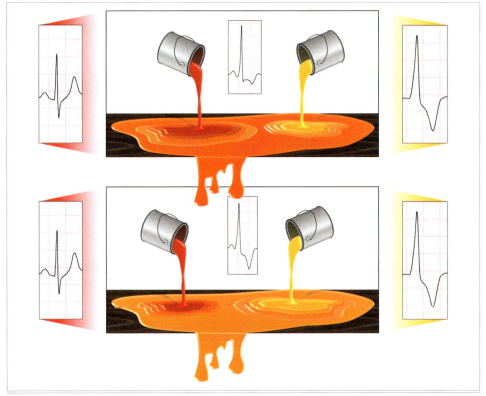

Figura 1 Os batimentos de fusão resultam da "mistura" de duas frentes de onda que despolarizam os ventrículos simultaneamente, gerando um complexo QRS com morfologia intermediária entre elas. O estímulo que percorre o sistema de condução tende a gerar um complexo QRS estreito (representado na figura à esquerda), enquanto o estímulo deflagrado no ventrículo (seja por uma extrassístole ventricular, ou uma estimulação direta por uma via acessória ou por um eletrodo de marca-passo) gera complexos QRS alargados (representados na figura à direita). O balanço entre a quantidade de miocárdio despolarizado por cada uma dessas frentes de onda determinará o aspecto morfológico final dos batimentos de fusão ao eletrocardiograma.

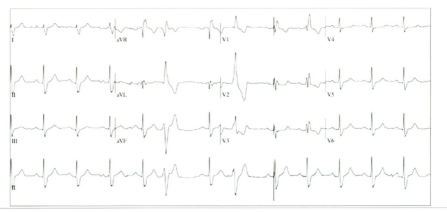

Figura 2 Eletrocardiograma mostrando um exemplo de pseudofusão: o batimento precedido por uma espícula tem sua morfologia inalterada em relação aos demais batimentos sinusais, sugerindo que o estímulo do marca-passo não despolarizou o ventrículo, pois este já havia iniciado sua despolarização por meio da condução AV espontânea.

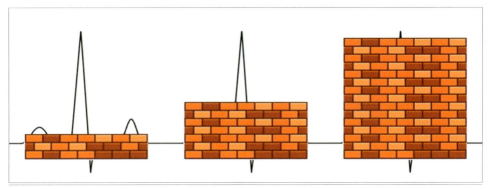

Figura 3 O limiar de sensibilidade do dispositivo é uma função programável e define o quanto do ritmo do paciente o aparelho é capaz de detectar. A analogia com um muro é muito usada na prática, ou seja, quanto menor a sensibilidade, mais alto é o muro, e menos estímulos o marca-passo consegue "enxergar".

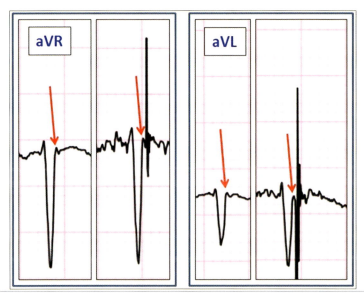

Figura 4 Imagem ampliada comparando os batimentos sobre os quais incidiram as espículas de marca-passo, com batimentos normais do paciente, em duas derivações diferentes. É possível perceber que a espícula se localiza após o final do complexo QRS, identificado pela onda r' (setas), favorecendo a hipótese de *undersensing* ventricular.

Exemplo 30
Arritmias

Analise os traçados registrados nas diferentes etapas do teste ergométrico e interprete a sequência de eventos observada, bem como sua importância no manejo clínico desse caso.

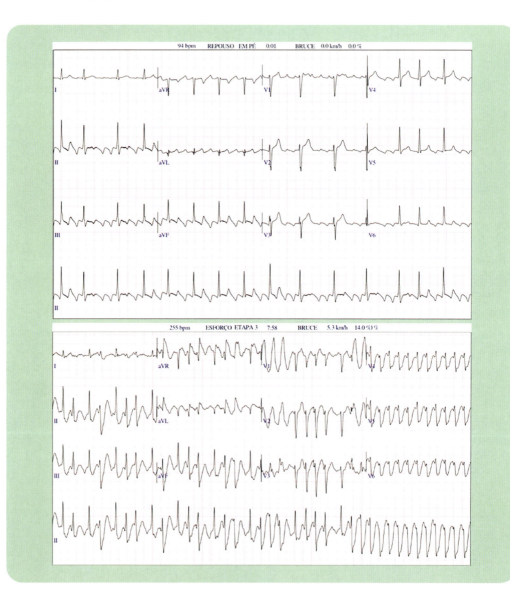

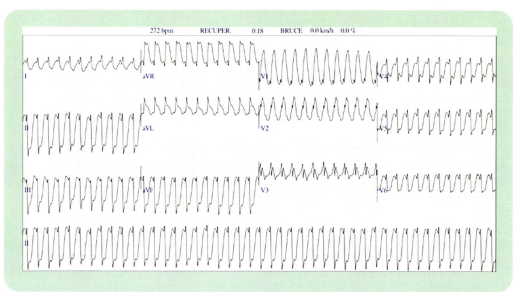

ANÁLISE DOS TRAÇADOS

No eletrocardiograma registrado ao repouso, identificamos a presença de um ritmo irregular, com frequência cardíaca menor do que 100 bpm e complexos QRS estreitos. A análise da linha de base revela que há atividade elétrica atrial organizada, com deflexões que respeitam um padrão morfológico e com intervalos regulares entre si. Essas ondas possuem características peculiares que possibilitam definir o diagnóstico da arritmia em questão: seu aspecto serrilhado (também chamado de "dentes de serrote"), com polaridade negativa nas derivações inferiores e positiva em V1, sem a presença de linha isoelétrica e com uma frequência de cerca de 300 bpm, indicam tratar-se de um *flutter* atrial típico. O bloqueio AV variável, onde apenas parte das ondas "F" é conduzida aos ventrículos, com razões que variam de 2:1 a 5:1 nesse caso, é responsável pela irregularidade dos complexos QRS e ao mesmo tempo permite a visualização da linha de base, facilitando o diagnóstico. No segundo traçado, registrado durante o esforço, nota-se a persistência da irregularidade no ritmo, atingindo uma frequência cardíaca média bastante elevada e com a presença de diversos batimentos alargados, com aspecto morfológico característico da aberrância de condução, já que possuem uma fase de ativação inicial rápida e muito semelhante aos demais batimentos, com um alargamento ocorrendo às custas de sua porção final, adquirindo morfologia de BRD e sendo desencadeados após um ciclo curto que sucede um ciclo longo. A partir de determinado momento, percebe-se que esse padrão se torna sustentado e regular, atingindo uma frequência cardíaca de 272 bpm. Apesar da dificuldade de distinguir a presença das ondas "F" na vigência da taquicardia, as características do eletrocardiograma de repouso, em conjunto com os achados durante o exercício, sugerem que estamos diante de um *flutter* atrial com condução AV 1:1 durante o esforço.

INTERPRETAÇÃO

O *flutter* atrial é uma arritmia supraventricular relacionada a um circuito de macrorreentrada delimitado por estruturas anatômicas localizadas no átrio direito, podendo apresentar rotação no sentido anti-horário (*flutter* típico) ou horário (atípico), normalmente diferenciados pela polaridade das ondas F nas derivações inferiores. A frequência atrial durante o *flutter* típico geralmente varia entre 250 e 350 bpm, e o bloqueio funcional da condução que ocorre no nível do nó AV permite uma resposta ventricular adequada. A condução AV 1:1 em pacientes com *flutter* atrial pode ser vista como efeito do tratamento com drogas antiarrítmicas. Os fármacos da classe I podem organizar e diminuir a velocidade de condução de taquiarritmias atriais o suficiente para possibilitar a condução AV 1:1, com consequente elevação da resposta ventricular. Esse efeito também é descrito com o uso da adenosina, frequentemente empregada no tratamento de urgência das taquiarritmias supraventriculares. O prolongamento dos ciclos do *flutter* atrial (ou seja, redução na frequência das ondas "F") também foi observado em pacientes com condução AV 1:1 espontânea. Esse fenômeno parece estar relacionado ao estímulo simpático, que também aumenta a capacidade de condução do nó AV, favorecendo dessa maneira o surgimento da relação de condução 1:1, em indivíduos predispostos por características intrínsecas do nó AV (Figura 1). O efeito do exercício físico no prolongamento da duração do ciclo do *flutter* foi observado em um estudo com 15 pacientes submetidos ao teste ergométrico em bicicleta, em comparação com os valores dos ciclos mensurados ao repouso, sendo que 6 desses pacientes desenvolveram condução AV 1:1 durante o exame; a inibição vagal e o aumento do tônus simpático característicos da fase de esforço podem estar envolvidos nesse fenômeno. Dessa maneira, o teste ergométrico em pacientes com *flutter* atrial pode ser uma ferramenta utilizada para identificar aqueles predispostos à condução AV anormal com resposta ventricular elevada, situação que oferece risco de degeneração para arritmias ventriculares fatais. A avaliação da resposta cronotrópica e o controle terapêutico, à semelhança da fibrilação atrial, também podem ser indicações nesse cenário. Ao se observar o surgimento da condução

AV 1:1 em pacientes com ritmo de *flutter* atrial o exame deve ser interrompido, ainda mais diante da eventual impossibilidade de diferenciá-lo de uma taquicardia ventricular; idealmente deve-se manter o paciente monitorizado até o retorno da frequência cardíaca a valores próximos dos registrados ao repouso.

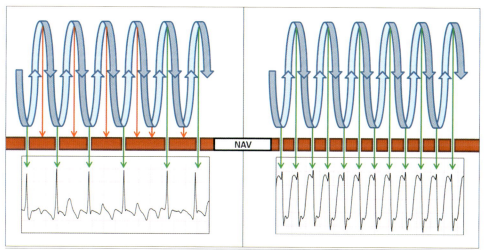

Figura 1 O circuito de macrorreentrada do *flutter* atrial, com rotação em torno de estruturas anatômicas e frequência de cerca de 300 bpm (espiral superior), sofre bloqueio parcial no nível do nó atrioventricular, com relação de condução aos ventrículos variável, podendo provocar irregularidade do ritmo (à esquerda). Em circunstâncias especiais, com a lentificação do circuito do *flutter* e a facilitação da condução pelo nó atrioventricular, a frequência atrial pode ser integralmente conduzida aos ventrículos (relação 1:1, à direita).

Exemplo 31

Arritmias

Qual a alteração presente no eletrocardiograma de repouso abaixo? Esse paciente poderia ter sido submetido ao esforço? O que observamos no traçado do pico do exercício a seguir?

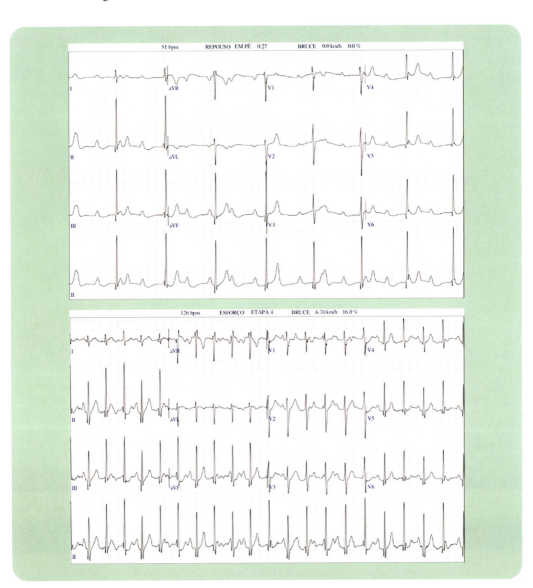

ANÁLISE DOS TRAÇADOS

No primeiro traçado, registrado ao repouso, identificamos complexos QRS com morfologia normal e precedidos por ondas P com características sinusais (positivas nas derivações D1 e aVF - eixo entre 0º e +90º). Entretanto, em alguns dos intervalos RR fica nítida a presença de duas ondas P para cada QRS, sugerindo o diagnóstico de bloqueio atrioventricular ou de extrassístoles supraventriculares bloqueadas; o intervalo regular entre as ondas P, sem a precocidade característica dos batimentos prematuros, confirma a primeira hipótese. Para determinar o tipo específico de BAV nesse caso, devemos analisar a relação de condução entre as ondas P e os complexos QRS, bem como a duração dos intervalos PR. Nesse exemplo, a frequência sinusal está próxima de 100 bpm, enquanto a frequência ventricular é de aproximadamente 50 bpm, denotando uma relação de 2:1, onde há mais ondas P do que complexos QRS. O intervalo PR é bastante variável a cada batimento, o que contraria a possibilidade de um BAV de 2º grau Mobitz 2, mas também não apresenta um padrão de aumento gradual e progressivo que culmina com uma onda P bloqueada, típico do BAV de 2º grau Mobitz 1. Em uma análise mais minuciosa, é possível identificar a presença de ondas P dentro dos complexos QRS, nos segmentos ST e também sobre as ondas T, caracterizando a dissociação atrioventricular, típica do BAV de 3º grau (BAV total, ou BAVT), onde nenhum impulso supraventricular é conduzido aos ventrículos. Os complexos QRS estreitos indicam um ritmo de escape de origem juncional (Figura 1).

No eletrocardiograma registrado durante o esforço, identificamos um ritmo regular com complexos QRS estreitos e com a mesma morfologia encontrada ao repouso. É possível perceber a presença de ondas P no traçado, e apesar da maior dificuldade em determinar a relação de condução com os complexos QRS e a duração dos intervalos PR, pode-se afirmar que a dissociação AV se mantém, com uma frequência

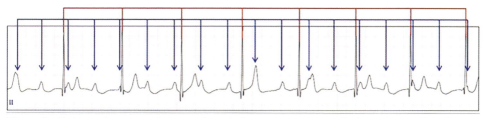

Figura 1 Eletrocardiograma do exemplo anterior ao repouso ampliado, com as setas demarcando as ondas P e as linhas vermelhas os complexos QRS. Dessa maneira, fica claro que os dois ritmos estão dissociados entre si, com ondas P incidindo em diferentes partes do traçado, e com distâncias até os complexos QRS variáveis.

atrial de cerca de 166 bpm que não é conduzida aos ventrículos, cuja despolarização é determinada por um ritmo de escape juncional a uma frequência de cerca de 125 bpm (Figura 2). Trata-se de um exame realizado em um paciente com diagnóstico de BAVT congênito. É importante enfatizar, nesse exemplo, que a dissociação entre ondas P e complexos QRS nem sempre é evidente, exigindo atenção do observador (Figuras 3, 4 e 5).

INTERPRETAÇÃO

No bloqueio atrioventricular total (terceiro grau) nenhuma atividade atrial é conduzida aos ventrículos, e a despolarização dessas câmaras será comandada por um

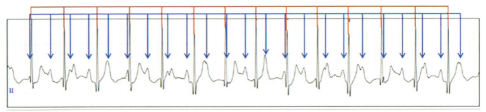

Figura 2 Eletrocardiograma do exemplo anterior ao esforço ampliado, evidenciando a dissociação atrioventricular, de maneira análoga ao exposto na Figura 1.

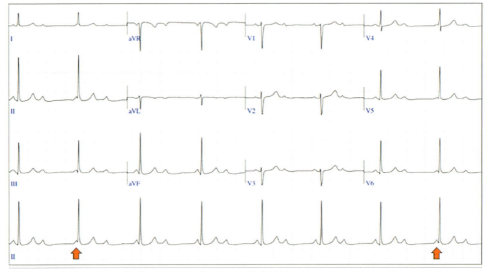

Figura 3 Outro exemplo de eletrocardiograma de BAVT com escape juncional, que pode causar a falsa impressão de BAV 2:1; a dissociação atrioventricular, menos evidente nesse caso, é destacada pelas setas.

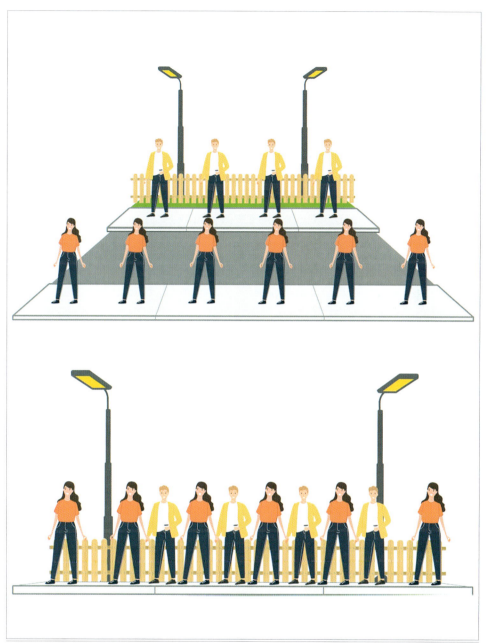

Figura 4 Modelo esquemático ilustrando como fenômenos não relacionados entre si, quando colocados em um mesmo plano, podem aparentar que estão associados um ao outro. Na figura superior notamos que homens e mulheres estão posicionados em calçadas diferentes, porém, ao observarmos a cena por uma perspectiva diferente, cria-se uma falsa impressão de que estão lado a lado, formando casais.

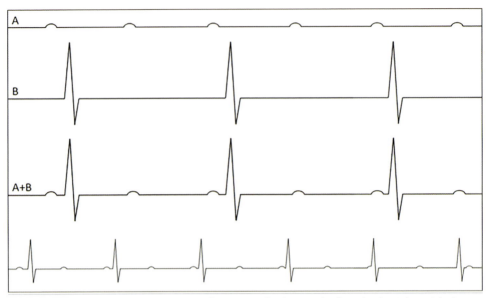

Figura 5 Analogamente ao exposto na figura 4, no fenômeno de dissociação atrioventricular, ao projetarmos a atividade elétrica atrial (A) e ventricular (B) em um mesmo traçado (A+B), por vezes não fica clara a ausência de relação de condução entre as ondas P e os complexos QRS, principalmente quando registrada uma curta sequência de batimentos. A observação de um traçado contínuo, com maior duração e consequentemente maior número de batimentos, pode revelar a presença de dissociação atrioventricular, antes despercebida.

foco de marca-passo ectópico. Os ritmos de escape, provenientes do feixe de His e mais próximos do nó AV, são capazes de gerar uma frequência mais elevada, o que justifica a resposta ventricular mais adequada nos casos de BAVT congênito, onde o bloqueio ocorre no nível do nó AV, ao contrário das frequências geralmente menores do que 40 bpm encontradas no BAVT adquirido, cujo sítio de bloqueio é mais baixo. O bloqueio AV congênito que ocorre no período neonatal, na maioria das vezes, está relacionado à doença autoimune secundária à ação de anticorpos maternos que atravessam a placenta, e em uma fase mais tardia, seu surgimento pode estar relacionado a uma cardiopatia estrutural de natureza congênita, como a transposição corrigida de grandes artérias, ou mesmo à intervenção cirúrgica necessária nesses casos. A frequência de escape mais elevada nesses pacientes muitas vezes possibilita o adiamento do implante de marca-passo para um momento mais oportuno, desde que não haja sintomas ou repercussão funcional significativa.

O papel do teste ergométrico na avaliação de pacientes com BAVT congênito

Nesse cenário, a avaliação funcional e da reserva cronotrópica, por meio do teste ergométrico, torna-se uma ferramenta valiosa no seguimento dos pacientes com BAVT congênito, podendo auxiliar na escolha do momento ideal para o implante de marca-passo definitivo, e aparecendo como indicação classe I na 3ª Diretriz Brasileira de Teste Ergométrico (nível de evidência B). Aumentos de frequência cardíaca de pelo menos 50% em relação ao valor basal no repouso, ou uma frequência máxima maior do que 100 bpm no pico do esforço, são parâmetros considerados adequados nesse perfil de pacientes. O conceito de incompetência cronotrópica como variável prognóstica não é bem estabelecido nesse contexto, e em crianças e adolescentes o uso do valor de índice cronotrópico de 0,8 como corte para sua definição pode ser inadequado; um estudo que incluiu pacientes com doença cardíaca congênita identificou um corte de 0,69 como sendo mais acurado nesse grupo. Deve-se estar atento para o surgimento de arritmias ventriculares ou sintomas de baixo débito cardíaco durante o exame, bem como para os valores corrigidos do intervalo QT, que podem definir a indicação de implante de marca-passo, conforme as diretrizes brasileiras de dispositivos cardíacos eletrônicos implantáveis vigentes. A avaliação da capacidade funcional também é importante tanto no seguimento como na tomada de decisão terapêutica, devendo-se levar em consideração o impacto negativo que outras anomalias congênitas cardíacas concomitantes possam causar nessa variável. Valores maiores do que 7 MET respaldam uma conduta conservadora, em conjunto com a análise das outras variáveis citadas.

Exemplo 32
Arritmias

Qual fenômeno é observado durante esse teste ergométrico, realizado em um portador de marca-passo artificial? Qual o mecanismo fisiológico responsável por essa alteração?

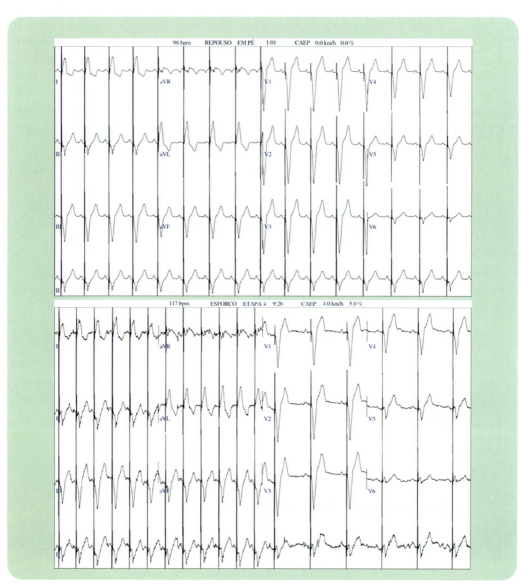

Fase Nome	Etapa Nome	Tempo na fase	Veloc. (km/h)	Inclin. (%)	Esforço (METS)	FC (bpm)	PA (mmHg)	PFP (mmHg*bpm)	EV (/min)	Nível ST (1 mm)
ESFORÇO	ETAPA 4	08:29	4.00	5.00	3.7	131			0	-3.15
		08:59	4.10	5.00	4.0	131			0	-3.10
		09:22	4.00	5.00	4.2	139	135/75	18765	0	-3.35
		09:29	4.00	5.00	4.3	102			0	-2.75
		09:59	4.00	5.00	4.5	82			0	-1.45
		10:00	4.00	5.00	4.5	87			0	-1.45
	ETAPA 5	10:29	4.70	6.00	4.7	93			0	-1.65
		10:59	0.00	6.00	2.8	117			0	-2.15
		11:04	0.00	6.00	2.7	116			0	-2.35
RECUPER.		00:17	0.00	0.00	2.5	96	144/91	13824	0	-2.45
		00:25	0.00	0.00	2.4	129			0	-3.00

ANÁLISE DOS TRAÇADOS

No primeiro traçado, registrado ao repouso, identificamos um ritmo determinado por marca-passo artificial operando em modo VAT: as ondas P sinusais são detectadas pelo dispositivo, que deflagra um estímulo ventricular (representado pelas espículas, com amplitude característica de um eletrodo unipolar), gerando captura a partir do ventrículo direito, onde o eletrodo está impactado (complexos QRS alargados e com morfologia de bloqueio de ramo esquerdo). No segundo eletrocardiograma, registrado durante a quarta etapa do protocolo CAEP na vigência de esforço, a frequência ventricular próxima de 139 bpm sofre uma queda repentina para cerca de metade do seu valor inicial (69 bpm), às custas do aumento do ciclo do marca-passo em cerca de duas vezes. Nos intervalos entre os complexos QRS estimulados, é possível por vezes identificar a presença de ondas P que não foram conduzidas (Figura 1), fato que explica a redução súbita da frequência ventricular, que induziu rapidamente a sensação de fadiga e intolerância ao exercício que motivou a interrupção do exame. Trata-se de um caso de Wenckebach eletrônico culminando em condução AV 2:1.

INTERPRETAÇÃO

Os marca-passos artificiais contam com uma frequência máxima de estimulação ventricular programada (chamada de *upper rate*) a partir da qual não é possível elevar a resposta ventricular, independentemente do valor da frequência sinusal intrínseca do paciente ou da modulação da frequência realizada pelo sensor de movimentação. Assim, nas situações em que o marca-passo está operando no modo VAT e a frequência sinusal supera o limite superior da frequência programada, o dispositivo

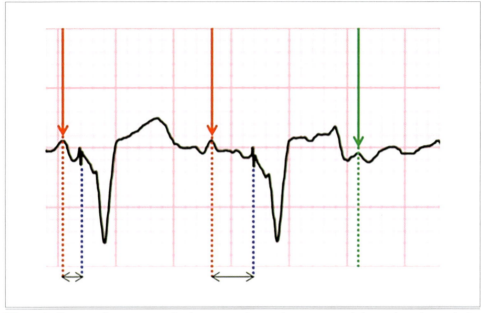

Figura 1 Eletrocardiograma ampliado mostrando o prolongamento do intervalo atrioventricular do marca-passo (tempo entre as ondas P sentidas, destacadas pelas setas vermelhas, e o disparo das espículas, destacadas pelas linhas tracejadas azuis), recurso utilizado para manter a frequência ventricular máxima programada a despeito do aumento da frequência sinusal intrínseca. A onda P demarcada pela seta verde incide sobre o PVARP e, portanto, não é conduzida.

precisa realizar autoajustes na condução atrioventricular para que possa conciliar uma frequência de demanda e uma frequência de estimulação diferentes entre si. A maioria dos aparelhos utiliza um algoritmo que aumenta progressivamente o intervalo atrioventricular, na tentativa de compensar o encurtamento dos ciclos PP de forma a manter o ciclo RR e assim não ultrapassar a frequência máxima programada. Entretanto, as ondas P cada vez mais irão se aproximar do batimento ventricular prévio, até que acabem por coincidir com o PVARP, momento no qual serão incapazes de gerar uma despolarização para o ventrículo, sendo, portanto, bloqueadas (Figura 2). Esse aumento progressivo no intervalo atrioventricular, que culmina com o bloqueio de uma onda P, pela semelhança com o fenômeno de Wenckebach biológico, tem sido chamado de "Wenckebach eletrônico" ou "pseudo-Wenckebach". Nos casos em que a frequência sinusal supera ainda mais a frequência máxima programada, o intervalo AV prolonga-se de tal maneira que as ondas P incidem no PVARP de maneira alternada, gerando uma condução AV 2:1, que resulta na queda súbita da frequência cardíaca, como retratado no exemplo anterior. O fenômeno de Wenckebach eletrônico não representa, portanto, uma disfunção do marca-passo, e sim uma necessidade de ajuste na programação, para adequar a frequência máxima do aparelho à demanda diária do paciente. É prudente encerrar o exame logo que for observado o surgimento desse achado eletrocardiográfico, pois o desencadeamento da condução AV na proporção de 2:1 pode sucedê-lo rapidamente, provocando sintomas de baixo débito e até culminando em síncope, com o paciente ainda em movimento na esteira.

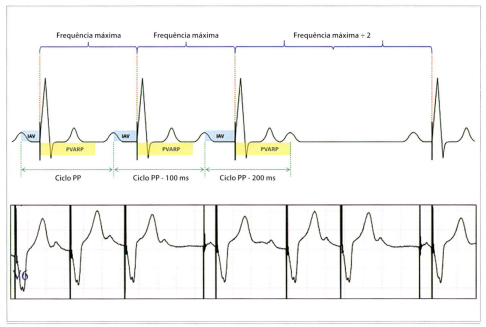

Figura 2 Acima: modelo esquemático ilustrando o prolongamento do IAV conciliando a redução do intervalo PP (aumento da frequência sinusal) com a frequência máxima programada do dispositivo. Dessa maneira, as ondas P vão se aproximando progressivamente dos complexos QRS precedentes, e quando incidem sobre o PVARP não geram estímulo para os ventrículos, provocando uma pausa até o próximo ciclo, iniciado com uma onda P sinusal. Abaixo: traçado ampliado mostrando episódio de Wenckebach eletrônico registrado durante o esforço, observam-se as pausas relacionadas a ondas P não conduzidas (por incidirem sobre o PVARP, como mostrado na ilustração), seguidas de estimulação em modo dupla câmara.

IAV: intervalo atrioventricular; PVARP: período refratário do canal atrial após uma despolarização ventricular (*post ventricular atrial refractory period*).

Exemplo 33
Arritmias

Observe atentamente os traçados abaixo, registrados ao repouso e durante o esforço em um paciente submetido ao teste ergométrico. Qual a alteração presente nesse caso? Há algum significado patológico relacionado a ela?

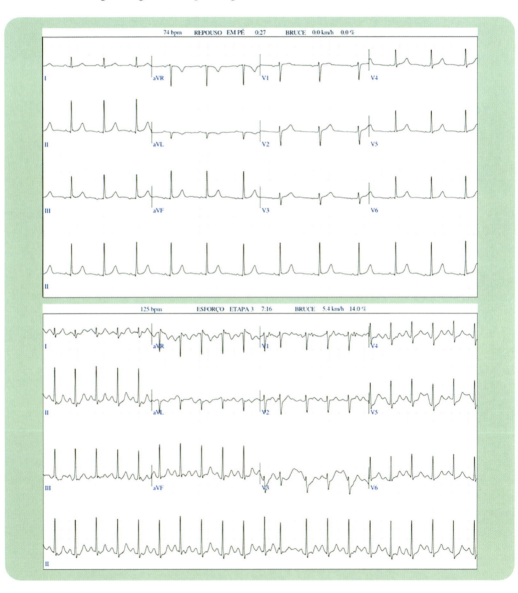

ANÁLISE DOS TRAÇADOS

O eletrocardiograma de repouso nesse exemplo, quando analisado isoladamente, pode não denotar achados além dos limites da normalidade. A morfologia da onda P e sua voltagem reduzida chamam a atenção, apresentando-se isodifásica em algumas derivações. Entretanto, o diagnóstico de ritmo ectópico atrial é dificultado pela ausência de alterações mais exuberantes, como um desvio significativo do eixo elétrico da despolarização atrial, inscrevendo ondas P negativas, por exemplo. Quando o paciente é submetido ao esforço, fica evidente a mudança na morfologia da onda P, que adquire aspectos mais convincentes de sua origem sinusal. Dessa maneira, na análise comparativa dos dois traçados, fica claro que estávamos diante de um ritmo atrial ectópico ao repouso (Figura 1).

INTERPRETAÇÃO

Fisiopatologia do ritmo atrial ectópico

As propriedades de automatismo do nó sinusal conferem a essa estrutura a função de marca-passo cardíaco fisiológico, suprimindo o disparo de estruturas adjacentes, os chamados marca-passos latentes (fibras localizadas em outras partes dos átrios, seio coronariano, veias pulmonares, valvas atrioventriculares, porções da junção AV e até do sistema His-Purkinje), e assumindo assim o controle do ritmo cardíaco. Entretanto, diversos mecanismos podem influenciar a frequência de disparo do nó sinusal e até mesmo alterar o local do marca-passo para outra localização fora dessa estrutura. Fatores como a influência da inervação autonômica, o uso de medicações cronotrópicas negativas e condições relacionadas ao espectro da doença do nó sinusal podem gerar bradicardias sinusais ina-

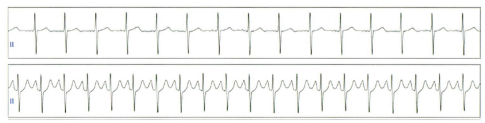

Figura 1 Quando comparamos lado a lado os traçados registrados ao repouso e durante o esforço, fica evidente a mudança na morfologia da onda P, confirmando o diagnóstico de ritmo ectópico atrial no eletrocardiograma basal.

propriadas, permitindo o escape dos focos de marca-passo latentes. Analogamente, uma frequência de disparo de um foco ectópico inapropriadamente aumentada pode suprimir o controle anteriormente determinado pelo nó sinusal; mecanismos como o hiperautomatismo e a atividade deflagrada estão relacionados a esse fenômeno. Assim, os ritmos cardíacos que se originam nos átrios, porém em uma localização diferente da região anatômica do nó sinusal, recebem então a denominação de "ritmo atrial ectópico". Ao eletrocardiograma, identificamos a atividade elétrica atrial pela presença de ondas P precedendo os complexos QRS, que adquirem, entretanto, uma morfologia diferente daquela vista no ritmo sinusal. Sua topografia anômala pode até mesmo promover uma mudança no eixo do vetor de despolarização dos átrios, resultando na inversão da polaridade da onda P em algumas derivações. Quando originado no átrio esquerdo, por exemplo, os vetores de ativação orientam-se para a direita e para frente, gerando ondas P positivas em V1 e negativas em D1, aVL, V5 a V6, sendo também chamado de "ritmo de átrio esquerdo" (Figura 2). Quando é originado na região baixa dos átrios, sua despolarização segue o sentido de baixo para cima, gerando ondas P negativas em D2, D3 e aVF; nessas variantes, inclusive podemos identificar um intervalo PR mais curto, pela sua maior proximidade com o nó atrioventricular. Já nos ritmos ectópicos oriundos na região do átrio direito alto, a morfologia e o eixo da onda P podem ser muito semelhantes ao encontrado no ritmo determinado pelo nó sinusal, já que essa estrutura encontra-se localizada nessa mesma região, gerando a despolarização com eixo normal voltado para a esquerda, para baixo e para trás (Figura 3).

Influência autonômica durante o teste ergométrico

O início de um esforço físico, partindo-se de uma situação de repouso, promove modificações progressivas no tônus autonômico sistêmico e, consequentemente, na

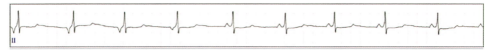

Figura 2 As ondas P negativas nos batimentos iniciais dessa sequência sugerem sua origem no átrio esquerdo.

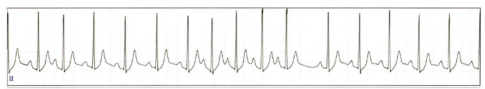

Figura 3 No centro desse traçado identificamos a presença de 4 extrassístoles atriais, cuja morfologia da onda P, muito semelhante aos demais batimentos, remete a uma origem próxima do nó sinusal.

sua influência sobre o ritmo cardíaco. A inibição vagal, seguida do aumento do tônus simpático (Figura 4), está relacionada à elevação da frequência cardíaca, determinada pelo aumento do automatismo do nó sinusal. Esse fenômeno eletrofisiológico é capaz de inibir focos de marca-passo latentes anteriormente ativos, como discutido anteriormente, mecanismo conhecido como *overdrive supression*. No término do exercício, marcado pelo início da fase de recuperação, há uma inversão do padrão de modificação do tônus autonômico, com reativação vagal seguida da inibição simpática. Nessa etapa do teste ergométrico, é frequente observarmos o surgimento de ritmos ectópicos atriais, geralmente transitórios, independente de sua presença nos eletrocardiogramas do repouso. Esses achados não trazem consigo significado patológico, e nem estão relacionados à isquemia mediada pelo exercício, sendo comumente vistos em pessoas hígidas e praticantes de atividade física regular.

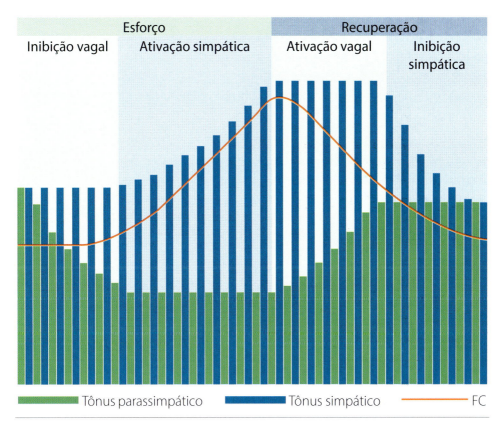

Figura 4 Gráfico representativo da influência autonômica nas diferentes etapas do teste ergométrico.

Exemplo 34

Arritmias

Quais características eletrocardiográficas permitem presumir o mecanismo da taquiarritmia apresentada a seguir?

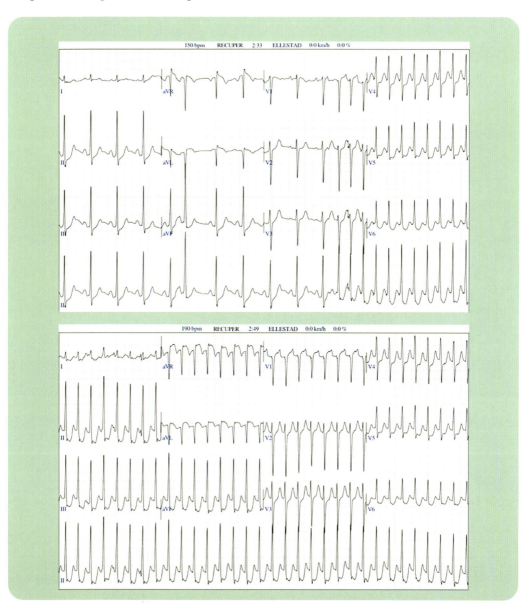

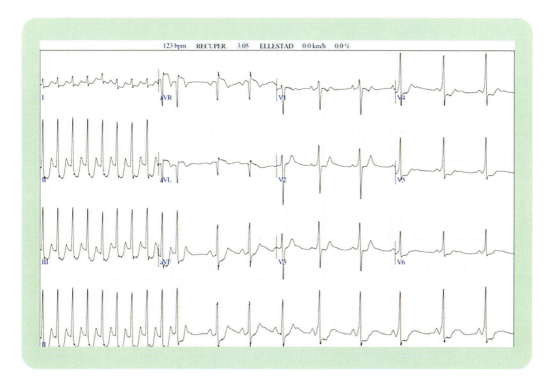

ANÁLISE DOS TRAÇADOS

Essa sequência de traçados registrados na fase de recuperação mostra o início e o término de um episódio de taquicardia paroxística, com complexos QRS estreitos e regulares entre si. Nesse caso a visualização das ondas P não é possível, porém observamos a presença de um infradesnivelamento do segmento ST associado à alternância na amplitude dos complexos QRS. Essas características sugerem o diagnóstico de taquicardia por reentrada atrioventricular ortodrômica; o surgimento de batimentos com aspecto de pré-excitação ventricular após o término da taquicardia torna essa hipótese ainda mais provável.

Diagnóstico diferencial das taquicardias supraventriculares

A duração normal dos complexos QRS (≤ 120 ms) se deve à ativação rápida dos ventrículos através do sistema de condução; logo, as taquicardias que se apresentam com QRS estreito normalmente têm seu estímulo relacionado a uma origem supraventricular. Assim, o termo "taquicardia supraventricular" tem sido tradicionalmente usado para denominar os ritmos acima de 100 bpm não originados nos ventrículos. Apesar disso, é interessante observar que ele não é normalmente empregado para definir a fibrilação atrial, e que, por outro lado, é muito associado à taquicardia por reentrada atrioventricular, um ritmo que por definição não tem uma origem supraventricular propriamente dita. Assim, no "jargão" médico, acaba sendo utilizado para se referir às taquicardias regulares com QRS estreito, e, dada a semelhança com que se apresentam ao eletrocardiograma, o diagnóstico diferencial das taquicardias supraventriculares nem sempre é fácil, já que muitas vezes não é possível identificar características eletrocardiográficas que conferem especificidade para a definição de algum ritmo em particular. Alguns achados presentes nos traçados em ritmo sinusal podem sugerir o diagnóstico da taquicardia, como foi o caso do paciente desse exemplo (onde a presença de pré-excitação ventricular tornou mais provável a hipótese de reentrada atrioventricular), e sua análise comparativa com os traçados na vigência da taquicardia pode ser útil na presunção do mecanismo da arritmia. Isso porque, em alguns casos de taquicardia por reentrada nodal, a condução da onda P retrógrada pode inscrever deflexões na porção final do complexo QRS que simulam uma onda r' na derivação V1 (chamada "pseudo r") e uma onda S nas derivações inferiores ("pseudo S"). A ausência dessas ondas no ECG basal indica que se trata de ondas P retrógradas relacionadas à TRN, achado que tem elevada especificidade (91%-100%) apesar de uma baixa sensibilidade (aproximadamente 14%) para o diagnóstico dessa arritmia. Aliás, a presença de uma onda pseudo r na derivação aVR mostrou maior acurácia para o diagnóstico de TRN quando comparada àquela presente em V1. De maneira análoga, a onda P retrógrada na TRAV, mais afastada do complexo QRS, pode provocar o infradesnivelamento do segmento ST, alteração que não é observada durante o ritmo sinusal.

A relação da onda P com os complexos QRS adjacentes, quando ela é visível, também é útil no direcionamento da hipótese nesses casos. Quando há uma onda P para cada complexo QRS no traçado, devemos analisar se ela está mais próxima do QRS que está antes ou do que está depois dela. Nas taquicardias por reentrada nodal típica e por reentrada atrioventricular, a despolarização segue o sentido ventrículo--atrial por uma via rápida, gerando ondas P retrógradas mais próximas dos complexos QRS precedentes (localizadas, portanto, antes da metade do intervalo RR - o chamado "intervalo RP' curto"). O circuito mais curto da TRN faz com que a onda P seja ainda mais próxima do QRS nesses casos, por vezes sobrepondo-se a ele (não sendo visível ou originando as ondas pseudo r e pseudo S citadas anteriormente). Já na TRAV, a despolarização atrial retrógrada é um pouco mais tardia, pois os ventrículos devem ser despolarizados antes que o impulso consiga ascender aos átrios pela via acessória, gerando ondas P um pouco mais afastadas do QRS anterior, apesar de ainda manterem-se mais próximas deste em relação ao QRS que as sucede (Figura 1). Assim, dentre as taquicardias com intervalo RP' curto, um valor de corte de 90 ms entre o início da onda R e o início da onda P retrógrada foi estabelecido como referência para distinguir essas duas possibilidades por meio do eletrocardiograma convencional, pois o valor de 70 ms encontrado no estudo eletrofisiológico é pouco prático e de difícil aplicação quando extrapolado para o ECG de superfície.

Nos casos em que a onda P está mais próxima do QRS seguinte (portanto localizada além da metade do intervalo RR, ou seja, intervalo RP' longo), admite-se que se trata de uma onda P anterógrada que gerou a despolarização ventricular subsequente, sugerindo então o diagnóstico de taquicardia atrial. Excepcionalmente, as arritmias de reentrada cujo impulso desce aos ventrículos pela via rápida e sobe aos átrios pela via lenta (TRN atípica e TRAV de Coumel) também podem se manifestar com intervalo RP' longo (Figura 2), sendo possíveis diagnósticos diferenciais nesse caso, apesar de serem condições pouco frequentes na prática clínica.

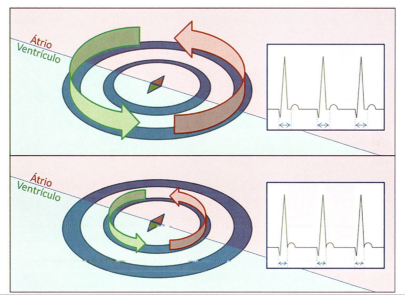

Figura 1 Os circuitos de reentrada nos quais o impulso é conduzido aos ventrículos por uma via lenta e aos átrios por uma via rápida expressam-se ao eletrocardiograma com um intervalo entre o complexo QRS e a onda P retrógrada curto. Na reentrada atrioventricular (acima), a via acessória será despolarizada somente após a despolarização dos ventrículos (onde está inserida), para então conduzir o impulso retrogradamente para os átrios, gerando um intervalo RP' maior em relação ao observado na reentrada nodal (abaixo), onde o estímulo é conduzido quase que simultaneamente para as duas câmaras, gerando intervalos RP' muito curtos, com ondas P por vezes sobrepostas/ocultas dentro do QRS.

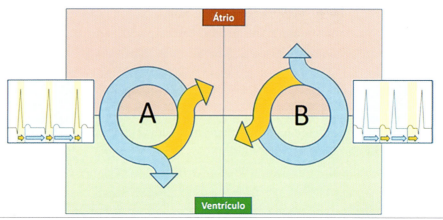

Figura 2 Nos circuitos de reentrada que envolvem os átrios e ventrículos ou a junção atrioventricular, as características eletrofisiológicas das vias de condução anterógrada e retrógrada determinam a duração dos intervalos entre as ondas R e as ondas P, característica muito utilizada no diagnóstico diferencial das taquicardias supraventriculares ao eletrocardiograma. Em A, nos circuitos com condução anterógrada (dos átrios para os ventrículos) através de uma via lenta (seta azul) e condução retrógrada por uma via rápida (seta amarela), a despolarização atrial retrógrada ficará mais próxima da despolarização ventricular anterior, resultando em um intervalo RP' curto e P'R longo (setas amarelas e azuis, respectivamente, no eletrocardiograma ampliado), fenômeno observado na TRN comum e na TAV. Em B, nos circuitos com condução anterógrada por meio de uma via rápida (seta amarela) e condução retrógrada por uma via lenta (seta azul), a despolarização atrial ficará mais próxima da despolarização ventricular que a sucede, resultando em um intervalo RP' longo e P'R curto (setas azuis e amarelas, respectivamente, no eletrocardiograma ampliado), fenômeno observado na TRN incomum e TAV de Coumel (onde a via acessória apresenta propriedades de condução decremental).

A taquicardia juncional, além de incomum no adulto, pode se apresentar com frequência ventricular mais alta do que a frequência atrial, inclusive com dissociação atrioventricular, ao contrário dos demais subtipos citados. No entanto, quando a frequência atrial for mais alta que a frequência ventricular (mais de uma onda P para cada QRS), o diagnóstico de *flutter* ou taquicardia atrial torna-se mais provável. Essas duas condições, somadas à fibrilação atrial, podem determinar a irregularidade do ritmo cardíaco em vigência da taquicardia. O padrão dessa irregularidade pode auxiliar na diferenciação dessas etiologias, já que o bloqueio AV variável no *flutter* e na taquicardia atrial pode produzir intervalos RR diferentes, mas que se reproduzem ao longo do traçado, enquanto na fibrilação atrial destaca-se a variabilidade chamada de "irregularmente irregular", exceto nos casos com resposta ventricular muito elevada, que pode transmitir a sensação de certa regularidade. Nas taquicardias atriais automáticas, os fenômenos de aceleração inicial, seguida de desaceleração (*warm-up/cool-down*), também podem transmitir uma impressão de irregularidade, podendo ser confundida com a fibrilação atrial. Essas características foram compiladas em um algoritmo que facilita o diagnóstico diferencial das taquicardias supraventriculares, reproduzido na Figura 3.

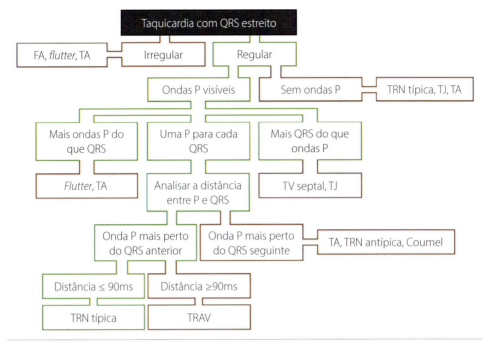

Figura 3 Algoritmo consagrado no diagnóstico diferencial das taquicardias supraventriculares ao eletrocardiograma.

FA: fibrilação atrial; TA: taquicardia atrial; TJ: taquicardia juncional; TV: taquicardia ventricular; TRN: taquicardia por reentrada nodal; TRAV: taquicardia por reentrada atrioventricular.

A depressão transitória do segmento ST durante episódios de taquicardia supraventricular mostrou uma baixa correlação com DAC obstrutiva em diversos estudos, podendo até cursar com elevação de troponina nesse contexto, possivelmente relacionada à injúria miocárdica de outra origem, como o desbalanço entre a oferta e a demanda de oxigênio no miocárdio durante a taquicardia. A interpretação desses achados deve levar em consideração a apresentação clínica do paciente, bem como seus antecedentes e a estratificação de risco para síndrome coronariana aguda.

Exemplo 35
Arritmias

Descreva a bradiarritmia presente no eletrocardiograma de repouso abaixo, e o comportamento observado quando o paciente foi submetido ao esforço. Que informações esse exame agregou na condução do caso? Quais os riscos envolvidos ao submetê-lo ao teste ergométrico?

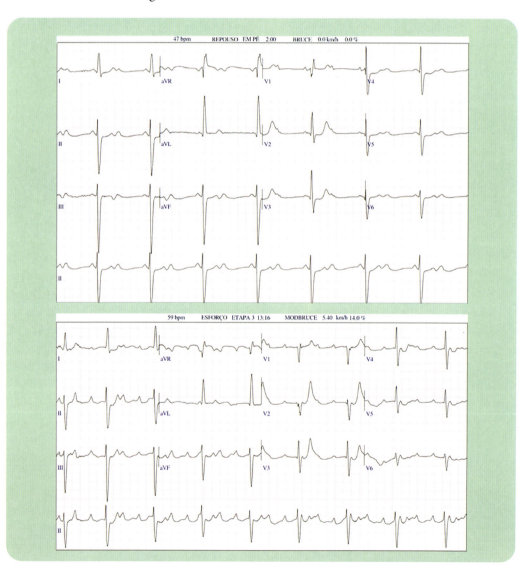

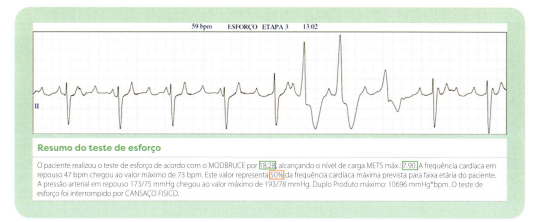

ANÁLISE DOS TRAÇADOS

No eletrocardiograma de repouso identificamos a presença de um distúrbio de condução intraventricular marcado por complexos QRS alargados, com duração maior que 120 ms e morfologia de bloqueio de ramo direito (padrão rSR' em V1, com ondas S empastadas em D1, V5 e V6 e complexo qR em aVR), associados a um desvio anômalo do eixo para a esquerda, além de -45°, que preenche critérios para o diagnóstico de bloqueio divisional anterossuperior esquerdo (padrão rS nas derivações D2, D3 e aVF, amplitude da onda S em D3 > D2 e maior do que 15 mm, além da morfologia qR em D1 e aVL com tempo da deflexão intrinsecoide maior que 50 ms). Esses complexos QRS são precedidos por ondas P sinusais (positivas em D1 e aVF) conduzidas aos ventrículos (intervalo PR constante e ausência de dissociação AV) e determinando um ritmo bradicárdico (FC < 50 bpm). Em uma análise mais atenta da repolarização ventricular, notamos a presença de uma deflexão que se inscreve após a onda T, sem características morfológicas de onda U, já que nas derivações do plano frontal ela supera a amplitude da própria onda T, e que apresenta intervalos regulares com as ondas P adjacentes. Trata-se de um bloqueio atrioventricular do segundo grau do tipo 2:1, onde a cada dois batimentos de origem atrial um é bloqueado e o outro é conduzido, despolarizando os ventrículos (Figura 1).

No traçado registrado durante o esforço, identificamos um aumento da frequência atrial em relação à observada ao repouso, com intervalos de cerca de 400 ms entre as ondas P (150 bpm), sem um aumento correspondente na frequência ventricular. A variabilidade nos intervalos PR e a presença de ondas P em diferentes locais do segmento ST e da onda T caracterizam a dissociação atrioventricular, estabelecendo o diagnóstico de bloqueio atrioventricular de terceiro grau (Figura 2). No terceiro traçado, registrado durante o episódio de BAVT no esforço, surgem batimentos de origem ventricular em salva, com frequência menor que 100 bpm, caracterizando um ritmo idioventricular acelerado.

INTERPRETAÇÃO

Para distinguirmos os subtipos de BAV de segundo grau (Mobitz 1 e Mobitz 2) pelo eletrocardiograma, é necessário que tenhamos ao menos dois batimentos de origem atrial conduzidos consecutivamente aos ventrículos, para que possamos comparar o intervalo PR entre eles. Se houver um aumento progressivo desse intervalo que culmina com uma onda P bloqueada, estamos diante de um BAV 2º grau tipo 1 (fenômeno de Wenckebach), mas, caso o intervalo PR permaneça constante até a pausa, trata-se de um BAV 2º grau tipo 2. O bloqueio atrioventricular 2:1, portanto, não é um subtipo específico de bloqueio AV, mas sim uma denominação para uma circunstância na qual não podemos precisar qual o tipo de BAV de segundo grau envolvido, pela falta de informações eletrocardiográficas para tal. Pode ser observado no fenômeno de Wenckebach extremo, onde o aumento do intervalo PR do primeiro para o segundo batimento do ciclo já culmina com o bloqueio da onda P, ou um BAV Mobitz 2 onde as ondas P são conduzidas de maneira alternada (Figura 3).

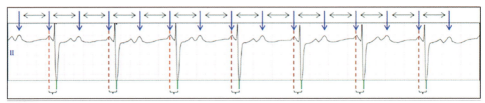

Figura 1 Ao destacar as ondas P (setas azuis) e definir sua relação de condução com os complexos QRS (distância entre as linhas pontilhadas vermelhas e as linhas verdes) constatamos que não há dissociação atrioventricular, e estabelecemos que, a cada duas ondas P, somente uma é conduzida aos ventrículos (BAV 2:1).

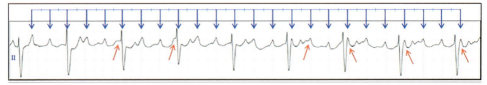

Figura 2 Ao contrário do observado na figura anterior, nesse caso as ondas P (destacadas pelas setas azuis) não apresentam relação de condução com os complexos QRS, incidindo sobre diferentes locais do traçado (setas vermelhas), dissociadas dos complexos QRS.

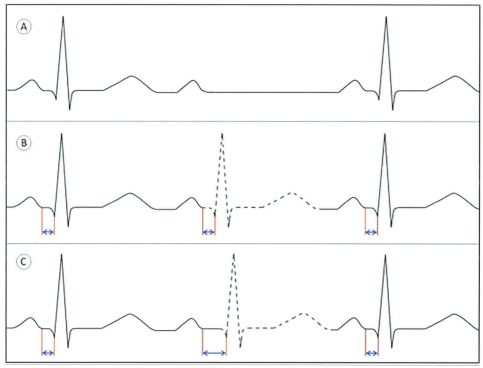

Figura 3 Modelo esquemático ilustrando as possibilidades de bloqueio AV mascaradas na relação de condução de 2 para 1 (A). O BAV Mobitz 2 (B) apresenta intervalo PR constante, enquanto no Mobitz 1 (C) o aumento inicial do intervalo PR já desencadeia o bloqueio (Wenckebach extremo), não se observando seu aumento progressivo característico.

Sabe-se que os bloqueios do segundo grau do tipo 1 estão relacionados ao nível do nó AV e têm forte influência do tônus autonômico, o que confere um aspecto mais benigno em relação aos bloqueios do segundo grau tipo 2. Assim, uma das formas de distingui-los na vigência de um bloqueio AV 2:1 é por meio da avaliação do seu comportamento frente ao exercício (Quadro 1). A inibição vagal e o aumento do tônus simpático na fase de esforço do teste ergométrico tendem a inibir o bloqueio AV que está relacionado ao nó atrioventricular, enquanto podem agravar o grau de bloqueio quando este estiver relacionado a lesões do sistema de condução intra/infra-hissianas, onde o encurtamento do ciclo PP na vigência da taquicardia supera o período refratário das fibras do sistema His-Purkinje. As diretrizes da AHA para implante de marca-passo colocam a realização do teste ergométrico em pacientes com BAV 2:1, de nível anatômico incerto, como indicação classe IIa (nível de evidência C). Além disso, o implante de marca-passo em pacientes com BAV 2:1 relacionado ao nível do nó atrioventricular é contraindicado nessa diretriz (indicação classe III, nível de evidência C), reforçando a importância de identificar o sítio de bloqueio nesses casos. No exemplo mostrado anteriormente, a progressão para bloqueio atrioventricular total durante o esforço, associada aos distúrbios da condução intraventricular preexistentes, sugerem uma doença do sistema de condução localizada abaixo do nó AV, com pior prognóstico. A baixa frequência ventricular mesmo durante o esforço, associada à elevada frequência atrial e aos episódios de ritmo idioventricular acelerado que "competem" com o ritmo de escape do paciente, conferem maior risco de evolução para arritmias ventriculares complexas, com potencial de instabilidade.

Quadro 1 Características que auxiliam no diagnóstico do tipo de bloqueio mascarado no BAV 2:1.

Diagnóstico diferencial do BAV 2:1

Favorece Mobitz 1	Favorece Mobitz 2
<ul><li>Ausência de cardiopatia estrutural</li><li>Ausência de distúrbios de condução intraventriculares</li><li>Episódios de Wenckebach durante o exame</li><li>Associação com períodos de tônus vagal aumentado</li><li>Melhora da condução AV com o esforço</li><li>Ausência de sintomas</li><li>Pacientes mais jovens/praticantes de atividades físicas</li></ul>	<ul><li>Presença de cardiopatia estrutural</li><li>Presença de bloqueios de ramo/bloqueios bifasciculares</li><li>Episódios de Mobitz 2 durante o exame</li><li>Sem relação causal evidente com a atividade vagal</li><li>Piora ou ausência de melhora da condução AV com o esforço</li><li>Sintomas de baixo débito</li><li>Pacientes idosos</li></ul>

Exemplo 36

Arritmias

Qual a anormalidade presente no exame? Qual o papel do teste ergométrico no manejo do caso?

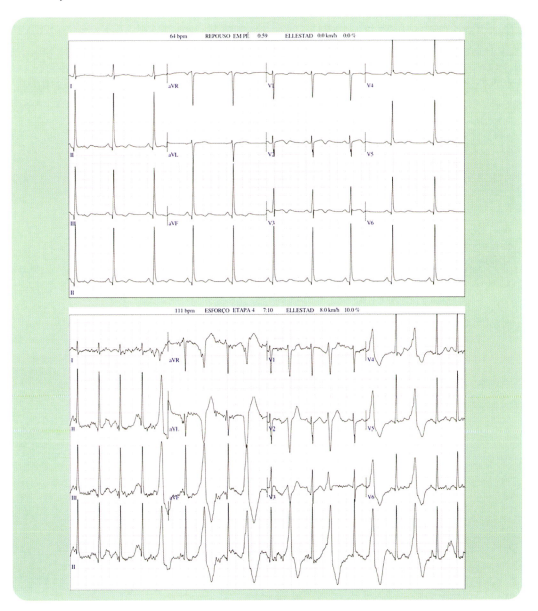

204 Ergometria: exemplos práticos

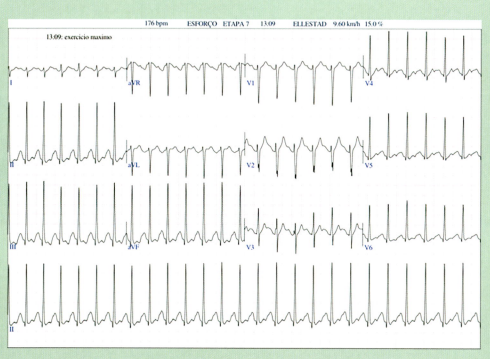

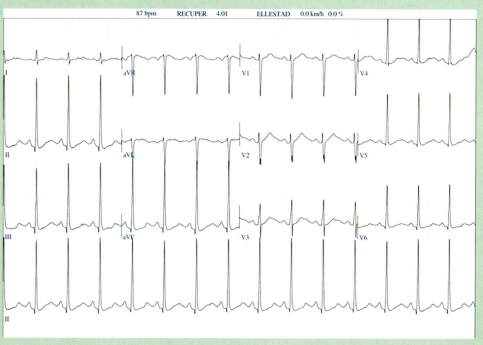

ANÁLISE DOS TRAÇADOS

No eletrocardiograma de repouso, identificamos uma anormalidade difusa da repolarização ventricular, com ondas T achatadas e bífidas que resultam em um intervalo QT visualmente prolongado. Nos eletrocardiogramas registrados na fase de esforço, é difícil avaliar o comportamento do intervalo QT, em função dos artefatos da linha de base e pela sua sobreposição com as ondas P, nos momentos com frequência cardíaca mais elevada; nota-se, entretanto, a presença de extrassístoles ventriculares, em um ciclo de bigeminismo. Na fase de recuperação, o traçado registrado aos 4 minutos reforça a impressão obtida ao repouso, com um intervalo QT notadamente aumentado. A mensuração dos seus valores, com a devida correção pela frequência cardíaca (Figura 1), confirma a suspeita obtida pela quantificação visual - trata-se de um exame realizado em um paciente com diagnóstico de síndrome do QT longo.

INTERPRETAÇÃO

A síndrome do QT longo congênita é uma doença genética hereditária caracterizada pelo atraso na repolarização do miocárdio, identificado pelo prolongamento do intervalo QT acima de 480 ms, em indivíduos com coração estruturalmente normal. Essa condição cursa com aumento do risco de arritmias ventriculares, com ênfase na *Torsades de Pointes* (Figura 2), e consequentemente do risco de síncopes e morte súbita. É menos incomum se comparada a outras síndromes arritmogênicas, como a

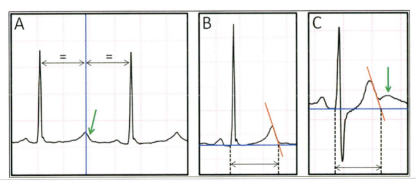

Figura 1 A suspeita de prolongamento do intervalo QT pode surgir ao se visualizar uma onda T que ultrapassa a metade do intervalo RR (A). Para aferição mais precisa do intervalo QT, deve-se traçar uma linha que tangencia a fase descendente da onda T (linha diagonal), e utilizar o ponto em que ela cruza a linha de base (linha azul) como referência para a medida (B). Essa regra é particularmente útil em casos com ondas U proeminentes (C).

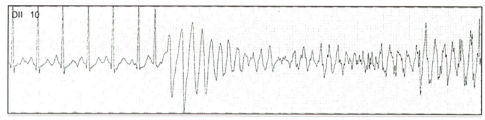

Figura 2 Exemplo de taquicardia ventricular polimórfica do tipo *Torsades de Pointes*, deflagrada durante o teste ergométrico. Observe a oscilação na amplitude dos complexos QRS, determinando seu padrão sinusoidal característico.

TVPC, com prevalência estimada de cerca de 1 caso a cada 2.500 pessoas. Os genótipos variados dão origem a diversos subtipos da síndrome do QT longo congênita, com maior prevalência dos tipos 1, 2 e 3 (90%-95% do total). A expressão fenotípica também é variada: os eventos cardíacos induzidos pela natação e pelo esforço físico estão fortemente associados às mutações *KCNQ1* (SQTL1), ao passo que estímulos auditivos como deflagradores do episódio arrítmico, bem como eventos que ocorrem no período pós-parto, são frequentemente observados em indivíduos com SQTL2, enquanto os episódios que ocorrem durante o período do sono ou ao repouso são mais comuns na SQTL3. Da mesma forma, o padrão eletrocardiográfico da repolarização ventricular pode ser característico do subtipo específico: a SQTL1 está associada a ondas T mais amplas; a SQTL2, a ondas T de baixa amplitude com entalhes ou bifásicas; e a SQTL3, a segmentos isoelétricos longos seguidos de ondas T estreitas (Figura 3). Já a síndrome do QT longo adquirida é caracterizada por um prolongamento do intervalo QT secundário à ação de agentes externos, como medicamentos e distúrbios eletrolíticos, em indivíduos possivelmente predispostos geneticamente. Em ambos os casos, o risco de morte está relacionado com o comprimento do intervalo QTc, sendo notoriamente maior naqueles com valores acima de 500 ms.

O eletrocardiograma na avaliação do intervalo QT

Sabe-se que o valor absoluto do intervalo QT, obtido no eletrocardiograma pela medida da distância entre o início do QRS e o final da onda T, é influenciado pelo valor da frequência cardíaca de maneira inversamente proporcional, ou seja, em frequências elevadas há encurtamento desse intervalo, enquanto em frequências baixas há alargamento dele. Dessa maneira, se considerarmos apenas a medida absoluta do intervalo QT, e a compararmos com os valores de referência estabelecidos, podemos ter uma superestimação ou uma subestimação de seu valor real, conforme a faixa de

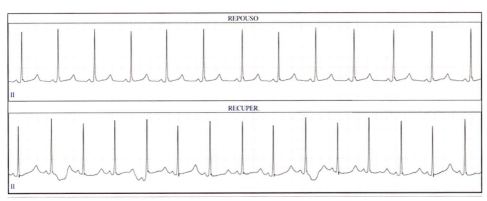

Figura 3 Exemplo de exacerbação do prolongamento do intervalo QT na fase de recuperação do teste ergométrico (abaixo), em relação ao observado no eletrocardiograma de repouso (acima).

frequência na qual foi registrado o eletrocardiograma. Assim, deve-se realizar a chamada "correção do intervalo QT pela frequência cardíaca", obtendo-se um valor relativo, mais fidedigno em relação àquele meramente obtido pela medida da distância entre os dois pontos, por levar em consideração o efeito do tamanho do intervalo RR sobre a duração do intervalo QT. Diversas fórmulas se propõem a esse objetivo, com algumas características específicas que as diferem. A mais conhecida, de Bazzet (proposta em 1920, a partir da análise realizada em apenas 39 indivíduos), perde acurácia no contexto de bradicardias ou taquicardias, sendo mais apropriada sua utilização na faixa de FC de 60 a 90 bpm. A fórmula de Fridericia, bem como as equações lineares de Hodges e Framingham, mostraram-se menos suscetíveis às variações na FC. Em um estudo que comparou o uso das 4 fórmulas no contexto de taquicardia sinusal, o método de Bazzet superestimou o diagnóstico de prolongamento do intervalo QT, identificando-o em 40% dos pacientes, a maioria sem correspondência com as demais fórmulas, e sem aumento de risco de morte em relação aos indivíduos com QTc normal. Além disso, após a análise multivariada, o tercil de valores de QTc mais alto foi um marcador de risco independente para eventos cardiovasculares em todas as quatro equações, mas somente a fórmula de Hodges foi capaz de predizer um gradiente de risco de morte de acordo com o grau de prolongamento do intervalo QT.

Existem situações que tornam a quantificação precisa do intervalo QTc mais difícil, pela influência de outras alterações eletrocardiográficas em sua medida. Na presença de bloqueios de ramo, por exemplo, o alargamento do complexo QRS pode superestimar o valor do intervalo QT, já que este abrange a medida da duração do QRS. Um estudo publicado em 2014 propôs uma fórmula para correção nos casos de BRE (QTm = QTb - 0,485 x QRSb, na qual QTm = "QT modificado", que é o valor do QT após o ajuste devido ao BRE, QTb = intervalo QT medido na vigência do bloqueio, e QRSb = intervalo QRS medido na vigência do bloqueio), podendo ser extrapolada para os casos de BRE secundário à estimulação artificial por marca-passo. No caso do BRD, a superestimação do intervalo QT é menos importante. Um estudo publicado em 1973 propõe a subtração de 20 ms do valor do QT medido, como forma de atenuar a influência do bloqueio de ramo em sua medida final. Em pacientes com ritmo de fibrilação atrial, a grande variabilidade na frequência cardíaca torna difícil estabelecer um valor de QT basal para a aplicação das fórmulas de correção, bem como o valor da FC a ser adotado como referência para esse cálculo. Nesses casos, deve-se calcular a média do intervalo QT medido em pelo menos 5 batimentos diferentes, e utilizar o valor de intervalo RR obtido pela média em 10 segundos de registro, para então aplicar uma das fórmulas validadas (Figura 4).

Os valores considerados normais para o QTc variam com o sexo, tolerando-se até o máximo de 450 ms para homens e 470 ms para mulheres; em crianças, o limite superior da normalidade é de 460 ms, enquanto intervalos menores que 340 ms são considerados como QT curto.

Papel do teste ergométrico na síndrome do QT longo

O teste ergométrico pode ser útil tanto no diagnóstico da síndrome do QT longo, em indivíduos com alterações limítrofes no eletrocardiograma de repouso, quanto na estratificação de risco dos pacientes já com diagnóstico estabelecido. Estudos que compararam o comportamento do intervalo QTc, usando o teste ergométrico como estratégia provocativa, mostraram que houve um aumento mais pronunciado em seus valores durante o exercício nos indivíduos com SQTL1 em relação aos com SQTL2 e aos controles. O prolongamento adicional durante o exercício (ou falha em

Correção do QT medido (QTm), com base na frequência cardíaca (FC)	
Bazzet	Framingham
$QTc = QTm \div \sqrt[2]{FC \div 60}$	$QTc = QTm + 154 [1 - (60 \div FC)]$
Fridericia	Hodges
$QTc = QTm \div \sqrt[3]{FC \div 60}$	$QTc = QTm + [1,75 \times (FC - 60)]$
Fibrilação atrial: aplicar nas fórmulas a média do QT medido em 5 batimentos e a média da FC obtida em 10 batimentos	
Correção QTm no BRE: $QTm = QT_{bloqueio} - (0,485 \times_{duração} QRS)$	
Correção QTm no BRD : $QTm = QT_{bloqueio} - 20$	

Figura 4 Principais fórmulas utilizadas para o cálculo do intervalo QT corrigido.

encurtar) de um intervalo QT previamente aumentado é típico da síndrome do QT longo tipo 1. Outro estudo que avaliou a utilidade do teste de esforço em desmascarar a SQTL identificou, nos pacientes com genótipo positivo, uma média de valores de QTc superior aos controles em todos os estágios do exame. Além disso, valores de QTc ≥ 460 ms na recuperação, ou um aumento ≥ 30 ms em relação aos valores de repouso, foram capazes de distinguir os indivíduos com SQTL tipo 1 dos demais, sendo que o uso de betabloqueadores não interferiu nesses padrões anormais de repolarização. Nos critérios clínico-eletrocardiográficos para síndrome do QT longo propostos por Schwartz et al., revistos em 1993, um valor de QTc ≥ 480 ms no 4º minuto da fase de recuperação do teste ergométrico aparece como um critério eletrocardiográfico na escala de pontuação que estima a probabilidade de doença. O teste ergométrico também mostra-se útil na avaliação do potencial arritmogênico na SQTL, através da análise da densidade e complexidade das arritmias ventriculares, bem como na avaliação da resposta à terapia medicamentosa. Na Figura 5, observam-se situações que podem ser confundidas com prolongamento do intervalo QT.

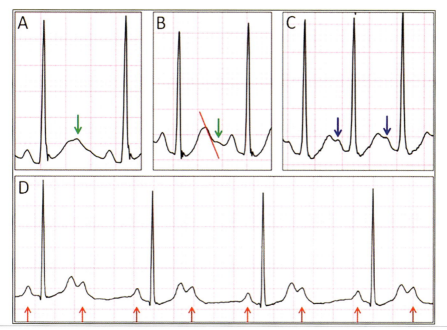

Figura 5 Situações que podem ser confundidas com prolongamento do intervalo QT. Em A, onda U proeminente ao repouso (seta verde), que pôde ser reconhecida e distinguida da onda T mais facilmente durante a fase do esforço nesse mesmo exame (B). Durante os períodos de aumento da frequência cardíaca (C), as ondas P (setas azuis) podem se aproximar das ondas T precedentes e até mesmo se sobrepor a elas. Em D, episódio de bloqueio atrioventricular do segundo grau do tipo 2:1, no qual as ondas P bloqueadas se sobrepõem às ondas T.

Exemplo 37
Arritmias

Analise e compare os traçados a seguir, registrados durante episódios de taquiarritmia, em dois pacientes submetidos ao teste ergométrico. São apresentações semelhantes de diferentes arritmias, ou diferentes apresentações de um mesmo tipo de arritmia?

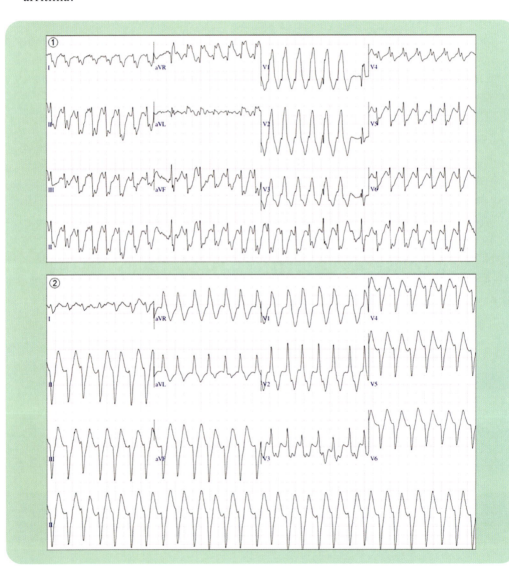

ANÁLISE DOS TRAÇADOS

Nesse exemplo são mostrados dois registros diferentes de taquicardias de QRS largo com intervalos RR regulares durante o esforço. Ambos os casos compartilham a indicação absoluta de interrupção do exame, diante da alteração eletrocardiográfica apresentada, porém a diferenciação entre a origem supraventricular ou ventricular da taquicardia se faz necessária nessa situação. A disponibilidade do eletrocardiograma de repouso é valiosa nesse contexto, pois pode revelar a presença de distúrbios de condução prévios e permitir a comparação entre as morfologias dos complexos QRS. A presença de dissociação atrioventricular evidente ou de batimentos de captura/fusão pode definir o diagnóstico de taquicardia ventricular, mas essas alterações nem sempre estão presentes ou são facilmente identificadas, como acontece nos exemplos anteriores. Assim, a análise morfológica torna-se o recurso principal no diagnóstico diferencial das taquicardias de QRS largo nesses casos.

No traçado número 1, identificamos um alargamento do complexo QRS com morfologia de bloqueio de ramo direito (BRD) típico em V1 (padrão trifásico), com um tempo de ativação ventricular rápido (duração do início da onda R ao nadir da onda S menor do que 100 ms) e presença de onda Q inicial na derivação aVR, cuja duração é menor do que 40 ms. Na derivação D2 longa, observamos dois episódios de pausas, com duração aproximada de duas vezes o intervalo RR da taquicardia, na qual identificamos a presença de uma onda P seguida de um complexo QRS mais estreito (Figura 1). Esses achados sugerem tratar-se de uma taquicardia supraventricular com aberrância de condução. Ao analisarmos o eletrocardiograma de repouso desse paciente, notamos um aspecto morfológico muito semelhante ao observado em vigência da taquicardia, inclusive já com a presença prévia de bloqueio do ramo direito (Figura 2).

No traçado número 2, também se observa um alargamento do QRS com padrão de BRD, porém dessa vez adquirindo uma morfologia atípica, marcada por uma onda R pura na derivação V1 e complexos QRS negativos em V6, com positividade

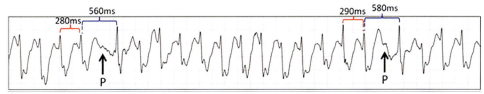

Figura 1 Eletrocardiograma número 1 ampliado, mostrando as pausas com duração de duas vezes o ciclo RR prévio nas quais se identificam ondas P, sugerindo tratar-se de uma taquicardia supraventricular com bloqueio AV variável.

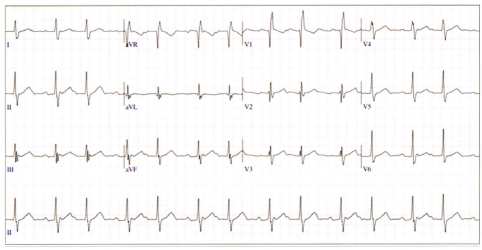

Figura 2 Eletrocardiograma de repouso correspondente ao traçado número 1 do exemplo 37. A semelhança no aspecto morfológico observado nas duas circunstâncias sugere a origem supraventricular da taquicardia.

dos mesmos em aVR, características que sugerem o diagnóstico de taquicardia ventricular. Ao compararmos com o eletrocardiograma do repouso (Figura 3), notamos que inicialmente havia um distúrbio de condução pelo ramo esquerdo, reforçando a hipótese de origem ventricular da taquicardia, que, além da morfologia de BRD, também apresentou um bloqueio divisional anterossuperior do ramo esquerdo (BDAS) na vigência da arritmia apresentada.

INTERPRETAÇÃO

As taquicardias que se apresentam com QRS largo ao eletrocardiograma (duração QRS ≥120 ms) normalmente são motivo de incerteza diagnóstica e podem gerar ansiedade e insegurança na condução do caso clínico, já que a diferenciação entre a origem supraventricular ou ventricular nem sempre é simples e intuitiva, apesar de ser fundamental para o manejo adequado do paciente, com etiologias, tratamento e prognósticos muito diferentes entre si. Se somarmos a isso o caráter de emergência normalmente relacionado a esses casos, quando as decisões devem ser rápidas e há menor margem para erros, e o impacto negativo que o diagnóstico incorreto pode causar nos desfechos clínicos, estamos diante de um cenário dos mais desafiadores para o médico, e que coloca à prova sua confiança. Exemplo disso é o elevado percentual de discordância no diagnóstico de taquicardias de QRS largo entre observadores

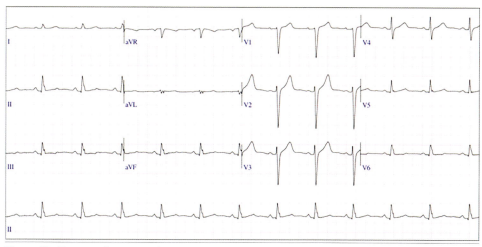

Figura 3 Eletrocardiograma de repouso correspondente ao traçado número 2 do exemplo 37. A mudança na morfologia observada na vigência da taquicardia sugere sua origem ventricular.

no ambiente de pronto-socorro, chegando a valores de 50% em alguns estudos, e uma acurácia diagnóstica apenas moderada nesse mesmo contexto, ao redor de 70%, mesmo utilizando algoritmos consagrados e que provaram aperfeiçoar essas variáveis. Até quando profissionais mais experientes e com formação especializada foram testados, os valores de especificidade variaram de 43% a 70%, ainda longe dos ideais.

Dessa maneira, entender os mecanismos fisiológicos da ativação cardíaca que explicam os critérios mais utilizados para diagnóstico diferencial das taquicardias de QRS largo, e assim poder deduzi-los ao invés de apenas decorá-los, surge como uma maneira de aprimorar a interpretação eletrocardiográfica nos casos mais duvidosos.

Apresentação clínica e história patológica pregressa: importantes aliados

Dados de anamnese e exame físico têm sido os pilares no raciocínio clínico e na elaboração de hipóteses diagnósticas desde os primórdios da Medicina, e se mantêm fundamentais mesmo na era da evolução tecnológica, quando os exames complementares vêm assumindo um papel de protagonismo na avaliação médica. No caso das taquicardias de QRS largo, não há dados de história ou alterações de exame físico que permitam por si só elucidar o dilema diagnóstico, e nem devem ser o fator decisivo na elaboração do laudo eletrocardiográfico, mas sim ferramentas auxiliares na composição do raciocínio como um todo e que, associadas às alterações do ECG, definirão a conduta mais apropriada.

Sabe-se que a causa mais comum de taquicardia de QRS largo no ECG é a taquicardia ventricular, da ordem de 80% dos casos, seguida pelas taquicardias supraventriculares com aberrância ou bloqueio de ramo prévio (15%), e pelas taquicardias supraventriculares "pré-excitadas" (5%), ou seja, conduzidas de maneira anterógrada por uma via acessória. Se considerarmos uma população como a de pacientes com história de infarto do miocárdio ou insuficiência cardíaca, o valor preditivo positivo para TV atinge valores acima de 95%.

Em suma, a anamnese simples é capaz de estabelecer a probabilidade pré-teste que, associada à prevalência de doença cardíaca estrutural, pode predizer uma alta chance de a taquicardia ser de origem ventricular. Com base no exposto até então, e considerando que o efeito de medicações usadas no tratamento das taquicardias supraventriculares, como betabloqueadores e bloqueadores do canal de cálcio, pode levar à deterioração hemodinâmica e desfechos clínicos adversos na TV, é razoável admitir o diagnóstico de taquicardia ventricular até que se prove o contrário. Em um cenário onde a incerteza predomina, os critérios expostos a seguir são de grande valia para elevar a acurácia da interpretação eletrocardiográfica.

ASPECTOS ELETROCARDIOGRÁFICOS NO DIAGNÓSTICO DIFERENCIAL DAS TAQUICARDIAS DE QRS LARGO

Dissociação atrioventricular

A dissociação atrioventricular (AV [ausência de relação entre a despolarização dos átrios e dos ventrículos, nessa ordem]) é um sinal indireto da origem ventricular da taquicardia e dos mais lembrados entre os critérios diagnósticos nas taquicardias de QRS largo, pela fácil compreensão de seu mecanismo fisiológico. A contração ventricular a uma frequência maior e sem relação cronológica com a contração atrial sugere que o estímulo para despolarização dos ventrículos está localizado abaixo do nó AV e independente daquele que comanda a despolarização dos átrios. Além disso, são poucas e raras as condições que também cursam com esse achado, como formas incomuns de taquicardia de Mahaim (vias acessórias que comunicam os átrios ao sistema de condução infra-hissiano). Isso o torna um grande preditor de TV quando encontrado, conferindo a ele especificidade próxima de 100%, como a observada no estudo de Brugada, que o elencou como um dos critérios diagnósticos em seu algoritmo.

Apesar disso, a baixa sensibilidade (valores como 21%) surge como limitação na sua aplicabilidade de forma isolada. Isso se deve à dificuldade de identificação da onda P em meio ao ritmo taquicárdico (Figura 4), muitas vezes oculta dentro do QRS ou onda T, e à condução ventrículo-atrial presente em até 50% das TVs, mimetizando uma relação de condução 1:1 entre as duas câmaras. Há maior chance de detecção da dissociação AV nas derivações onde a onda P é mais proeminente (derivações inferiores e V1), e recomenda-se a utilização da derivação de Lewis (obtida na derivação D1, ao colocar os eletrodos dos braços direito e esquerdo adjacentes à borda esternal direita, no segundo e quarto espaços intercostais, respectivamente), para facilitar sua visualização e aumentar sua sensibilidade.

Análise morfológica do QRS

Quando a dissociação AV não está presente ou não pode ser facilmente identificada, deve-se avaliar a morfologia do complexo QRS em diferentes derivações para, com base nas características dos vetores que o formam (polaridade, amplitude e duração), presumir a origem da taquicardia. Esse talvez seja um passo limitante para muitos profissionais, pois o desconhecimento sobre os mecanismos eletrofisiológicos básicos da ativação cardíaca impede a compreensão dos fundamentos das alterações encontradas, exigindo a memorização simples dos critérios; isso favorece o esquecimento rápido com o desuso e a dificuldade em interpretar apresentações atípicas. Portanto, ao compreender como o complexo QRS normal é formado, é mais fácil explicar o mecanismo das alterações vistas nas situações patológicas, e dessa maneira diagnosticá-las.

Sequência de ativação ventricular normal

O eletrocardiograma nada mais é do que a representação cartográfica da ativação elétrica cardíaca, ou seja, é a projeção de uma imagem tridimensional (desenhada pela progressão do impulso elétrico ao longo das diferentes partes do coração), em dois planos bidimensionais perpendiculares entre si (frontal e horizontal). É como

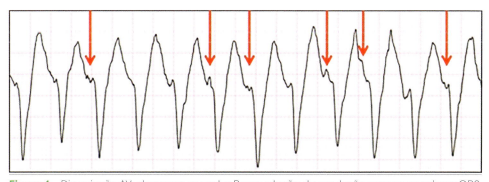

Figura 4 Dissociação AV: observam-se ondas P sem relação de condução com os complexos QRS.

"desenhar o caminho" que o estímulo elétrico percorre, sob diferentes ângulos: visto por cima (que mostra se ele se dirige para frente ou para trás) ou visto de frente (que mostra se ele sobe ou desce), além do movimento para a direita ou para a esquerda. Na ativação normal, o impulso que vem dos átrios pelo sistema de condução despolariza inicialmente o septo interventricular, por onde correm as fibras de His-Purkinje, inicialmente pelo seu lado esquerdo, gerando um vetor orientado para a direita e para frente, inscrevendo ondas q iniciais na negatividade das derivações D1 e V6, e ondas r na positividade de V1 e V2. Na sequência, ativam-se as paredes livres dos ventrículos direito e esquerdo, originando um vetor resultante voltado para a esquerda, para baixo e para trás, pelo predomínio da massa muscular do VE, inscrevendo ondas S na negatividade de V1 e V2 e onda R na positividade de V5 e V6. Por fim, ativam-se as zonas basais dos ventrículos, locais com menos terminações nervosas, gerando um vetor orientado para a direita, para cima e para trás, inscrevendo ondas s na negatividade de V6 (Figura 5).

Sequência de ativação ventricular nos bloqueios de ramo direito e esquerdo

Mesmo na presença de um bloqueio de ramo, a ativação septal inicial é preservada; no BRD ela segue o padrão normal, com o vetor voltado para a direita, pela dominância esquerda já observada, e no BRE há uma inversão vetorial, estando agora orientado para a esquerda pela ativação inicial do septo e ventrículo direitos, explicando a ausência de onda Q em V6. No BRD, a ativação do VE completa uma porção inicial do QRS muito semelhante ao normal, com uma porção final alterada às custas

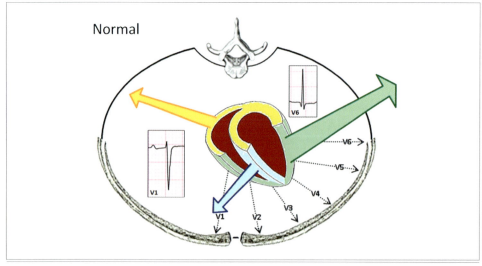

Figura 5 Vetores de ativação cardíaca, na despolarização normal.

de um vetor voltado para a direita, correspondente à ativação lenta e anormal do VD, inscrevendo uma onda R' alargada em V1 e onda S em V6 (**Figura 6**). Já no BRE, a ativação lenta e anormal do VE gera um segundo vetor com orientação semelhante ao normal, porém com duração prolongada, gerando complexos alargados e entalhados nas derivações precordiais, e positivos nas derivações V5, V6 e D1 (tipo R), pelo mascaramento dos demais vetores que despolarizam outras regiões simultaneamente à ativação demorada do VE (Figura 6).

Aspectos morfológicos que sugerem a origem da taquicardia

Com base nos aspectos morfológicos do complexo QRS descritos anteriormente, observamos algumas características presentes tanto durante a condução AV normal como na presença de bloqueios de ramo. Dessa maneira, é possível presumir a origem ventricular da taquicardia, quando a ativação anômala das estruturas cardíacas, a partir de um foco ventricular autônomo, gera um padrão morfológico com características próprias, devido à mudança dos vetores de despolarização resultantes.

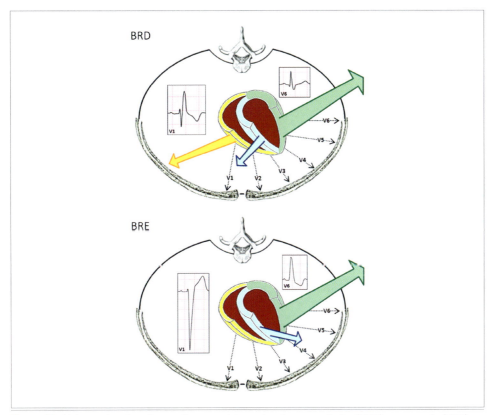

Figura 6 Vetores de ativação cardíaca nos bloqueios de ramo direito (BRD) e esquerdo (BRE).

218 Ergometria: exemplos práticos

- Polaridade nas precordiais e em aVR - nas taquicardias de origem supraventricular, que despolarizam os ventrículos através do sistema de condução, a ativação inicial do septo, seguida pela ativação dos ventrículos, gera vetores em direções diferentes, e às vezes opostos entre si em algumas derivações do eletrocardiograma. Assim, é pouco provável que uma taquicardia supraventricular, com condução aberrante, produza complexos QRS estritamente positivos ou negativos em todas as derivações precordiais (sem ondas com polaridades opostas em relação à linha de base, ou seja, ausência de complexos com morfologia RS), tornando esse padrão muito específico das taquicardias ventriculares (especificidade de 100% no estudo de Brugada, que o coloca como um dos critérios diagnósticos em seu algoritmo), apesar de baixa sensibilidade (26%).

  Em um raciocínio análogo, a concordância positiva ou negativa entre os complexos QRS nas derivações precordiais (todos complexos voltados para cima ou para baixo, em relação à linha de base) tem alta especificidade para TV, apesar da baixa sensibilidade desse critério (presente em apenas cerca de 20% das TVs). Enquanto a concordância negativa sugere um estímulo com origem na região apical do ventrículo esquerdo, sendo quase sempre diagnóstica de TV, a concordância positiva sugere que a ativação ventricular iniciou-se na região póstero-lateral do VE, podendo surgir também em casos de taquicardia por reentrada atrioventricular antidrômica conduzidas por uma via acessória, com localização posterior ou lateral esquerdas.

  Se analisarmos ainda a polaridade do complexo QRS na derivação aVR, localizada no plano frontal, perceberemos que o estímulo supraventricular que despolariza os ventrículos pelo sistema de condução, no sentido de cima para baixo, se afasta dessa derivação e gera um vetor oposto a ela, inscrevendo uma onda inicial negativa em aVR (onda Q) - Figura 7. Isso faz com que a presença de uma onda inicial positiva nessa derivação (onda R) seja um achado com elevada especificidade para TV, próxima de 99%, como foi observado no estudo de Vereckei e que o coloca como um dos critérios diagnósticos em seu algoritmo.

- Morfologia em V1 e V6 - nas taquicardias de origem supraventricular com aberrância de condução, espera-se encontrar um padrão morfológico com características típicas de bloqueio de ramo, nas derivações antagônicas V1 e V6. Ao se observar um padrão de bloqueio de ramo anômalo, que foge às características eletrofisiológicas esperadas nessa condição, este se torna muito sugestivo de ser de origem ventricular.

  No caso de uma TV com morfologia de BRD, uma frente de onda progride do ventrículo esquerdo em direção à derivação precordial direita V1, formando um padrão de onda R proeminente nessa derivação (R puro, Rsr' ou qR), ao contrário do padrão trifásico visto no BRD clássico, com onda r inicial correspondente à ativação do septo, onda S que se afasta de V1 (ativação do VE) e R' correspondente à ativação lenta do VD. Em V6 o padrão RS corresponde à ativação inicial do VE (onda R) acompanhada da ativação lenta do VD (onda S), o que faz com que a voltagem da onda R seja maior que a da onda S, pela diferença de massa entre os ventrículos (R>S). Ao se observar um padrão R<S, a origem ventricular torna-se suspeita.

Já no caso de uma TV com morfologia de BRE, há uma frente de onda que progride da direita para a esquerda, afastando-se de V1 assim como ocorre na TSV com bloqueio de ramo esquerdo; porém, na TV o estímulo é conduzido através do miocárdio, enquanto na TSV ele percorre inicialmente o ramo direito íntegro. Dessa maneira, apesar de terem a mesma orientação vetorial (da direita para a esquerda, afastando-se de V1), suas características morfológicas são distintas; o impulso de origem ventricular apresenta uma onda r inicial alargada (> 30 ms), assim como a duração da onda S (> 60 ms), que pode apresentar entalhes em sua fase descendente, pela maior dificuldade de condução do estímulo por meio do tecido muscular. Em V6, a presença de onda Q é muito sugestiva de TV, indicando que a frente de onda se afasta da região apical do VE e, portanto, das derivações laterais esquerdas, pois no BRE a ativação inicial anormal do septo, da direita para a esquerda, gera um vetor orientado no sentido de V6, aproximando-se dessas derivações.

- Duração do complexo QRS e tempo de ativação ventricular - a velocidade do impulso elétrico cardíaco varia conforme as propriedades de condução do tecido

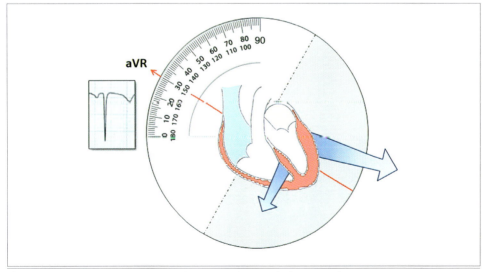

Figura 7 A despolarização normal do septo e do ventrículo esquerdo gera vetores que se opõem à derivação aVR no plano frontal, inscrevendo uma onda inicial negativa nessa derivação.

envolvido, sendo mais rápido no sistema de condução especializado, e mais lento através das células do miocárdio. Enquanto um estímulo de origem supraventricular percorre o sistema His-Purkinje no processo de ativação cardíaca, um impulso de origem ventricular despolariza o miocárdio percorrendo o músculo cardíaco célula a célula. O resultado disso é o alargamento do complexo QRS não só em sua duração total (com valores maiores que 140 ms no BRD e maiores que 160 ms no BRE, sugerindo uma origem ventricular), mas principalmente às custas de sua porção inicial, a chamada "ativação ventricular". Esse fenômeno explica o alargamento das ondas iniciais que formam o complexo QRS, sendo utilizado como critério diagnóstico de TV em diversos algoritmos, como os de Brugada (tempo do maior intervalo medido do início da onda R ao nadir da onda S maior que 100 ms), Vereckei (onda inicial r ou q, na derivação aVR, com duração maior que 40 ms) e Pava (duração do intervalo do início do QRS ao pico da onda R, na derivação D2, maior que 50 ms), todos com acurácia elevada (maior que 90%).

Em um raciocínio análogo, Vereckei estabelece um quarto critério em seu algoritmo que compara a amplitude de onda nos primeiros 40 ms do complexo QRS com a amplitude medida nos 40 ms finais: se a relação for menor do que 1, sugere que a ativação ventricular é mais lenta em sua porção inicial, quando propaga através do músculo, em relação à sua porção final, quando pode atingir partes do sistema de condução, aumentando sua eficiência (Figura 8). Além disso, a presença de entalhes no QRS pode ter relação com anormalidades e lentificação na condução intracardíaca e aparece como critério sugestivo de origem ventricular da taquicardia em diferentes estudos, como o de Vereckei (presença de entalhe na onda descendente da ativação inicial negativa) e Brugada.

SITUAÇÕES EXCEPCIONAIS - LIMITAÇÕES DOS CRITÉRIOS MORFOLÓGICOS

Apesar dos elevados valores de especificidade dos diversos critérios citados, há situações em que uma taquicardia de origem supraventricular pode se apresentar com características eletrocardiográficas que sugerem uma origem ventricular, e vice-versa. Os critérios morfológicos nas derivações V1 e V6 presentes no algoritmo de Brugada, por exemplo, não são preenchidos em 4% das taquicardias supraventriculares e em 6% das taquicardias ventriculares, em nenhuma das duas derivações; e em até um terço dos casos, quando a morfologia em uma derivação sugere um diagnóstico, as características morfológicas na outra favorecem o contrário. Apesar da difi-

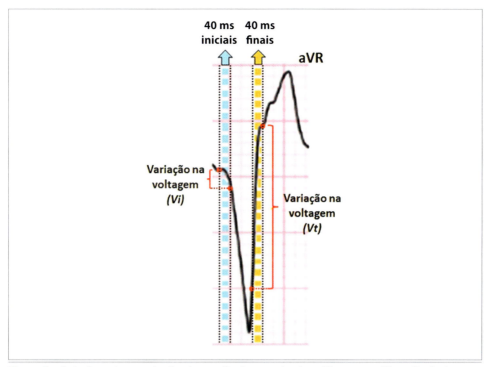

Figura 8 Relação entre a variação de amplitude nos primeiros 40 ms e nos 40 ms finais do complexo QRS; quando Vi/Vt < 1, o ritmo é provavelmente de origem ventricular.

culdade no diagnóstico diferencial nesses casos, os dados de anamnese, associados à combinação de diferentes critérios eletrocardiográficos, podem diminuir as taxas de erro e aumentar a acurácia; entretanto, não são raras as situações em que só o estudo invasivo é capaz de fornecer essa resposta.

Taquicardias ventriculares com aspecto morfológico sugestivo de origem supraventricular

As taquicardias ventriculares com mecanismo de reentrada envolvendo os ramos principais do sistema His-Purkinje (as chamadas TVs ramo a ramo) ou algum dos fascículos do ramo esquerdo (as chamadas TVs fasciculares), por utilizarem o sistema de condução em seu circuito, despolarizando o miocárdio de maneira relativamente concêntrica, apresentam características eletrocardiográficas que podem se assemelhar a um bloqueio de ramo típico, com QRS estreito quando comparado às TVs originárias de outros sítios, e ativação inicial rápida. A maior prevalência das TVs fasciculares em indivíduos jovens e sem histórico de cardiopatia estrutural pode dificultar ainda mais a suspeita de origem ventricular nesses casos; a frequência cardíaca relativamente mais lenta, o aspecto morfológico de BRD associado ao bloqueio fascicular do ramo esquerdo (BDAS em 90% casos) e a resposta terapêutica a verapamil podem sugerir essa hipótese diagnóstica. Já a associação da TV ramo a ramo com a cardiomiopatia dilatada e o acometimento prévio do sistema de condução, observado no ECG em ritmo sinusal, pode aumentar a suspeita para a origem ventricular da taquicardia em pacientes com esse perfil de morbidade.

Taquicardias supraventriculares com aspecto morfológico sugestivo de origem ventricular

As taquicardias por mecanismo de reentrada atrioventricular que utilizam a via acessória (um feixe muscular anômalo que conecta diretamente átrios e ventrículos) no sentido anterógrado, ou seja, por meio da qual o estímulo se propaga em direção aos ventrículos, retornando aos átrios pelo sistema de condução, se apresentam como taquicardias com QRS largo ao ECG. Essa forma de apresentação é incomum, documentada em torno de 5% dos pacientes com síndrome de Wolff-Parkinson-White, e representa não só um desafio no diagnóstico diferencial eletrocardiográfico com a taquicardia ventricular, mas também uma condição de risco para esses pacientes. A origem do QRS se dá no ponto de inserção da via acessória no miocárdio ventricular, gerando uma sequência de despolarização relativamente excêntrica e com características eletrofisiológicas semelhantes ao batimento de origem ventricular, assim como a morfologia do QRS resultante, o que torna a diferenciação entre ambos bastante difícil. Apesar da limitação de critérios disponíveis, o algoritmo de Steurer et al. se propõe a presumir a origem da taquicardia, com uma sensibilidade de 75% e especificidade de 100% (Figura 9).

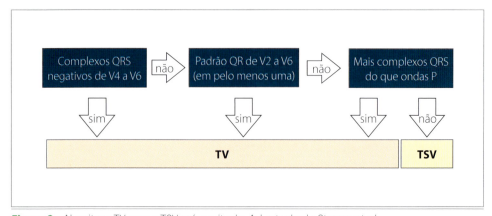

Figura 9 Algoritmo TV *versus* TSV pré-excitada. Adaptado de Steurer et al.

Exemplo 38

Arritmias

Qual o ritmo observado no eletrocardiograma de repouso, e qual seu comportamento durante o esforço?

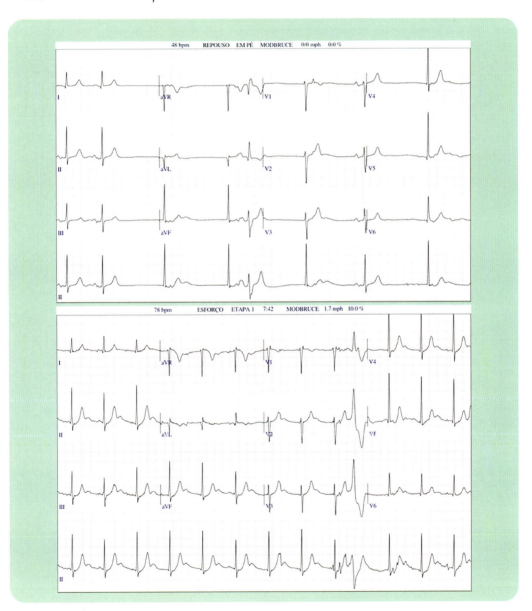

224 Ergometria: exemplos práticos

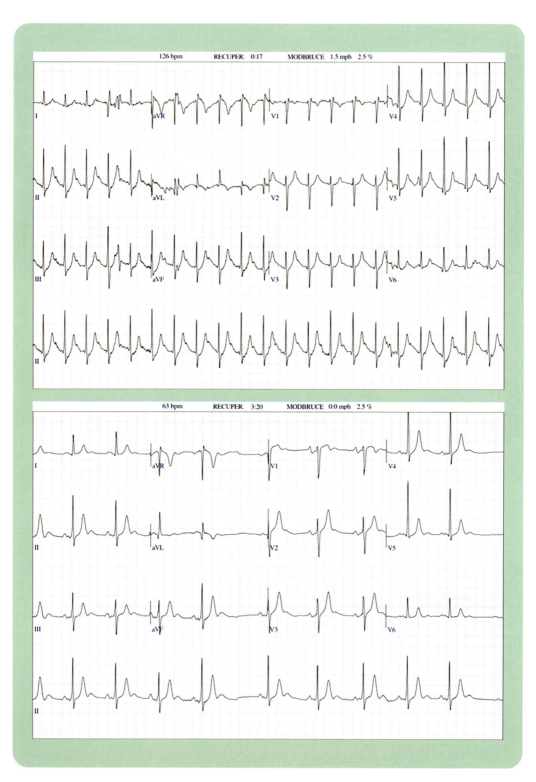

ANÁLISE DOS TRAÇADOS

No primeiro traçado, registrado ao repouso, identificamos a presença de um ritmo irregular e bradicárdico (FC < 50 bpm) com complexos QRS estreitos. Utilizando a derivação D2 longa como referência para a análise do ritmo, notamos que os dois primeiros batimentos são precedidos por ondas P com provável origem sinusal, já que têm uma polaridade positiva nas derivações D1 e D2. Sua morfologia atípica, com a presença de um entalhe que lhe confere um aspecto bífido, somada ao aumento em sua duração, sugere a possibilidade de sobrecarga atrial esquerda. Essa sequência de batimentos sinusais é sucedida por uma pausa, que é interrompida por uma série de batimentos com QRS estreito e morfologia semelhante aos anteriores, porém que não são precedidos por ondas P; ao invés disso, observamos a presença de entalhes entre os complexos QRS e as ondas T, que correspondem a ondas P retrógradas. O ciclo RR nessa sequência de batimentos é maior em relação ao ciclo sinusal prévio (1.520 ms *versus* 880 ms), ou seja, há uma redução da frequência cardíaca média, características que indicam tratar-se de um ritmo de escape juncional. O quinto batimento do traçado é deflagrado precocemente nesse contexto, definindo o diagnóstico de extrassístole; a deformidade na onda T que a precede indica a presença de uma P ectópica, e o alargamento em sua duração se dá às custas de sua porção final, com início da ativação rápido e semelhante ao dos demais batimentos, sugerindo assim uma origem supraventricular com aberrância de condução intraventricular. Em meio ao ritmo de escape, identificamos a captura de um batimento sinusal (o sétimo da sequência), que não se sustenta e é seguido por novo escape juncional após uma pausa (Figura 1).

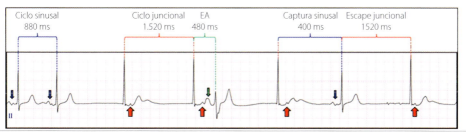

Figura 1 Os batimentos sinusais (linhas tracejadas azuis, precedidos por ondas P demarcadas com setas da mesma cor) com ciclo inicial de 880 ms dão lugar a uma pausa que é interrompida por uma sequência de escapes juncionais (linhas tracejadas vermelhas), nos quais se reconhece a onda P retrógrada (setas vermelhas), com ciclo de cerca de 1.520 ms. A linha tracejada verde identifica a extrassístole supraventricular com aberrância de condução, e a seta verde aponta a onda P ectópica deformando a onda T precedente. O ritmo juncional é interrompido pela captura de um batimento sinusal, que não se sustenta, e é seguido por novo batimento de escape.

No segundo eletrocardiograma, registrado na fase de esforço, houve um aumento da frequência cardíaca e o ritmo tornou-se regular, com complexos QRS precedidos por deflexões semelhantes a ondas P, porém com um intervalo bastante longo entre eles. A hipótese de ritmo sinusal com bloqueio atrioventricular de primeiro grau é válida, porém desmentida nesse caso, pois no eletrocardiograma de repouso reconhecemos as características morfológicas da onda P basal do paciente, bem como a ausência de BAV de primeiro grau; o surgimento desse bloqueio durante o exercício seria improvável, já que normalmente observamos o encurtamento do intervalo PR durante o esforço. Em algumas derivações é possível identificar a presença da onda P retrógrada, indicando o diagnóstico de ritmo juncional. A deflexão que se insere logo após a onda T na verdade é uma onda U proeminente, já presente desde o repouso. Nesse traçado também se identifica a presença de uma extrassístole ventricular.

Na sequência, há um eletrocardiograma registrado no início da fase de recuperação e que representa o pico do esforço, mantendo as características descritas no traçado anterior. Entretanto, o encurtamento dos intervalos RR em função da frequência cardíaca mais elevada aproxima os complexos QRS das ondas T e U precedentes, o que poderia confundir ainda mais o examinador, simulando um ritmo sinusal taquicárdico com BAV de 1º grau. Por fim, no último registro, já no terceiro minuto da fase de recuperação, observamos um período de ritmo sinusal, com ondas P com as mesmas características morfológicas descritas ao repouso. Além disso, nesse traçado ficam evidentes as ondas U proeminentes, permitindo a comparação morfológica com as ondas P e auxiliando a elucidar o diagnóstico do ritmo cardíaco nas etapas anteriores. Na Figura 2 encontramos um exemplo de ritmo juncional ativo, com a característica dissociação entre ondas P e complexos QRS. Na Figura 3, um modelo ilustrativo do fenômeno eletrofisiológico responsável pela inscrição de ondas P retrógradas no eletrocardiograma, observado no exemplo da Figura 4.

O grande número de traçados registrados durante o teste ergométrico, em diferentes circunstâncias fisiológicas, possibilita um recurso precioso na elucidação das arritmias cardíacas: a análise comparativa entre os eletrocardiogramas do repouso, do esforço e da recuperação, bem como de um grande número de batimentos em

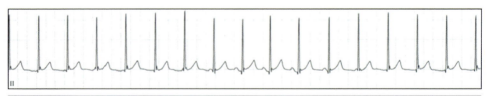

Figura 2 Ritmo juncional ativo, com ondas P sinusais dissociadas dos complexos QRS, fenômeno reconhecido pelos intervalos PR variáveis, com ondas P que "entram" nos complexos QRS.

sequência no traçado de ritmo contínuo, permite esclarecer dúvidas que persistiriam caso tivéssemos à disposição apenas um registro momentâneo e convencional de 10 segundos de duração.

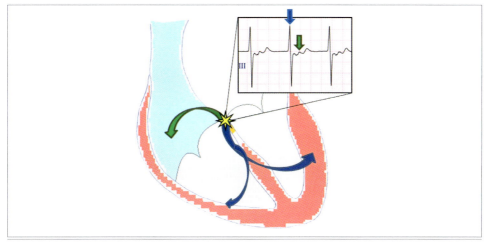

Figura 3 Modelo esquemático mostrando a propagação do estímulo originado em um foco juncional (em amarelo) tanto para os átrios (seta verde) quanto para os ventrículos (seta azul); no traçado ampliado encontramos a correspondência dessas frentes de onda no eletrocardiograma, inscrevendo o complexo QRS e a onda P retrógrada.

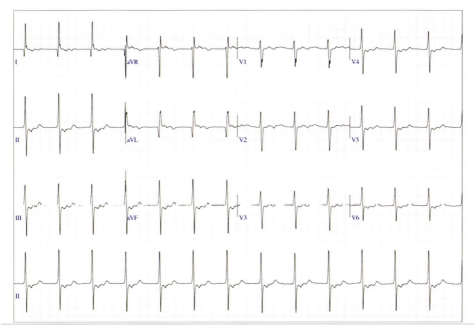

Figura 4 Eletrocardiograma de 12 derivações mostrando ritmo juncional com presença de onda P retrógrada, que incide sobre o segmento ST, podendo ser confundida com anormalidades da repolarização ventricular.

Exemplo 39
Arritmias

Qual o diagnóstico da arritmia presente nos traçados abaixo? Quais são suas características peculiares, e o papel do teste ergométrico nessa condição?

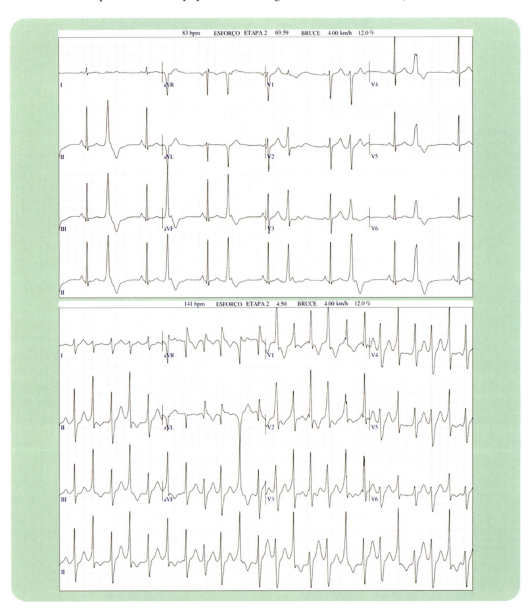

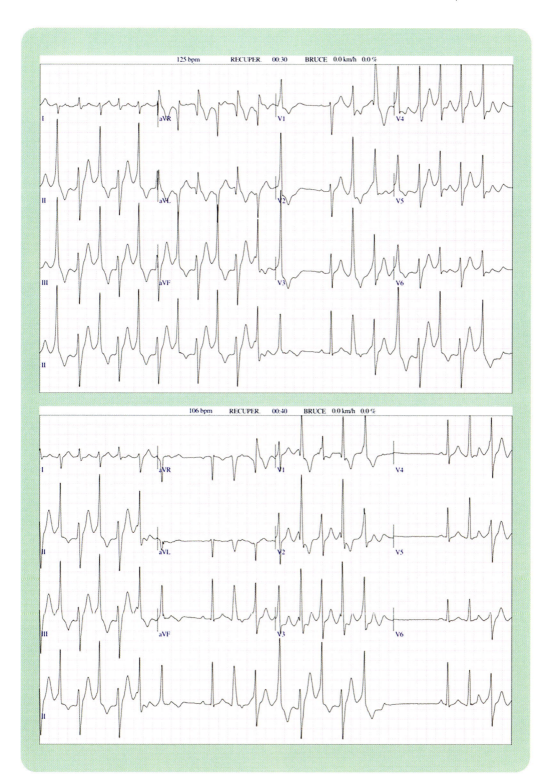

ANÁLISE DOS TRAÇADOS

No primeiro traçado, registrado já na fase de esforço, é possível reconhecer o ritmo sinusal de base do paciente, com a presença de complexos P-QRS-T normais, porém intercalados com batimentos precoces que são seguidos por pausas, com duração do QRS aumentada e morfologia de BRE. Esses batimentos apresentam um tempo de ativação ventricular lento (onda r inicial em V1 com duração > 30 ms) e não são precedidos por ondas P, o que nos permite afirmar que se trata de extrassístoles ventriculares monomórficas, em um episódio de bigeminismo ventricular (batimentos sinusais alternados com ectopias ventriculares). Na sequência, encontramos um traçado registrado no momento do esforço máximo, que mostra um ritmo regular taquicárdico, com complexos QRS alargados e morfologicamente diferentes dos batimentos sinusais do paciente, adquirindo características de BRD atípico (por vezes com R monofásico em V1, relação R/S < 1 em V6, e desvio do eixo para a direita), com tempo de ativação ventricular lento (ondas R com início empastado, ondas Q iniciais em aVR com duração > 40 ms) e que não são precedidos por ondas P. Esses achados caracterizam uma taquicardia ventricular polimórfica, já que os batimentos anômalos diferem entre si em alguns aspectos, como o eixo do vetor do QRS e a transição no plano horizontal. O surgimento dessa arritmia motivou a interrupção do esforço, e no terceiro traçado, registrado aos 30 segundos da recuperação, foi documentado o término espontâneo desse episódio de taquicardia ventricular sustentada, identificado pela presença de uma pausa seguida de um batimento sinusal. A partir daí, registraram-se curtos episódios de TVNS, como aquele mostrado no quarto eletrocardiograma desse exemplo, até o retorno ao ritmo sinusal com raras extrassístoles isoladas no final do exame. Nesses dois últimos traçados fica evidente o polimorfismo dos batimentos que compõem a taquicardia, com uma característica peculiar: o aspecto bidirecional, com complexos QRS que apresentam eixos opostos no plano frontal (ora desviados para a esquerda, ora para a direita) alternados entre si, o que visualmente confere o aspecto "positivo-negativo", ou "para cima-para baixo" observado nesse caso. Esses achados eletrocardiográficos são compatíveis com um caso de taquicardia ventricular polimórfica catecolaminérgica (TVPC).

INTERPRETAÇÃO

A taquicardia ventricular polimórfica catecolaminérgica é uma causa rara de arritmias ventriculares em pacientes com coração estruturalmente normal e sem prolongamento do intervalo QT ao eletrocardiograma, com prevalência estimada de 1 a cada 10.000 indivíduos na Europa. É uma síndrome hereditária marcada por episódios de síncope e morte súbita relacionados ao esforço ou ao estresse emocional, com uma taxa de letalidade elevada, variando entre 30% e 50% aos 35 anos de idade; a expressão fenotípica, entretanto, é variada, determinando cursos naturais da doença por vezes assintomáticos. O eletrocardiograma é normal ao repouso, mas quando é registrado nas provas de esforço exibe uma elevada densidade de ectopias ventriculares e eventuais episódios de taquicardia ventricular polimórfica, por vezes com o aspecto bidirecional visto no exemplo acima, característico da TVPC. Sua base fisiopatológica envolve mutações com ganho de função no gene *RYR2*, que codifica o receptor cardíaco de rianodina/canal de liberação de cálcio, resultando na liberação excessiva desse íon na vigência de estimulação simpática, desencadeando atividade elétrica; mutações nos genes da calsequestrina, triadina e calmodulina também aparecem relacionadas à gênese da síndrome. Com base nesse princípio, seu tratamento é baseado na utilização de fármacos betabloqueadores, em especial o nadolol, e a simpatectomia mostrou benefícios em casos refratários. É importante ressaltar as possibilidades de diagnóstico diferencial em pacientes que se apresentam com taquicardia ventricular polimórfica durante o esforço: entre elas, a síndrome de Andersen-Tawil pode cursar inclusive com a taquicardia ventricular bidirecional típica da TVPC, e a isquemia miocárdica torna-se um importante diferencial, principalmente em indivíduos acima de 40 anos de idade.

Papel do teste ergométrico na avaliação da TVPC

No cenário de uma arritmia desencadeada pelo esforço físico, o teste ergométrico surge como principal teste provocativo capaz de induzir seu aparecimento e obter, assim, o diagnóstico definitivo. Além disso, pode ser útil para determinar a resposta do paciente à terapia com os fármacos betabloqueadores, ambas indicações classe I nas principais diretrizes (*guideline* AHA - nível de evidência B, diretriz SBC - nível de evidência C). A frequência cardíaca que deflagra a arritmia normalmente se situa entre 100 e 120 bpm, e a TVPC apresenta uma sucessão característica de eventos arrítmicos durante o esforço: extrassístoles ventriculares isoladas, seguidas de um aumento da complexidade da arritmia, com episódios de taquicardia polimórfica e eventualmente fibrilação ventricular. Relatos de morte súbita abortada em pacientes com TVPC durante o teste ergométrico são encontrados na literatura. Dessa maneira, é prudente encerrar o exame precocemente, quando detectado o agravamento da arritmia, identificado pelo aumento da sua complexidade e/ou surgimento das características típicas descritas anteriormente, no contexto de um paciente com diagnóstico ou suspeita de TVPC. Além disso, alguns consensos orientam a realização do exame preferencialmente em cicloergômetro, para minimizar o risco de queda em um eventual episódio de síncope desencadeada pela arritmia esforço-induzida. Por fim, embora seja o principal método empregado no diagnóstico da síndrome, o papel do teste ergométrico no controle terapêutico é menos estabelecido. A presença de arritmia ventricular complexa no esforço (pares/TVNS) durante o seguimento se associou ao risco de eventos cardíacos no futuro, porém com sensibilidade e especificidade moderados (62% e 67%, respectivamente), podendo sugerir ineficácia terapêutica nesses casos.

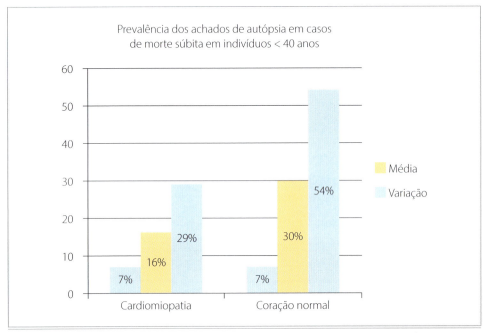

Figura 1 Em séries de autópsias de indivíduos com menos de 40 anos acometidos por morte súbita, publicadas de 1985 a 2005, o percentual de pacientes com cardiopatia estrutural (cardiomiopatia hipertrófica, cardiomiopatia dilatada ou displasia arritmogênica de VD) variou de 7% a 29% dos casos, enquanto a proporção de indivíduos com síndrome de morte súbita arrítmica (coração estruturalmente normal) variou de 7% a 54% nesses estudos (fonte: *2015 ESC Guidelines for management of patients with ventricular arrhythmias and the prevention of sudden cardiac death - WebAddenda*). Os valores das médias, representados pelas colunas em amarelo, são ilustrativos, tendo sido calculados pela média simples dos valores de porcentagem de cada estudo, somados e divididos pelo número total de estudos, não levando em consideração o tamanho da amostra nem os aspectos metodológicos de cada um deles.

Exemplo 40
Arritmias

Qual a alteração em comum entre os eletrocardiogramas numerados abaixo, registrados durante o teste ergométrico em diferentes pacientes? E, apesar de semelhantes, quais particularidades existem em cada um deles?

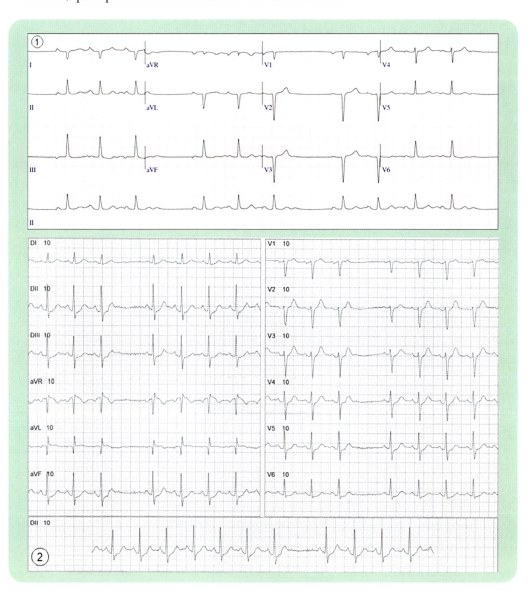

234 Ergometria: exemplos práticos

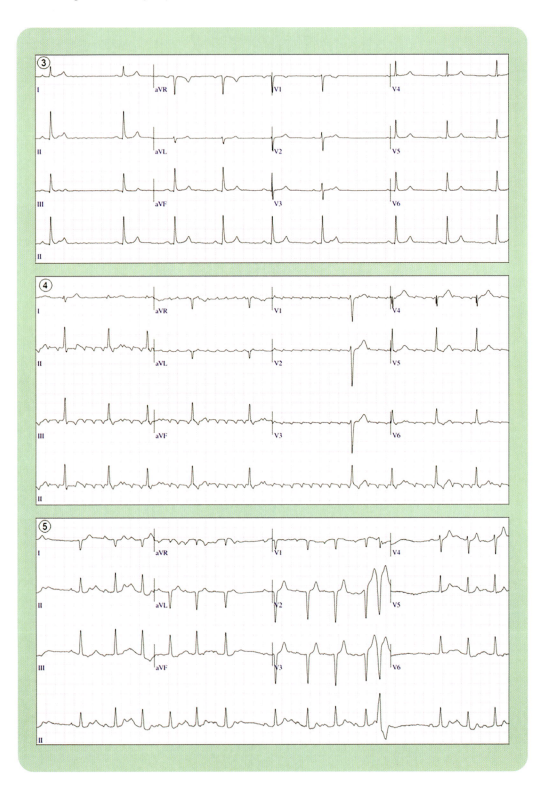

ANÁLISE DOS TRAÇADOS

Apesar das características próprias de cada eletrocardiograma nesse exemplo, em comum entre eles está a presença de pausas, definidas por um aumento súbito do intervalo RR, geralmente maiores do que 1,5 vez o ciclo PP básico, e que não se mantém na sequência dos batimentos seguintes. No traçado número 1, o ritmo sinusal com ciclo médio de 760 ms (79 bpm) é interrompido por duas pausas de 1.400 ms cada, nas quais não se identifica a presença de onda P (atenção deve ser dada para a presença da onda U, que pode simular uma onda P bloqueada). Os intervalos RR e PP são regulares, e a duração da pausa é menor do que duas vezes o ciclo sinusal anterior, não preenchendo critérios para bloqueio sinoatrial do segundo grau. Assim, conclui-se que se trata mais provavelmente de uma parada sinusal. No traçado número 2, estamos diante de uma situação semelhante à anterior, porém nesse caso a duração da pausa é de aproximadamente duas vezes a dos ciclos PP prévios (1.120 ms *versus* 560 ms), sugerindo a possibilidade de bloqueio sinoatrial do segundo grau tipo 2 como diferencial. No traçado número 3, as pausas com duração de cerca de 1.560 ms se inserem em um ritmo sinusal com ciclo PP médio de 1.040 ms (58 bpm); nesse caso, entretanto, é possível visualizar a presença de um entalhe na fase ascendente das ondas T que antecede as pausas, com um intervalo em relação à onda P precedente muito menor que o ciclo sinusal (360 ms), pois trata-se de ondas P precoces, relacionadas a extrassístoles supraventriculares que foram bloqueadas. No traçado número 4 identificamos um ritmo irregular com atividade elétrica atrial organizada, marcada por ondas com o clássico aspecto de "dentes de serrote", não conectadas por uma linha isoelétrica e negativas nas derivações inferiores, características de um *flutter* atrial típico. O bloqueio atrioventricular variável, onde apenas parte das ondas F é conduzida aos ventrículos, é responsável pela irregularidade no ritmo, bem como pela pausa observada, quando a relação de condução média de 4:1 a 6:1 varia transitoriamente para 11:1. Por fim, o traçado 5 foi registrado no mesmo paciente do eletrocardiograma número 1, porém nesse caso, além da parada sinusal também presente no primeiro exemplo, observamos uma pausa que sucede uma extrassístole ventricular (batimento precoce em relação ao ciclo PP básico, que tem uma morfologia alargada e não é precedido por onda P), caracterizando uma pausa compensatória completa. No Quadro 1 são mostradas formas de calcular os intervalos PP e RR no ECG.

Quadro 1 — Como calcular os intervalos de PP e RP.

Cálculo dos intervalos em milissegundos no ECG	
1 quadradinho = 40 ms	1 quadradão = 5 quadradinhos = 200 ms
Ciclo PP/RR em ms: multiplicar o número de quadradinhos por 40	
Cálculo da frequência cardíaca em batimentos por minuto	
1.500 ÷ nº quadradinhos ciclo RR	**60.000 ÷ valor ciclo RR em ms**

INTERPRETAÇÃO

A ocorrência de uma pausa no eletrocardiograma pode estar relacionada essencialmente a dois tipos de fenômenos eletrofisiológicos: o bloqueio de saída do nó sinusal, quando essa estrutura se torna incapaz de gerar a despolarização atrial (identificado pela ausência de onda P), ou o bloqueio da condução atrioventricular, quando a atividade elétrica atrial não é conduzida aos ventrículos (identificado pela presença de uma onda P que não é seguida por um complexo QRS). A primeira situação abrange os conceitos de parada sinusal e bloqueio sinoatrial, ambos pertencentes ao espectro de manifestações da disfunção do nó sinusal. O bloqueio sinoatrial se deve à dificuldade de condução do impulso ainda dentro do tecido do nó sinusal, antes que ele chegue ao tecido atrial e possa despolarizá-lo, e é classificado à semelhança dos bloqueios AV, conforme seu mecanismo eletrofisiológico; entretanto, como a atividade elétrica que ocorre no interior do nó sinusal não é registrada no ECG de superfície, a discriminação do subtipo específico de bloqueio sinoatrial se dá por sinais eletrocardiográficos indiretos. No bloqueio sinoatrial do primeiro grau há apenas uma lentificação da condução do impulso dentro do nó sinusal, sem seu bloqueio efetivo, de maneira que não é possível reconhecê-lo através do eletrocardiograma convencional. O bloqueio sinoatrial do segundo grau tipo I se caracteriza por ciclos PP progressivamente mais curtos, até que ocorra o bloqueio (Figura 1), enquanto no bloqueio sinoatrial do segundo grau tipo II não se observa diferença entre os ciclos PP até a pausa, cuja duração corresponde a dois ciclos PP prévios. Por fim, os bloqueios sinoatriais de terceiro grau se manifestam na forma de ritmo de escape atrial ou juncional. A parada sinusal aparece como um diagnóstico de exclusão nessas situações, quando os critérios para bloqueio sinoatrial descritos anteriormente não são preenchidos, e a duração da pausa supera 1,5 vez o ciclo sinusal básico.

As pausas passam a ter relevância clínica quando atingem valores maiores do que 2 segundos, e a partir de 3 segundos têm maior potencial de causar síncope

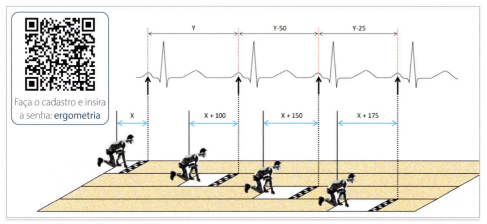

Figura 1 Modelo esquemático ilustrando o mecanismo eletrofisiológico do BSA de segundo grau Mobitz 1. O marca-passo sinusal emite estímulos regulares entre si (homens em posição de largada), porém há um atraso progressivo na saída do estímulo para despolarizar os átrios e gerar a onda P (linhas tracejadas), e esse aumento é proporcionalmente menor a cada batimento, resultando no sinal eletrocardiográfico clássico observado nessa condição: intervalos PP progressivamente mais curtos até a pausa.

ou sintomas do tipo tontura. Nos estudos que avaliaram as pausas por meio da eletrocardiografia dinâmica (Holter 24h), as causas mais prevalentes foram, em ordem de importância, a fibrilação atrial, as pausas sinusais e os bloqueios atrioventriculares do segundo grau tipo 1. É interessante ressaltar que há influência da idade do paciente nesse aspecto, já que nos jovens prevalecem as pausas secundárias ao bloqueio atrioventricular do segundo grau tipo 1, seguido pelas pausas sinusais e pela fibrilação atrial. Além disso, é baixa a incidência de pausas nos exames de Holter analisados, em uma população não selecionada, com valores em média menores do que 3% do total, mas aumentando sua prevalência entre os pacientes mais idosos. A maioria dos episódios documentados é de curta duração, variando entre 2 e 3 segundos, sendo as pausas mais longas relacionadas aos bloqueios atrioventriculares avançados e ao término de episódios de fibrilação atrial e taquicardias paroxísticas supraventriculares. Em geral, não foi encontrada associação entre a duração das pausas ou entre a sua ocorrência no período noturno com o risco de desfechos cardiovasculares adversos; um estudo com seguimento de 8 anos, entretanto, identificou um aumento na incidência de hospitalização, implante de marca-passo e início de fibrilação atrial nos pacientes com pausas entre 2 e 3 segundos de duração, além de um risco aumentado de morte quando elas ocorriam no período diurno.

Conclusões

SUMÁRIO ILUSTRADO

1	Comportamento normal da PA no TE / Elevações anormais da PA no esforço / Recuperação lenta da PA no pós-exercicio	p.1
2	Resposta fisiológica da FC no TE / Incompetência cronotrópica / Recuperação lenta da FC pós-exercício	p.8
3	Comportamento deprimido da PA no esforço / Hipotensão arterial no TE / Análise do duplo produto	p.15
4	Metodologia de avaliação do segmento ST no teste ergométrico	p.19
5	InfraST com morfologia côncava / Escolha do ergômetro e do protocolo	p.27
6	Metodologia de avaliação do segmento ST no teste ergométrico	p.32
7	InfraST com morfologia ascendente lenta	p.40
8	Análise do segmento ST na presença de BRE ou BRD / Critérios para diagnóstico de supraST na presença de BRE	p.44
9	Inversão / reversão da onda T no teste ergométrico	p.48
10	InfraST com morfologia convexa / Dor torácica no TE	p.56
11	InfraST na presença de alterações da repolarização desde o repouso	p.62
12	SupraST no esforço / Localização da área eletricamente inativa	p.66
13	Análise da probabilidade de DAC no TE / Avaliação da capacidade funcional	p.72
14	Análise do segmento ST na presença de SVE / Critérios de SVE no ECG	p.78
15	Manifestações não usuais de isquemia no teste ergométrico	p.83
16	BRD esforço-induzido / Critérios diagnósticos de BRD e atraso final da condução	p.91
17	Troca de eletrodos / Artefatos do ECG	p.96
18	BRE esforço-induzido / Critérios diagnósticos de BRE e bloqueios divisionais do ramo	p.103
19	Avaliação da pré-excitação ventricular pelo teste ergométrico	p.108
20	Avaliação da síndrome de Brugada pelo teste ergométrico	p.116
21	Teste ergométrico na miocardiopatia hipertrófica e na estenose aórtica	p.123
22	Diagnóstico diferencial do local de origem das extrassístoles	p.130

23	Fibrilação atrial no teste ergométrico	p.137
24	Análise das extrassístoles ventriculares no teste ergométrico	p.144
25	Principios de interpretação do ECG no marca-passo artificial / *Undersensing* atrial	p.149
26	Bloqueios atrioventriculares no teste ergométrico	p.155
27	Análise das extrassistoles atriais no teste ergométrico	p.160
28	Avaliação da arritmia sinusal no teste ergométrico	p.165
29	*Undersensing* ventricular / Pseudofusão	p.169
30	*Flutter* atrial no teste ergométrico	p.174
31	Avaliação do BAVT congênito pelo teste ergométrico	p.178
32	Wenckebach eletrônico no teste ergométrico	p.184
33	Ritmo atrial ectópico / Influência autonômica durante o TE	p.188
34	Diagnóstico diferencial das taquicardias supraventriculares	p.192
35	BAV 2:1 / BAVT no teste ergométrico	p.198
36	Avaliação do intervalo QT/ síndrome do QT longo no TE	p.203
37	Diagnóstico diferencial das taquicardias de QRS largo	p.210
38	Ritmo juncional no teste ergométrico	p.223
39	Avaliação da taquicardia ventricular polimórfica catecolaminérgica no TE	p.228
40	Avaliação das pausas do TE / Bloqueio sinoatrial	p.233

Laudo em ergometria

Na elaboração do laudo do teste ergométrico, idealmente devemos nos restringir à análise dos dados observados durante o exame, descrevendo os principais achados e realizando as conclusões e observações pertinentes. A interpretação do exame cabe ao médico solicitante e envolve a correlação com o quadro clínico e a avaliação subjetiva das alterações no contexto das características do paciente.

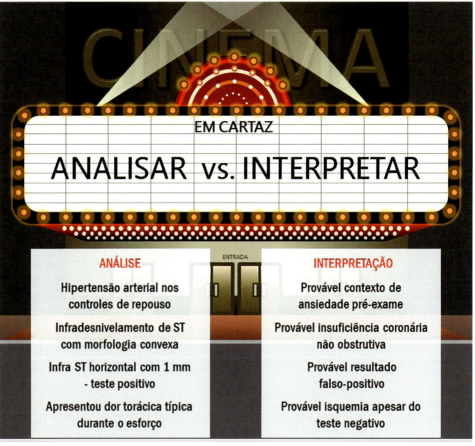

Figura 1 Análise *versus* interpretação.

ELABORAÇÃO DO LAUDO DO TESTE ERGOMÉTRICO

A elaboração adequada do laudo é responsabilidade e parte fundamental do trabalho daquele que realiza determinado exame, já que se trata da interface de comunicação com o profissional solicitante, transmitindo informações que poderão auxiliar na tomada de decisões referentes à assistência ao paciente. Devemos considerar que a análise contida no laudo tem forte influência sobre a opinião daquele que o lê, pois se admite que foi realizada por um especialista, ainda mais quando o médico em questão não é tão familiarizado com o método diagnóstico. Além disso, vale lembrar que o laudo é um documento médico e carrega consigo todas as implicações éticas e legais relacionadas a esse fato. Assim, é importante atentar-se aos detalhes, prezando pela clareza e objetividade nas informações; é aconselhável o uso de linguagem simples e compreensível, restringindo o uso de jargões ou termos muito específicos, assim como de abreviações pouco usuais. Devem-se evitar tanto os coloquialismos como os erros de digitação e ortográficos, condições que podem ter impacto negativo na confiabilidade e credibilidade do laudo. Na sua estruturação devem idealmente estar presentes os principais tópicos referentes à análise do teste ergométrico, destacados a seguir, podendo variar conforme as características e a experiência de cada serviço.

CABEÇALHO

É importante conferir os dados do paciente registrados no cabeçalho do exame, para evitar incoerências no preenchimento de variáveis como peso, altura e medicações em uso, assim como certificar-se de que o laudo e o exame pertençam ao mesmo indivíduo. Não é incomum a troca inadvertida de exames entre pacientes homônimos ou com nomes semelhantes, o que gera transtornos e até mesmo a necessidade de reconvocação dos envolvidos para repetição do exame.

ELETROCARDIOGRAMA BASAL

As características do ECG de repouso devem sempre ser descritas no laudo, por três motivos principais: 1) diagnosticar alterações de base que podem apresentar correlação com patologias cardíacas e impactar no prognóstico; 2) identificar alterações que podem interferir na análise dos traçados durante o esforço, reduzindo a acurácia do exame; 3) documentar os achados eletrocardiográficos presentes desde o repouso, para distingui-los de alterações que surjam durante o esforço, situações que apresentam significado diagnóstico e prognóstico distintos.

RESPOSTAS ELETROCARDIOGRÁFICAS

Inclui a análise da repolarização ventricular e a descrição das arritmias cardíacas. Os infradesnivelamentos do segmento ST devem ter sua magnitude, morfologia e número de derivações envolvidas documentados, e as arritmias devem ter sua densidade e complexidade descritos; o momento de surgimento das alterações também deve ser enfatizado no laudo.

Sugestões de frases - análise da repolarização ventricular

Segmento ST não apresentou alterações sugestivas de isquemia miocárdica.
Os registros eletrocardiográficos não mostraram alterações morfológicas expressivas quando comparados ao inicial.
Infradesnivelamento do segmento ST de até __ mm, nas derivações __, com morfologia __.
Análise de repolarização ventricular prejudicada devido à presença de __.
Intensificação de alterações eletrocardiográficas prévias, sem critérios para definição de isquemia.

Sugestões de frases - análise das arritmias cardíacas

Não foram observadas arritmias durante todo o exame.
Extrassístoles ventriculares raras apresentaram-se isoladas e monomórficas, com pares e episódios de taquicardia ventricular não sustentada.
Extrassístoles supraventriculares frequentes apresentaram-se isoladas, com pares e episódios de taquicardia atrial não sustentada.
Registraram-se episódios de taquicardia atrial ou ventricular sustentada.

RESPOSTAS HEMODINÂMICAS

Inclui a análise do comportamento da pressão arterial e da resposta cronotrópica, durante o esforço e a recuperação.

Sugestões de frases - análise da curva de pressão arterial

Comportamento fisiológico da pressão arterial.
Hipertensão arterial desde o repouso e mantida durante o exercício.
Hipertensão arterial ao repouso, com resposta adequada do componente diastólico ao exercício.
Aumento acentuado da pressão sistólica e/ou diastólica durante o exercício.
Comportamento deprimido da pressão arterial durante o esforço.
Análise da curva de pressão arterial prejudicada devido ao baixo trabalho realizado.

Sugestões de frases - análise da resposta cronotrópica

Resposta cronotrópica fisiológica.
Resposta cronotrópica fisiológica para o nível de trabalho realizado.
Resposta cronotrópica deprimida.
Análise da resposta cronotrópica prejudicada devido ao baixo trabalho realizado.
Análise da resposta cronotrópica prejudicada devido ao uso de droga cronotrópica negativa.

ASPECTOS CLÍNICOS

Envolvem a descrição dos sintomas relatados pelo paciente e dos sinais clínicos eventualmente apresentados durante o exame. Seu registro no laudo é importante, pois permite a correlação de queixas com alterações eletrocardiográficas, e mesmo na ausência de anormalidades no traçado, sintomas como a angina durante o esforço podem ter significado patológico e associação com doença coronariana. Dessa maneira, as queixas de dor torácica devem ser caracterizadas quanto à localização, tipo, irradiação, intensidade e momento de surgimento e de melhora.

Sugestões de frases - descrição dos sinais e sintomas

O paciente permaneceu assintomático / ausência de sinais específicos.
Houve referência ao sintoma de __.
Foi observado espisódio de síncope ou pré-síncope.
Foi observado quadro de palidez ou broncoespasmo ou vômitos ou __.

CAPACIDADE FUNCIONAL

Devido à importância dessa variável na interpretação do teste ergométrico, é conveniente que ela apareça descrita no laudo, tanto do ponto de vista quantitativo, com seu valor correspondente em MET, quanto do ponto de vista qualitativo, por meio de classificações que levam em consideração o sexo e a idade do paciente.

CONCLUSÕES

A conclusão é a síntese do resultado do exame e deve contemplar tanto as alterações com maior impacto clínico quanto uma resposta à indicação do exame; entretanto, esses dois conceitos não necessariamente podem ser resumidos em uma única frase, por vezes exigindo mais de uma conclusão para um mesmo exame. Por exemplo, se um paciente realiza o teste ergométrico para investigação de síndrome de Brugada e desenvolve alterações do segmento ST compatíveis com isquemia miocárdica, porém sem achados correspondentes à canalopatia em questão, a conclusão deve enfatizar que não houve sinais eletrocardiográficos compatíveis com o diagnóstico de Brugada, já que esse foi o motivo da solicitação do exame, entretanto também deve destacar que se trata de um teste positivo para isquemia, dada a relevância desse achado, apesar de não ter motivado a indicação nesse caso. Por outro lado, não é essencial a descrição da ausência de alterações compatíveis com isquemia miocárdica quando a indicação do teste claramente não está relacionada à pesquisa de isquemia. Por exemplo, um indivíduo jovem, com diagnóstico de BAVT congênito, realiza um teste ergométrico para avaliação da resposta cronotrópica; não é necessário que a conclusão inclua obrigatoriamente o conceito de "teste negativo para isquemia", pois a ausência de alterações isquêmicas do segmento ST já foi descrita no tópico "resposta eletrocardiográfica", e obviamente não foi essa a indicação do exame nesse caso. Aliás, uma conclusão muito divergente da indicação do exame pode soar como inapropriada, podendo até colocar em dúvida se foi dada a atenção necessária à questão principal a ser pesquisada. A conclusão também deve ser o mais sucinta, objetiva e precisa possível, evitando-se frases com sentido vago ou ambíguo, como "não se pode afastar isquemia miocárdica". É importante ressaltar que a terminologia "teste negativo" é reservada para os casos em que foi atingida ao menos a frequência cardíaca submáxima prevista; caso contrário, devem ser empregados termos que indiquem a ausência de alterações isquêmicas até a frequência cardíaca atingida. O conceito "resposta eletrocardiográfica normal" exige não só a ausência de anormalidades do segmento ST, mas também a ausência de arritmias e bloqueios; já o termo "resposta cardiovascular normal" abrange uma resposta eletrocardiográfica normal e ausência de alterações clínicas ou nas variáveis hemodinâmicas.

Sugestões de frases - conclusão

Teste negativo ou positivo para isquemia miocárdica.
Resposta eletrocardiográfica normal até a frequência cardíaca atingida.
Resposta cardiovascular normal.
Documentação eletrocardiográfica de isquemia: indeterminada.
Teste alterado devido à arritmia supraventricular/ventricular descrita.
Marca-passo artificial não mostrou sinais de disfunção.
Teste alterado devido ao distúrbio de condução intraventricular intraesforço.

OBSERVAÇÕES

Por fim, cabem alguns comentários que complementem a conclusão, estando obrigatoriamente presente o motivo da interrupção do exame (principalmente no caso dos sistemas operacionais que não computam esse dado automaticamente na folha de rosto do exame) e idealmente o nível de esforço atingido. Além disso, valem observações sobre fatores que limitaram a análise do segmento ST (quando usada a conclusão "documentação eletrocardiográfica de isquemia indeterminada", por exemplo), e informações adicionais sobre o comportamento das variáveis hemodinâmicas, como a presença de incompetência cronotrópica e de hiper-reatividade da pressão arterial.

Sugestões de frases - observação

Teste máximo ou submáximo.
A frequência cardíaca não atingiu os níveis preconizados.
Exame interrompido por fadiga ou pela arritmia apresentada ou por __.
Paciente em uso de droga cronotrópica negativa.
A presença de bloqueio de ramo esquerdo ou sobrecarga ventricular esquerda ou estimulação cardíaca artificial limita a análise para definição de isquemia.
A presença de bloqueio de ramo direito limita a análise para definição de isquemia de V1 a V4.

Pontos-chave: laudo do teste ergométrico

Clareza e objetividade
Atenção para os erros de digitação / ortográficos
Procure saber a indicação do exame
Conclusão sucinta e precisa
Indicar o motivo da interrupção do exame

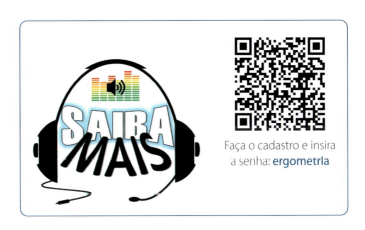

Faça o cadastro e insira a senha: **ergometria**

Consulta rápida

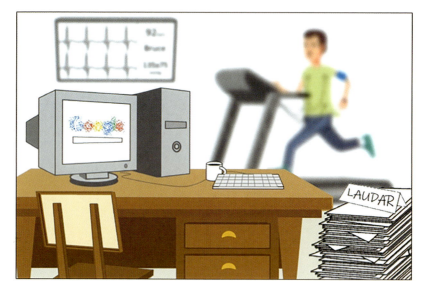

Buscando alguma informação específica, mas sem tempo para encontrá-la em meio a tantas páginas? Aqui colocamos um resumo com os dados objetivos mais relevantes no teste ergométrico, que às vezes fogem da nossa memória e acabam fazendo falta na hora de realizar, laudar ou interpretar um exame, para que assim você não perca muito tempo indo atrás dessas informações em outras fontes, e atrase o andamento da sua rotina. Já encontrou o que procurava?

Indicações para realização do teste ergométrico

Investigação de doença coronariana

Avaliação prognóstica de doença coronariana documentada

Estratificação de risco pós-infarto do miocárdio

Avaliação de arritmias cardíacas e da resposta cronotrópica

Avaliação da capacidade funcional

Avaliação de sintomas relacionados ao esforço

Avaliação do comportamento da pressão arterial

Avaliação de marca-passo com biossensor e de CDI

Avaliação da resposta ao tratamento medicamentoso

Contraindicações absolutas para realização do exame

Angina instável / infarto agudo do miocárdio (48-72h)*

Arritmias não controladas com instabilidade hemodinâmica

BAVT com escape ventricular e baixa resposta

Estenose aórtica grave com sintomas

Insuficiência cardíaca descompensada

Endocardite infecciosa ativa

Miocardite aguda (90 dias) / Pericardite aguda (6 semanas)*

Dissecção aguda de aorta

Tromboembolismo pulmonar / venoso nos últimos 6 meses*

Incapacidade física ou de compreensão

Contraindicações relativas para realização do exame (o risco-benefício deve ser individualizado)

Lesão obstrutiva de tronco de coronária esquerda

Cardiomiopatia hipertrófica obstrutiva

Gravidez

Taqui / bradiarritmias estáveis

Valvopatias graves sem sintomas evidentes

PA sistólica > 200 mmHg e/ou PA diastólica > 110 mmHg*

Pós-operatório recente

Condições clínicas / distúrbios metabólicos limitantes

Indicações absolutas de interrupção do exame

Angina moderada a intensa

Sinais de baixo débito cardíaco

Alterações e/ou sintomas neurológicos

Queda na PA > 10 mmHg associada a sinais de isquemia*

Supradesnivelamento de ST > 1 mm em derivações sem onda Q

Arritmias sustentadas e bloqueios AV de 2º e 3º grau

Falhas no sistema de monitorização

Solicitação do paciente

(continua)

(continuação)

Indicações relativas de interrupção do exame

Infradesnivelamento de ST > 2 mm horizontal ou descendente

Queda na PA > 10 mmHg sem outros sinais de isquemia*

Elevação da PAS > 250 mmHg ou da PAD > 115 mmHg*

Arritmias com potencial de agravamento

Dor torácica em crescendo

Surgimento de bloqueio de ramo não distinguível de TV

Fadiga, dispneia, dor em membros inferiores

Critérios de positividade no teste ergométrico

Infradesnivelamento ST ≥ 1 mm com morfologia horizontal

Infradesnivelamento ST ≥ 1 mm com morfologia descendente

Supradesnivelamento ST ≥ 1 mm em derivações sem onda Q*

Limitações eletrocardiográficas para avaliação de isquemia

Bloqueio de ramo esquerdo

Pré-excitação ventricular

Sobrecarga ventricular esquerda

Infradesnivelamento ST basal > 1 mm

Estimulação cardíaca artificial

Efeito digitálico

*valores que podem variar conforme a referência adotada

Tempo de suspensão de medicamentos para realização do TE com finalidade diagnóstica

Medicação	Tempo
Betabloqueadores	4 a 8 dias
Amiodarona	60 dias
Digoxina	7 a 10 dias
Antiarrítmicos	3 a 5 dias
Bloqueadores do canal de cálcio	1 a 4 dias
Nitratos	1 dia

Protocolos para cicloergômetro

Tempo por etapa	Aumento de carga	Carga inicial
Astrand		
3 minutos	25W por etapa	H: 50W / M: 25W
Balke		
2 minutos	25-50W por etapa	H: 50W / M: 25W
Mellerowicz		
2 minutos	50W por etapa	H: 100W / M: 50W

Estágio	Minutos	Km/h	Mph	Inclinação %	MET aprox.

(continua)

(continuação)

Naughton

1	2	1,6	1	0,0	1,5
2	2	3,2	2	0,0	2,0
3	2	3,2	2	3,5	3,0
4	2	3,2	2	7,0	4,0
5	2	3,2	2	10,5	5,0
6	2	3,2	2	14,0	6,0
7	2	3,2	2	17,5	7,0

Bruce

1	3	2,7	1,7	10	5,0
2	3	4,0	2,5	12	7,0
3	3	5,5	3,4	14	10
4	3	6,8	4,2	16	13
5	3	8,0	5,0	18	16
6	3	8,9	5,5	20	19
7	3	9,7	6,0	22	22

Bruce modificado (acrescenta duas etapas iniciais ao protocolo de Bruce)

1	3	2,7	1,7	0,0	2,0
2	3	2,7	1,7	5,0	3,5

Mini-Bruce (acrescenta uma etapa inicial ao protocolo de Bruce)

1	3	1,6	1,0	5,0	3,0

Ellestad modificado (duração 5ª etapa de 2 min x 3 min no protocolo original)

1	3	2,7	1,7	10	5,0
2	2	4,8	3,0	10	7,0
3	2	6,4	4,0	10	9,0
4	2	8,0	5,0	10	14
5	2	8,0	5,0	15	17
6	2	9,6	6,0	15	19
7	2	11,2	7,0	15	22

CAEP (*Chronotropic Assessment Exercise Protocol*)

Aquecimento	2	1,6	1	0,0	1,5
1	2	1,6	1	2,0	2,0
2	2	2,4	1,5	3,0	2,8
3	2	3,2	2,0	4,0	3,6
4	2	4,0	2,5	5,0	4,6
5	2	4,8	3,0	6,0	5,8
6	2	5,6	3,5	8,0	7,5
7	2	6,4	4,0	10	9,6

(continua)

Ergometria: exemplos práticos

(continuação)

CAEP (*Chronotropic Assessment Exercise Protocol*)

8	2	8,0	5,0	10	12,1
9	2	9,6	6,0	10	14,3
10	2	11,2	7,0	10	16,5
11	2	11,2	7,0	15	19

Condições associadas a resultados falso-positivos

Insuficiência coronariana não aterosclerótica (ex.: sobrecarga ventricular, estenose aórtica, disfunção microvascular, espasmo coronariano)

Taquicardias supraventriculares

Intervalo PR curto

Onda R de grande amplitude

Miocardite / Pericardite

Cardiomiopatias

Efeito digitálico

Distúrbios hidroeletrolíticos / Hiperventilação

Efeito estrogênico / Hipotireoidismo

Teste supramáximo

Condições associadas a resultados falso-negativos

Teste ineficaz ou submáximo

Estenose coronariana não obstrutiva

Área isquêmica de pequena extensão

Influência terapêutica

Presença de circulação colateral

Onda R de baixa amplitude

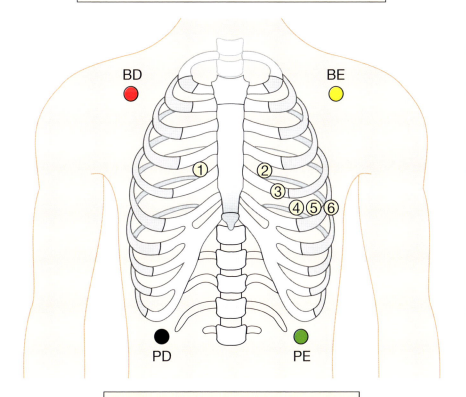

Figura 2 Posicionamento dos eletrodos no teste ergométrico (sistema Mason-Likar modificado).
EIC: espaço intercostal.

Galeria

Ao longo dos 40 exemplos mostrados neste livro, você teve contato com praticamente todas as alterações que podem surgir durante o teste ergométrico. Entretanto, sabemos que um eletrocardiograma nunca é igual ao outro, e ver diversos casos diferentes de uma mesma alteração pode potencializar sua capacidade de reconhecê-la. Por isso, nesta seção, colocamos mais alguns traçados com as anormalidades que foram discutidas anteriormente, para que você possa praticar um pouco mais e acostumar-se com as variações no aspecto eletrocardiográfico dos principais achados do teste de esforço. Eles estão numerados no canto superior esquerdo, e as respostas se encontram no final da sequência, para que você possa analisar com calma e não ser influenciado pelo gabarito. Boa sorte!

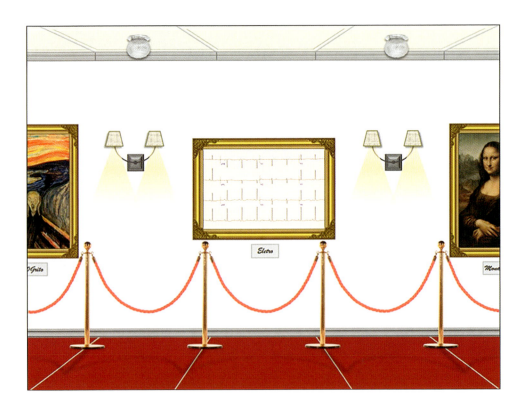

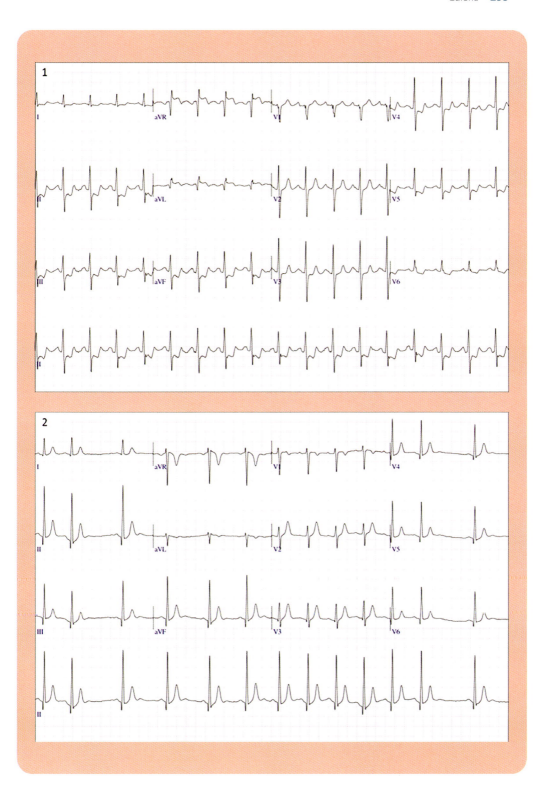

254　Ergometria: exemplos práticos

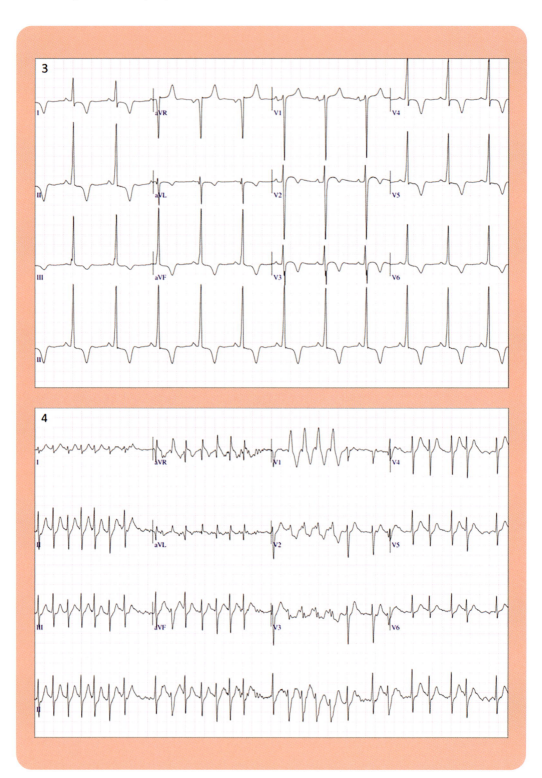

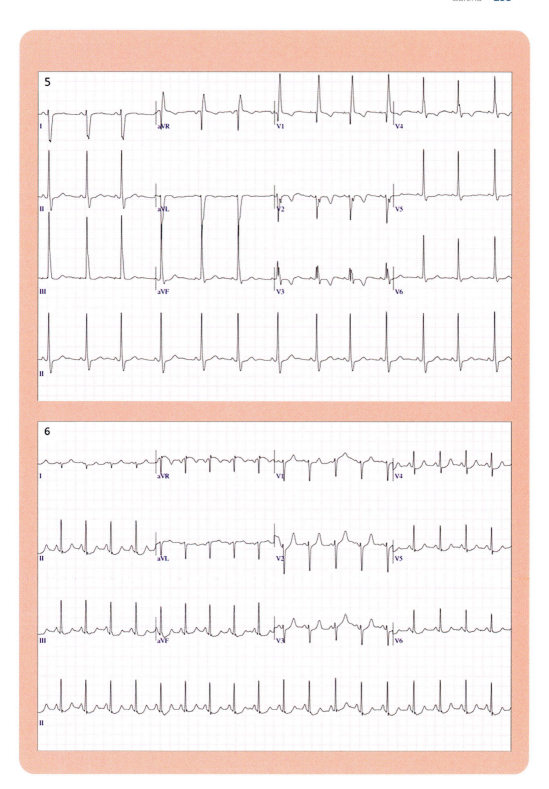

256　Ergometria: exemplos práticos

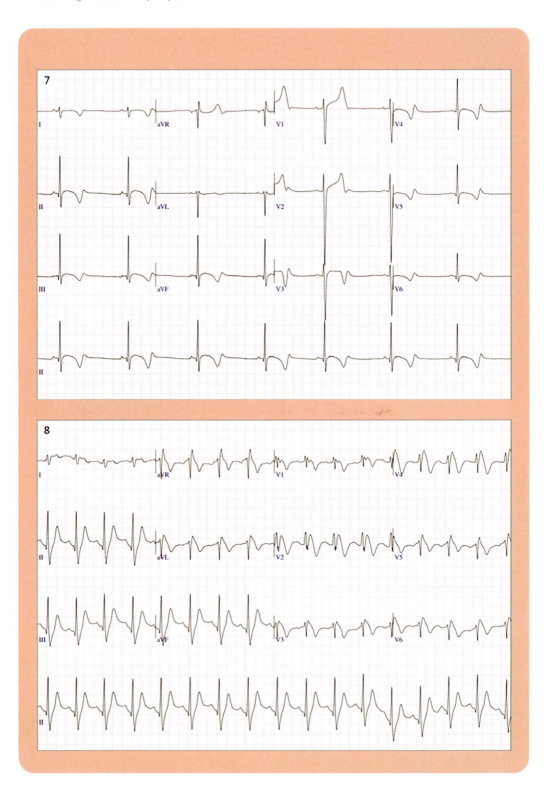

Galeria 257

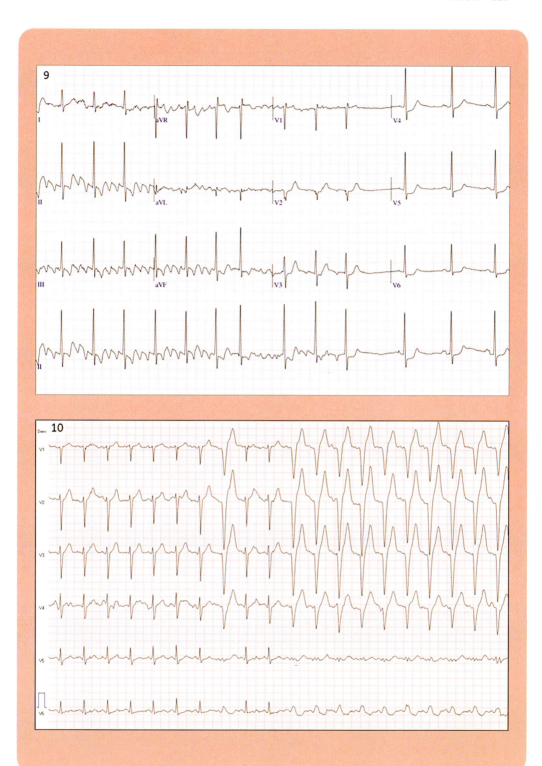

258 Ergometria: exemplos práticos

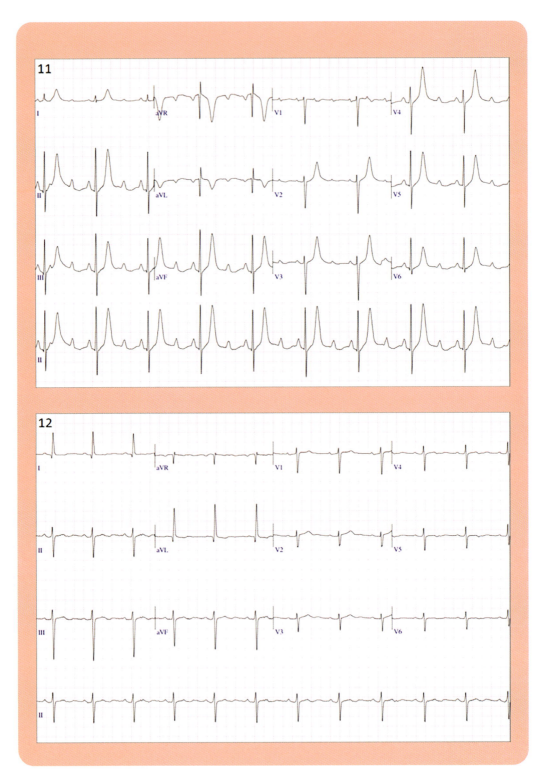

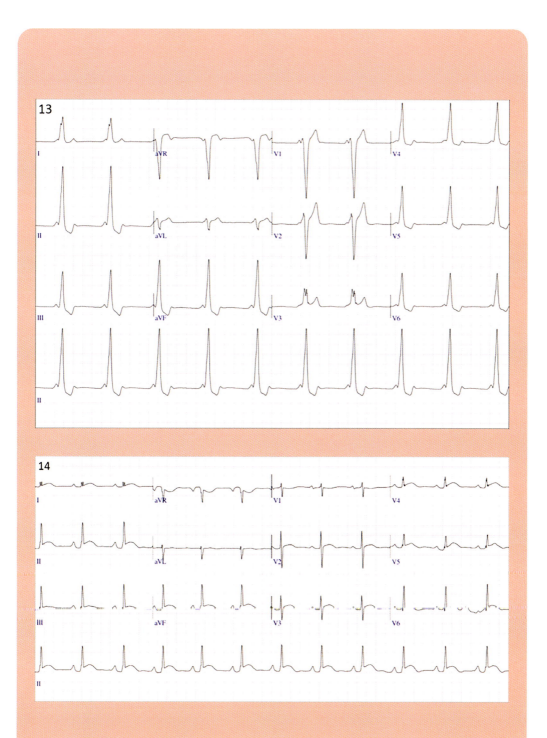

260 Ergometria: exemplos práticos

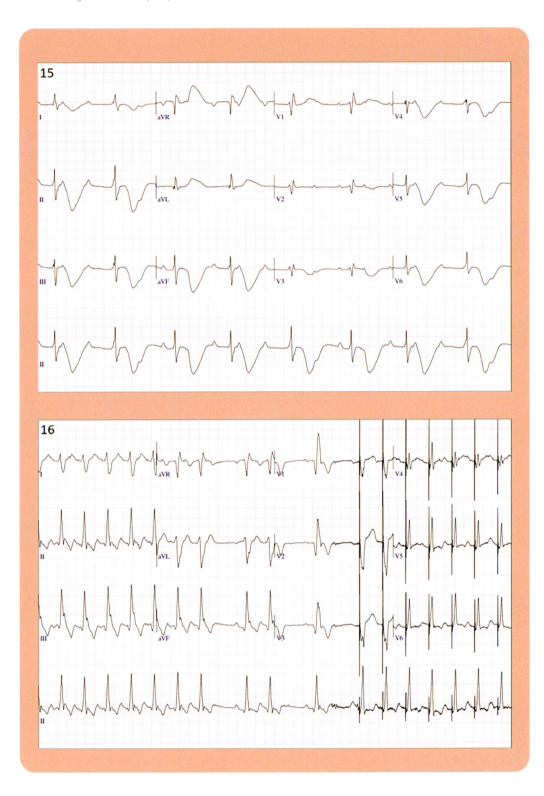

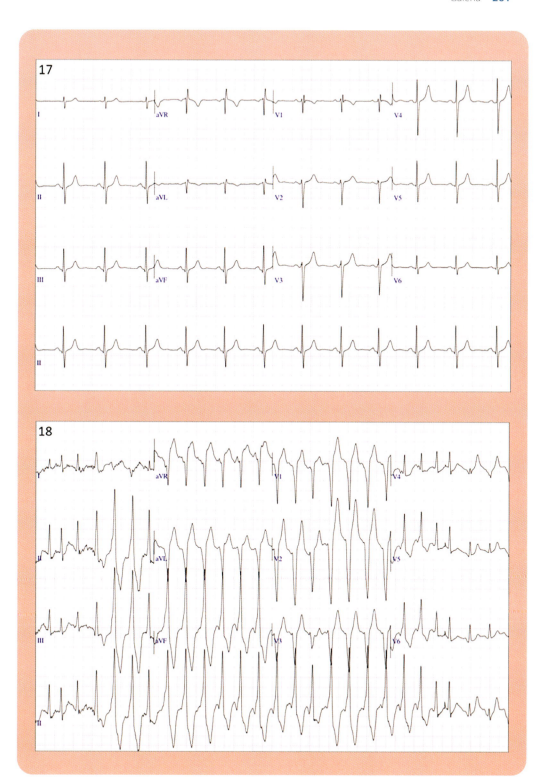

19

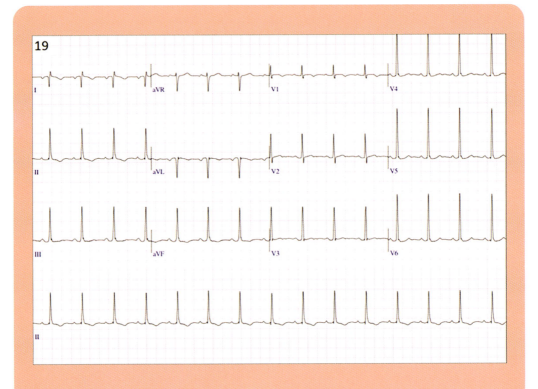

20

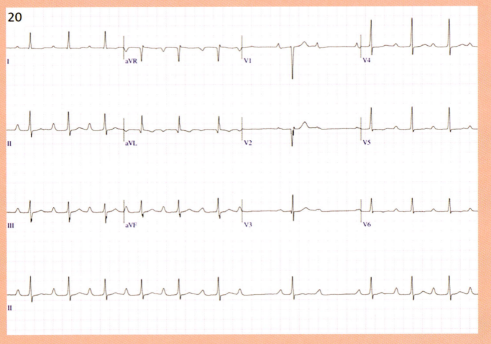

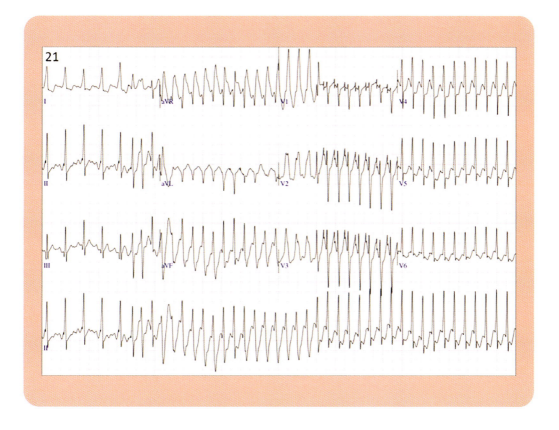

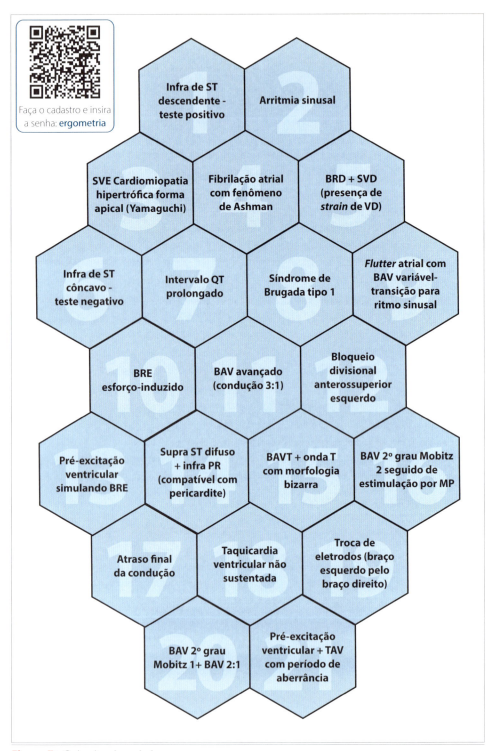

Figura 3 Gabarito da galeria.

Referências bibliográficas

Frequentemente utilizadas

Fletcher GF, Ades PA, Kligfield P, Arena R, Balady GJ, Bittner VA, et al. Exercise standards for testing and training: a statement for healthcare professionals from the American Heart Association. Circulation. 2013;128:873-934.

Mann DL, Zipes DP, Libby P, Bonow RO. Founding editor and online editor Braunwald E. Braunwald's Heart Disease: a Textbook of Cardiovascular Medicine. 10th edition. Elsevier/Saunders, 2014.

Meneghelo RS, Araújo CGS, Stein R, Mastrocolla LE, Albuquerque PF, Serra SM, et al. Sociedade Brasileira de Cardiologia. III Diretrizes da Sociedade Brasileira de Cardiologia sobre Teste Ergométrico. Arq Bras Cardiol. 2010;95(5 supl.1):1-26.

Pastore CA, Pinho JA, Pinho C, Samesima N, Pereira-Filho HG, Kruse JCL, et al. III Diretrizes da Sociedade Brasileira de Cardiologia sobre Análise e Emissão de Laudos Eletrocardiográficos. Arq Bras Cardiol. 2016;106(4Supl.1):1.

Resposta da pressão arterial

Dlin RA, Hanne N, Silverburg DS, Bar-Or O. Follow-up of normotensive men with exaggerated blood pressure response to exercise. Am Heart J. 1983;106:316-20.

Fornitano LD, de Godoy MF. Duplo produto elevado como preditor de ausência de coronariopatia obstrutiva de grau importante em pacientes com teste ergométrico positivo. Arq Bras Cardiol. 2006;86(2).

Franz IW. Ergometry in the assessment of arterial hypertension. Cardiology.1985;72:147-59.

Laukkanen JA, Kurl S. Blood pressure responses during exercise testing-is up best for prognosis? Ann Med. 2012;44(3):218-24.

Le VV, Mitiku T, Sungar G, Myers J, Froelicher V. The blood pressure response to dynamic exercise testing: a systematic review. Prog Cardiovasc Dis. 2008;51(2):135-60.

Manolio TA, Burke GL, Savage PJ, Sidney S, Gardin JM, Oberman A. Exercise blood pressure response and 5-year risk of elevated blood pressure in a cohort of young adults: the CARDIA study. Am J Hypertens.1994;7:234-41.

Matthews CE, Pate RR, Jackson KL, Ward DS, Mecera CA, Kohl HW, et al. Exaggerated blood pressure response to dynamic exercise and risk of future hypertension. J Clin Epidemiol. 1998;51(1):29-35.

McArdle WD, Katch FI, Katch VL. Exercise Physiology: Nutrition, Energy, and Human Performance. Baltimore, MD: Lippincott Williams & Wilkins, 2007.

Merrill Jr AJ, Thomas C, Schechter E, Cline R, Armstrong R, Stanford W. Coronary bypass surgery: value of maximal exercise testing in assessing of results. Circulation. 1975;52(2):173-7.

Miyai N, Arita M, Miyashita K, Morioka I, Shiraishi T, Nishio I. Blood pressure response to heart rate during exercise test and risk of future hypertension. Hypertension. 2002;39(3):761-6.

Rafie AHS, Dewey FE, Sungar GW, Ashley EA, Hadley D, Myers J, et al. Age and double product (systolic blood pressure x heart rate) reserve-adjusted modification of the Duke Treadmill Score nomogram in men. Am J Cardiol. 2008;102(10):1407-12.

Rafie AHS, Sungar GW, Dewey FE, Hadley D, Myers J, Froelicher VF. Prognostic value of double product reserve. Eur J Cardiovasc Prev Rehabil. 2008;15(5):541-7.

Singh JP, Larson MG, Manolio TA, O'Donnell CJ, Lauer M, Evans JC, et al. Blood pressure response during treadmill testing as a risk factor for new-onset hypertension. The Framingham heart study. Circulation. 1999;99(14):1831-6.

Uchida A, Murad Neto A, Chalela WA. Ergometria teoria e prática, 3ª edição. Manole, 2013.

Weiss SA, Blumenthal RS, Sharrett AR, Redberg RF, Mora S. Exercise blood pressure and future cardiovascular death in asymptomatic individuals. Circulation. 2010;121(19):2109-16.

Wilson MF, Sung BH, Pincomb GA, Lovallo WR. Exaggerated pressure response to exercise in men at risk for systemic hypertension. Am J Cardiol.1990;66:731-6.

Resposta cronotrópica

Cheng YJ, Lauer MS, Earnest CP, Church TS, Kampert JB, Gibbons LW, et al. Heart rate recovery following maximal exercise testing as a predictor of cardiovascular disease and all-cause mortality in men with diabetes. Diabetes Care. 2003;26:2052-7.

Gibbons RJ. Abnormal heart-rate recovery after exercise. Lancet. 2002;359:1536-7.

Jain M, Lin BA, Walker A, Wackers FJ. Achievement of 85% of Maximal Age Predicted Heart Rate is not an Appropriate Exercise Stress end point and may result in Underestimation of Inducible ECG Ischemia. Circulation. 2010;122:A12358.

Khan ME, Pothier CE, Lauer MS. Chronotropic incompetence as a predictor of death among patients with normal electrocardiograms taking beta blockers. Am J Cardiol. 2005;96:1328-33.

Lauer MS, Francis GS, Okin PM, Pashkow FJ, Snader CE, Marwick TH. Impaired chronotropic response to exercise stress testing as a predictor of mortality. JAMA. 1999;281:524-9.

Lauer MS, Okin PM, Larson MG, Evans JC, Levy D. Impaired heart rate response to graded exercise. Prognostic implications of chronotropic incompetence in the Framingham Heart Study. Circulation. 1996;93:1520-6.

Pinkstaff S, Peberdy MA, Kontos MC, Finucane S, Arena R. Quantifying exertion level during exercise stress testing using percentage of age-predicted maximal heart rate, rate pressure product, and perceived exertion. Mayo Clin Proc. 2010;85:1095-100.

Shetler K, Marcus R, Froelicher VF, Vora S, Kalisetti D, Prakash M, et al. Heart rate recovery: validation and methodologic issues. J Am Coll Cardiol. 2001;38:1980-7.

Uchida Neto C. Ergometria: Teoria e Prática, 3ª edição. Manole, 2013.

Wackers FJ. Customized exercise testing. J Am Coll Cardiol. 2009;54:546-8.

Análise do infradesnivelamento do segmento ST

Beinart R, Matetzky S, Shechter M, Fefer P, Rozen E, Beinart T, et al. Stress-induced ST-segment elevation in patients without prior Q-wave myocardial infarction. J Electrocardiol. 2008;41:312-7.

Coppola G, Carità P, Corrado E, Borrelli A, Rotolo A, Guglielmo M, et al. ST segment elevations: Always a marker of acute myocardial infarction? Indian Heart J. 2013;65(4):412-23.

Gianrossi R, Detrano R, Mulvihill D, Lehmann K, Dubach P, Colombo A, et al. Exercise-induced ST depression in the diagnosis of coronary artery disease: a meta-analysis. Circulation. 1989;80:87-98.

Goldschlager N, Selzer A, Cohn K. Treadmill Stress Tests as Indicators of Presence and Severity of Coronary Artery Disease. Ann Intern Med. 1976;85(3):277-86.

Kligfield P, Lauer MS. Exercise electrocardiogram testing: beyond the ST segment. Circulation. 2006;114:2070-82.

Okin PM, Bergman G, Kligfield P. Effect of ST segment measurement point on performance of standard and heart rate-adjusted ST segment criteria for the identification of coronary artery disease. Circulation. 1991;84:57-66.

Stuart RJ, Ellestad MH. Upsloping S-T segments in exercise stress testing. Six year follow-up study of 438 patients and correlation with 248 angiograms. Am J Cardiol. 1976;37:19-22.

Tavel ME. Stress testing in cardiac evaluation: current concepts with emphasis on the ECG. Chest. 2001;119:907-25.

Uchida Neto C. Ergometria: Teoria e Prática, 3ª edição. Manole, 2013.

Critérios de positividade

Detrano R, Gianrossi R, Mulvihill D, Lehmann K, Dubach P, Colombo A, et al. Exercise-induced ST segment depression in the diagnosis of multivessel coronary disease: a meta-analysis. J Am Coll Cardiol. 1989;14:1501-8.

Ellestad MH, Crump R, Surber M. The significance of lead strength on ST changes during treadmill stress tests. J Electrocardiol. 1992;25(suppl):31-4.

Gianrossi R, Detrano R, Mulvihill D, Lehmann K, Dubach P, Colombo A, et al. Exercise-induced ST depression in the diagnosis of coronary artery disease. A meta-analysis. Circulation. 1989;80:87-98.

Goldschlager N, Selzer A, Cohn K. Treadmill stress tests as indicators of presence and severity of coronary artery disease. Ann Intern Med. 1976;85:277-86.

Kligfield P, Ameisen O, Okin PM. Heart rate adjustment of ST segment depression for improved detection of coronary artery disease. Circulation. 1989;79:245-55.

Kronander H, Hammar N, Fischer-Colbrie W, Nowak J, Brodin LÅ, Elmqvist H. Analysis of ST/HR hysteresis improves long-term prognostic value of exercise ECG test. Int J Cardiol. 2011;148:64-9.

Mark DB, Shaw L, Harrell FE, Hlatky MA, Lee KL, Bengtson JR, et al. Prognostic value of a treadmill exercise score in outpatients with suspected coronary artery disease. N Engl J Med. 1991;325:849-53.

Michaelides AP, Psomadaki ZD, Aigyptiadou MN, Richter DJ, Andrikopoulos GK, Dilaveris PE, et al. Significance of exercise-induced ST changes in leads aVR, V5, and V1. Discrimination of patients with single- or multivessel coronary artery disease. Clin Cardiol. 2003;26:226-30.

Michaelides AP, Psomadaki ZD, Ricther DJ, Dilaveris PE, Andrikopoulos GK, Kakaidis S, et al. Exercise-induced ST-segment changes in lead V1 identify the significantly narrowed coronary artery in patients with single--vessel disease. J Electrocardiol. 1999;32:7-13.

Michaelides AP, Ryan JM, Bacon JP, Pozderac R, Toutouzas P, Boudoulas H. Exercise-induced QRS changes (Athens QRS score) in patients with coronary artery disease: a marker of myocardial ischemia. J Cardiol. 1995;26:263-72.

Okin PM, Kligfield P. Heart rate adjustment of ST segment depression and performance of the exercise electrocardiogram: a critical evaluation. J Am Coll Cardiol. 1995; 25:1726-35.

Uthamalingam S, Zheng H, Leavitt M, Pomerantsev E, Ahmado I, Gurm GS, et al. Exercise-induced ST-segment elevation in ECG lead aVR is a useful indicator of significant left main or ostial LAD coronary artery stenosis. JACC Cardiovasc Imaging. 2011;4:176-86.

Infra-ascendente lento

Desai MY, Crugnale S, Mondeau J, Helin K, Mannting F. Slow upsloping ST-segment depression during exercise: does it really signify a positive stress test? Am Heart J. 2002;143:482-7.

Stuart RJ, Ellestad MH. Upsloping S-T segments in exercise stress testing. Six year follow-up study of 438 patients and correlation with 248 angiograms. Am J Cardiol. 1976;37:19-22.

Infra convexo

Cole JP, Ellestad MH. Significance of chest pain during treadmill exercise: correlation with coronary events. Circulation 54(ll):ll-206. 1976. 462 October, 1978, Vol. 96, No. 8

Ellestad M. ECG patterns and their significance. False positive ST changes. Convex ST segment depression--hump sign. Stress testing, principle and practice. 5th ed. Oxford Univ. Press, New York, 2003, p. 190.

Michaelides AP, Raftopoulos LG, Aggeli C, Liakos C, Antoniades C, Fourlas C, et al. Correlation of ST-segment "hump sign" during exercise testing with impaired diastolic function of the left ventricle. J Electrocardiol. 2010;43(2):167-72.

Michaelides AP, Stamatopoulos I, Antoniades C, Anastasakis A, Kotsiopoulou C, Theopistou A, et al. ST segment "hump" during exercise testing and the risk of sudden cardiac death in patients with hypertrophic cardiomyopathy. Ann Noninvasive Electrocardiol. 2009;14:158.

Tamer T, Sayed K, Saad M, Samir M. How accurate can electrocardiogram predict left ventricular diastolic dysfunction? The Egyptian Heart Journal. 2016;68(2):117-23.

Weiner DA, McCabe C, Hueter DC, Ryan TJ, Hood WB. The predictive value of anginal chest pain as an indicator of coronary disease during exercise testing. Am Heart J. 1978;96:458-62.

Capacidade funcional

Arena R, Myers J, Abella J, Pinkstaff S, Brubaker P, Kitzman DW, et al. Cardiopulmonary exercise testing is equally prognostic in young, middle-aged and older individuals diagnosed with heart failure. Int J Cardiol. 2011;151:278-83.

Bourque JM, Charlton GT, Holland BH, Belyea CM, Watson DD, Beller GA. Prognosis in patients achieving ≥10 METS on exercise stress testing: was SPECT imaging useful? J Nucl Cardiol. 2011;18(2):230-7.

Bourque JM, Holland BH, Watson DD, Beller GA. Achieving an exercise workload of > or = 10 metabolic equivalents predicts a very low risk of inducible ischemia: does myocardial perfusion imaging have a role? J Am Coll Cardiol. 2009;54(6):538-45.

Gulati M, Pandey DK, Arnsdorf MF, Lauderdale DS, Thisted RA, Wicklund RH, et al. Exercise capacity and the risk of death in women: the St James Women Take Heart Project. Circulation. 2003;108:1554-9.

Gupta S, Rohatgi A, Ayers CR, Willis BL, Haskell WL, Khera A, et al. Cardiorespiratory fitness and classification of risk of cardiovascular disease mortality. Circulation. 2011;123:1377-83.

Kodama S, Saito K, Tanaka S, Maki M, Yachi Y, Asumi M, et al. Cardiorespiratory fitness as a quantitative predictor of all-cause mortality and cardiovascular events in healthy men and women: a meta-analysis. JAMA. 2009;301:2024-35.

Myers J, Prakash M, Froelicher V, Do D, Partington S, Atwood E. Exercise capacity and mortality among men referred to exercise testing. N Engl J Med. 2002;346(11):793-801.

Snader CE, Marwick TH, Pashkow FJ, Harvey SA, Thomas JD, Lauer MS. Importance of Estimated Functional Capacity as a Predictor of All-Cause Mortality Among Patients Referred for Exercise Thallium Single-Photon Emission Computed Tomography: Report of 3,400 Patients From a Single Center. J Am Coll Cardiol. 1997;30(3):641-8.

Sobrecarga ventricular esquerda

Alshami AA, Jolly SR, Smith FL, Reeves WC, Movahed A. Exercise testing in patients with electrocardiographic evidence of left ventricular hypertrophy. Clin Nucl Med. 1994;19(10):904-9.

Casale PN, Devereux RB, Kligfield P, Eisenberg RR, Miller DH, Chaudhary BS, et al. Electrocardiographic detection of left ventricular hypertrophy: Development and prospective validation of improved criteria. JACC. 1985;6(3):572-80.

Fragola PV, Autore C, Ruscitti G, Picelli A, Cannata D. Electrocardiographic diagnosis of left ventricular hypertrophy in the presence of left bundle branch block: a wasted effort. Int J Cardiol. 1990;28(2):215-21.

Harris CN, Aronow WS, Parker DP, Kaplan MA. Treadmill Stress Test in Left Ventricular Hypertrophy. Chest. 1973;63(3):353-7.

Ramires A. Hipertrofia ventricular esquerda e doença coronariana: coincidência ou causalidade? HiperAtivo. 1998;3:195-201.

Romhilt DW, Bove KE, Norris RJ, Conyers E, Conradi S, Rowlands DT, et al. A Critical Appraisal of the Electrocardiographic Criteria for the Diagnosis of Left Ventricular Hypertrophy. Circulation. 1969;(40)2.

Romhilt DW, Estes Jr EH. A point-score system for the ECG diagnosis of left ventricular hypertrophy. Am Heart J. 1968;75(6):752-8.

Sokolow M, Lyon TP. The ventricular complex in left ventricular hypertrophy as obtained by unipolar precordial and limb leads. Am Heart J. 1949;37(2):161-86.

Bloqueio de ramo esquerdo

Di Marco A, Rodriguez M, Cinca J, Bayes-Genis A, Ortiz-Perez JT, Ariza-Solé A, et al. New Electrocardiographic Algorithm for the Diagnosis of Acute Myocardial Infarction in Patients With Left Bundle Branch Block. J Am Heart Assoc. 2020;9:e015573.

Orzan F, Garcia E, Mathur VS, Hall RJ. Is the treadmill exercise test useful for evaluating coronary artery disease in patients with complete left bundle branch block? Am J Cardiol. 1978;42(1):36-40.

Sgarbossa EB, Pinski SL, Barbagelata A, Underwood DA, Gates KB, Topol EJ, et al. Electrocardiographic Diagnosis of Evolving Acute Myocardial Infarction in the Presence of Left Bundle-Branch Block. N Engl J Med. 1996;334(8):481-7.

Smith SW, Dodd KW, Henry TD, Dvorak DM, Pearce LA. Diagnosis of ST-elevation myocardial infarction in the presence of left bundle branch block with the ST-elevation to S-wave ratio in a modified Sgarbossa rule. Ann Emerg Med. 2012;60:766-76.

Whinnery JE, Froelicher VF, Longo MR, Triebwasser JH. The electrocardiographic response to maximal treadmill exercise of asymptomatic men with right bundle branch block. Chest. 1977;71:335-40.

Whinnery JE, Froeiicher VF Jr, Stewart AJ, Longo Jr MR, Triebwasser JH, Lancaster MC. The electrocardiographic response to maximal treadmill exercise of asymptomatic men with left bundle branch block. Circulation. 1976;54(ll)205.

Supradesnivelamento do segmento ST

Beinart R, Matetzky S, Shechter M, Fefer P, Rozen E, Beinart T, et al. Stress-induced ST-segment elevation in patients without prior Q-wave myocardial infarction. J Electrocardiol. 2008;41:312-7.

De Luna AB, Rovai D, Llado GP, Gorgels A, Carreras F, Goldwasser D, et al. The end of an electrocardiographic dogma: a prominent R wave in V1 is caused by a lateral not posterior myocardial infarction — new evidence based on contrast-enhanced cardiac magnetic resonance—electrocardiogram correlations. Eur Heart J. 2015;36(16):959-64.

Fox KM, Jonathan A, Selwyn A. Significance of exercise induced ST segment elevation in patients with previous myocardial infarction. Br Heart J. 1983;49:15-9.

Nakano A, Lee JD, Shimizu H, Tsuchida T, Yonekura Y, Ishii Y, et al. Reciprocal ST-segment depression associated with exercise-induced ST-segment elevation indicates residual viability after myocardial infarction. J Am Coll Cardiol. 1999;33:620-6.

Nucifora G, Miani D, Chiara AD, Piccoli G, Artico J, Puppato M, et al. Infarct-like acute myocarditis: relation between electrocardiographic findings and myocardial damage as assessed by cardiac magnetic resonance imaging. Clin Cardiol. 2013;36(3):146-52.

Orsini E, Lattanzi F, Reisenhofer B, Tartarini G. Time-domain analysis of exercise-induced ST-segment elevation in Q-wave myocardial infarction: a useful tool for the screening of myocardial viability. Ital Heart J. 2001;2:529-38.

Pizzetti G, Montorfano M, Belotti G, Margonato A, Ballarotto C, Chierchia SL. Exercise-induced T-wave normalization predicts recovery of regional contractile function after anterior myocardial infarction. Eur Heart J. 1998;19:420-8.

Schneider CA, Helmig AK, Baer FM, Horst M, Erdmann E, Sechtem U. Significance of exercise-induced ST-segment elevation and T-wave pseudonormalization for improvement of function in healed Q-wave myocardial infarction. Am J Cardiol. 1998;82:148-53.

Sullivan ID, Davies DW, Sowton E. Submaximal exercise testing early after myocardial infarction. Difficulty of predicting coronary anatomy and left ventricular performance. Br Heart J. 1985;53:180-5.

Infra no esforço com basal alterado

Greenland P, Xie X, Liu K, Colangelo L, Liao Y, Daviglus ML, et al. Impact of minor electrocardiographic ST-segment and/or Twave abnormalities on cardiovascular mortality during long-term follow-up. Am J Cardiol. 2003;91:1068.

Linhart JW, Turnoff HB. Maximum Treadmill Exercise Test in Patients with Abnormal Control Electrocardiograms. Circulation. 1974;49(4):667-72.

Roitman D, Jones WB, Sheffield LT. Comparison of submaximal exercise test with coronary cineangiogram. Ann Intern Med. 1970;72:641.

Inversão T

Carpenter MR, Tordoff KSJ, Stanley AG, Scriven AJI. Post-exercise T-wave Inversion predicts the need for surgical revascularizatlon and the presence of multivessel coronary disease. Leicester General Hospital, Leicester, UK. European Heart Journal.

Chikamori T, Doi YL, Furuno T, Yonezawa Y, Ozawa T. Diagnostic Significance of Deep T-Wave Inversion Induced by Exercise Testing in Patients with Suspected Coronary Artery Disease. Am J Cardiol. 1992;70(3):403-6.

Elhendy A, Geleijnse L, Salustri A, van Domburg RT, Cornel JH, Arnese M, et al. T wave normalization during dobutamine stress testing in patients with non-Q wave myocardial infarction. A marker of myocardial ischaemia? Eur Heart J. 1996;17:526-31.

Linhart JW, Turnoff HB. Maximum Treadmill Exercise Test in Patients with Abnormal Control Electrocardiograms. Circulation. 1974;49:667-72.

Madias JE. Discordance of diagnosis of ventricular aneurysm made by the electrocardiogram and myocardial imaging: "ST-segment counterpoise" as a hypothetical mechanism. J Electrocardiol. 2006;39:340-1.

Madias JE, Khan M, Manyam B. The role of "ischemic ST-segment counterpoise" in rendering the response of exercise electrocardiogram falsely negative. Clin Cardiol. 1997;20:489-92.

Madias JE, Mahjoub M, Valance J. The paradox of negative exercise stress ECG/positive thalium scintigram: ischemic ST-segment counterpoise as the underlying mechanism. J Electrocardiol. 1996;29:243.

Madias JE, Sheth K. Ischemic ST-segment counterpoise: one mechanism of false electrocardiographic responses to exercise stress testing. Am J Noninvasive Cardiol. 1994;8:194.

Okada M, Nakamura Y, Akatsuka N, Kishimoto M. Prediction of coronary artery disease using post exercise T wave change. Kokyu To Junkan. 1989;37(8):895-901.

Pizzetti G, Montorfano M, Belotti G, Margonato A, Ballarotto C, Chierchia SL. Exercise-induced T-wave normalization predicts recovery of regional contractile function after anterior myocardial infarction. Eur Heart J. 1998;19:420-8.

Robb GP, Marks HH. Postexercise Electrocardiogram in Arteriosclerotic Heart DiseaseIts Value in Diagnosis and Prognosis. JAMA. 1967;200(11):918-26.

Wolthuis RA, Froelicher VF, Hopkirk A, Fischer JR, Keiser N. Normal electrocardiographic waveform characteristics during treadmill exercise testing. Circulation. 1979;60:1028-35.

Manifestações não usuais de isquemia

Marinucci LFB, Chalela WA. Manifestações não usuais de Isquemia no Teste Ergométrico: Sinais Acessórios que vão além das Alterações do Segmento ST. Rev DERC. 2020;26(3):183-8.

Pré-excitação ventricular

Aleong RG, Singh SM, Levinson JR, Milan DJ. Catecholamine challenge unmasking high-risk features in the Wolff-Parkinson-White syndrome. Europace. 2009;11:1396-8.

Archer S, Gornick C, Grund F, Shafer R, Weir EK. Exercise thallium testing in ventricular preexcitation. Am J Cardiol. 1987;59:1103-06.

Blomstrom-Lundqvist C, Scheinman MM, Aliot EM, Alpert JS, Calkins H, Camm AJ, et al. ACC/AHA/ESC guidelines for the management of patients with supraventricular arrhythmias: Executive summary. A report of the American College of Cardiology/American Heart Association Task Force on Practice Guidelines and the European Society of Cardiology Committee for Practice Guidelines (Writing Committee to Develop Guidelines for the Management of Patients with Supraventricular Arrhythmias) developed in collaboration with NASPE-Heart Rhythm Society. J Am Coll Cardiol. 2003;42:1493.

Jezior MR, Kent SM, Atwood JE. Exercise testing in Wolff-Parkinson-White syndrome: case report with ECG and literature review. Chest. 2005;127:1454-7.

Paquet N, Verreault J, Lepage S, Bénard F. False-positive thallium-201 study in Wolff-Parkinson-White syndrome. Can J Cardiol. 1996;12:499-502.

Poyatos ME, Suarez L, Lerman J, Guibourg H, Camps J, Perosio A. Exercise testing and thallium-201 myocardial perfusion scintigraphy in the clinical evaluation of patients with Wolff Parkinson White syndrome. J Electrocardiol. 1986;9:319-26.

Sharma AD, Yee R, Guiraudon G, Klein GJ. Sensitivity and specificity of invasive and noninvasive testing for risk of sudden death in Wolff-Parkinson-White syndrome. J Am Coll Cardiol. 1987;10:373-81.

Spar DS, Silver ES, Hordof AJ, Liberman L. Relation of the utility of exercise testing for risk assessment in pediatric patients with ventricular preexcitation to pathway location. Am J Cardiol. 2012;109:1011.

Bloqueios de ramo esforço-induzidos

Bazoukis G, Tsimos K, Korantzopoulos P. Episodic Left Bundle Branch Block-A Comprehensive Review of the Literature. Ann Noninvasive Electrocardiol. 2016;21(2):117-25.

Boran KJ, Oliveros RA, Boucher CA, Beckmann CH, Seaworth JF. Ischemia-associated intraventricular conduction disturbances during exercise testing as a predictor of proximal left anterior descending coronary artery disease. Am J Cardiol. 1983;51(7):1098-102.

Bounhoure JP, Donzeau JP, Doazan JP, Queyreau JM, Galinier M, Estrabaud M, et al. Complete bundle branch block during exercise test. Clinical and coronary angiographic data. Arch Mal Coeur Vaiss. 1991;84(2):167-71.

Candell RJ, Oller MG, Vega J, Gordillo E, Ferreira I, Peoa C, et al. Exercise-induced left bundle-branch block in patients with coronary artery disease versus patients with normal coronary arteries. Rev Esp Cardiol. 2002;55(5):474-80.

Chandrashekhar Y, Kalita HC, Anand IS. Left anterior fascicular block: an ischaemic response during treadmill testing. British Heart Journal. 1991;65(1):51-2.

Esteban E, Soriano FR, Herrero JVV, Dorador AQ, Hernández JAR, Domingo EP, et al. Transitory left deviation in the electrical axis of QRS during an exercise test as a manifestation of a severe proximal lesion of the descending anterior artery. Revista Española de Cardiologia. 1997;50(7):535-8.

Grady TA, Chiu AC, Snader CE, Marwick TH, Thomas JD, Pashkow FJ, et al. Prognostic significance of exercise--induced left bundle-branch block. JAMA. 1998;279(2):153-6.

Hertzeanu H, Aron L, Shiner RJ, Kellermann J. Exercise dependent complete left bundle branch block. Eur Heart J. 1992;13(11):1447-51.

Hesse B, Diaz LA, Snader CE, Blackstone EH, Lauer MS. Complete Bundle Branch Block as an Independent Predictor of All-Cause Mortality: Report of 7.073 Patients Referred for Nuclear Exercise Testing. Am J Med. 2001;110:253-9.

Imanishi R, Seto S, Ichimaru S, Nakashima E, Yano K, Akahoshi M. Prognostic Significance of Incident Complete Left Bundle Branch Block Observed Over a 40-Year Period. Am J Cardiol. 2006;98:644-8.

Kodama K, Hamada M, Hiwada K. Transient Leftward QRS Axis Shift During Treadmill Exercise Testing or Percutaneous Transluminal Coronary Angioplasty Is a Highly Specific Marker of Proximal Left Anterior Descending Coronary Artery Disease. Am J Cardiol. 1997;79(11):1530-4.

Malaterre H, Letallec L, Thomas P, Moustagfir A, Djiane P. Left anterior hemiblock induced by exertion, caused by diagonal arterial stenosis: apropos of a case. Arch Mal Coeur Vaiss. 1995;88(6):907 9.

Marcadet DM, Genet P, Haddad A, Assayag P, ValËre PE. Significance of hemiblock of the left branch during exercise. Arch Mal Coeur Vaiss. 1991;84(9):1339-44.

Michaelides AP, Kartalis AN, Aigyptiadou MN, Toutouzas PK. Exercise-induced left bundle branch block accompanied by chest pain. Correlation with coronary artery disease. J Electrocardiol. 2004;37(4):325-8.

Pedrotty D, Allison T, Kapa S. Prevalence and Significance of a Right Bundle Branch Block in Patients Without Cardiovascular Disease Undergoing an Exercise Stress Test. Circulation. 2017;136:A18218.

Stein R, Ho M, Oliveira CM, Ribeiro JP, Lata K, Abella J, et al. Bloqueio completo do ramo esquerdo esforço--induzido: prevalência e prognóstico. Arq Bras Cardiol. 2011;97(1):26-32.

Stein R, Nguyen P, Abella J, Olson H, Myers J, Froelicher V. Prevalence and prognostic significance of exercise--induced right bundle branch block. Am J Cardiol. 2010;105(5):677-80.

Uchida A, Moffa P, Riera A, Ayub B. Exercise-induced left septal fascicular block: an expression of severe myocardial ischemia. Indian Pacing and Electrophysiology Journal. 2006;6(2):135-8.

Vitranen KS, Heikkila J, Kala R, Siltanen P. Chest pain and rate dependent left bundle branch block in patients with normal coronary arteriograms. Chest. 1982;81:326.

Williams MA, Esterbrooks DJ, Nair CK, Sailors MM, Sketch MH. Clinical significance of exercise-induced bundle branch block. Am J Cardiol. 1988;61:346-8.

Síndrome de Brugada

Brugada P, Benito B, Brugada R, Brugada J. Brugada syndrome: Update 2009. Hellenic J Cardiol. 2009;50:352.

Grimster A, Segal OR, Behr ER. Type I Brugada electrocardiogram pattern during the recovery phase of exercise testing. Europace. 2008;10(7):897-8.

HRS/EHRA/APHRS expert consensus statement on the diagnosis and management of patients with inherited primary arrhythmia syndromes. Documento ratificado por HRS, EHRA e APHRS em maio de 2013; por ACCF, AHA, PACES e AEPC em junho de 2013. Heart Rhythm. 2013;10(12):1932-63.

Jayasuriya C, Whitman M. Exercise-induced Brugada sign. Europace. 2011;13(3):446-7.

Makimoto H, Nakagawa E, Takaki H, Yamada Y, Okamura H, Noda T, et al. Augmented ST-segment elevation during recovery from exercise predicts cardiac events in patients with Brugada syndrome. J Am Coll Cardiol. 2010;56(19):1576-84.

Papadakis M, Petzer E, Sharma S. Unmasking of the Brugada phenotype during exercise testing and its association with ventricular arrhythmia on the recovery phase. Heart. 2009;95(24):2022.

Cardiomiopatia hipertrófica

Counihan PJ, Frenneaux MP, Webb DJ, McKenna WJ. Abnormal vascular responses to supine exercise in hypertrophic cardiomyopathy. Circulation. 1991;84(2):686-96.

Drinko JK, Nash PJ, Lever HM, Asher CR. Safety of stress testing in patients with hypertrophic cardiomyopathy. Am J Cardiol. 2004;93:1443-44, A12.

Gimeno JR, Tomé-Esteban M, Lofiego C, Hurtado J, Pantazis A, Mist B, et al. Exercise-induced ventricular arrhythmias and risk of sudden cardiac death in patients with hypertrophic cardiomyopathy. Eur Heart J. 2009;30:2599-605.

Morise AP. Exercise testing in nonatherosclerotic heart disease: hypertrophic cardiomyopathy, valvular heart disease, and arrhythmias. Circulation. 2011;123:216-25.

Sharma S. Value of exercise testing in assessing clinical state and prognosis in hypertrophic cardiomyopathy. In: Maron BJ, ed. Diagnosis and Management of Hypertrophic Cardiomyopathy. Malden, MA: Wiley-Blackwell; 2004:158-71.

Estenose aórtica

Areskog NH. Exercise testing in the evaluation of patients with valvular aortic stenosis.Clin Physiol. 1984;4:201-8.

Aronow WS, Harris CN. Treadmill exercise test in aortic stenosis and mitral stenosis. Chest. 1975;68:507-9

Atwood JE, Kawanishi S, Myers J, Froelicher VF. Exercise testing in patients with aortic stenosis.Chest. 1988;93:1083-7.

Patsilinakos SP, Kranidis AI, Antonelis IP, Filippatos G, Houssianakou IK, Zamanis NI, et al. Detection of coronary artery disease in patients with severe aortic stenosis with noninvasive methods. Angiology. 1999;50(4):309-17.

Rafique AM, Biner S, Ray I, Forrester JS, Tolstrup K, Siegel RJ. Meta-analysis of prognostic value of stress testing in patients with asymptomatic severe aortic stenosis. Am J Cardiol. 2009;104:972-7.

Extrassístoles atriais

Bunch TJ, Chandrasekaran K, Gersh BJ, Hammill SC, Hodge DO, Khan AH, et al. The prognostic significance of exercise-induced atrial arrhythmias. J Am Coll Cardiol. 2004;43(7):1236-40.

ESC 2019 Guidelines for the management of patients with supraventricular tachycardia. Disponível em: https://www.escardio.org/Guidelines

Hwang JK, Gwag HB, Park SJ, Keun On Y, Kim JS, Park KM. Frequent atrial premature complexes during exercise: A potent predictor of atrial fibrillation. Clin Cardiol. 2018;41(4):458-64.

Poutiainen AM, Koistinen MJ, Airaksinen KE, Hartikainen EK, Kettunen RVJ, Karjalainen JE, et al. Prevalence and natural course of ectopic atrial tachycardia. Eur Heart J. 1999;20:694700.

Simpson RFG, Langtree J, Mitchell ARJ. Ectopic beats: how many count? EMJ Cardiol. 2017;5(1):88-92.

Younis A, Nof E, Israel A, Goldenberg I, Sabbag A, Glikson M, et al. Relation of Atrial Premature Complexes During Exercise Stress Testing to the Risk for the Development of Atrial Fibrillation in Patients Undergoing Cardiac Rehabilitation. Am J Cardiol. 2018;122(3):395-9.

Fibrilação atrial no esforço

Brito FS. O Teste Ergométrico na Avaliação das Arritmias Cardíacas. Arq Bras Cardiol. 2010;95(5 supl.1):1-26.

Guasch E, Mont L. Diagnosis, Pathophysiology, and Management of Exercise-Induced Arrhythmias. Nat Rev Cardiol. 2017;14(2):88-101.

Hindricks G, Potpara T, Dagres N, Arbelo E, Bax JJ, Blomström-Lundqvist C, et al. 2020 ESC Guidelines for the Diagnosis and Management of Atrial Fibrillation Developed in Collaboration with the European Association of Cardio-Thoracic Surgery (EACTS). Eur Heart J. 2020;ehaa612.

Hwang JK, Gwag HB, Park S-J, On YK, Kim JS, Park K-M. Frequent Atrial Premature Complexes During Exercise: a Potent Predictor of Atrial Fibrillation. Clin Cardiol. 2018;41(4):458-64.

Mäki T, Toivonen L, Koskinen P, Näveri H, Härkönen M, Leinonen H. Effect of Ethanol Drinking, Hangover, and Exercise on Adrenergic Activity and Heart Rate Variability in Patients with a History of Alcohol-Induced Atrial Fibrillation. Am J Cardiol. 1998;82(3):317-22.

Meneghelo RS, Araújo CGS, Stein R, Mastrocolla LE, Albuquerque PF, Serra SM, et al. Sociedade Brasileira de Cardiologia. III Diretrizes da Sociedade Brasileira de Cardiologia sobre Teste Ergométrico. Arq Bras Cardiol. 2010;95(5 supl.1):1-26.

Qureshi WT, Alirhayim Z, Blaha MJ, Juraschek SP, Keteyian SJ, Brawner CA, et al. Cardiorespiratory fitness and risk of incident atrial fibrillation: results from the Henry Ford Exercise Testing (FIT) Project. Circulation. 2015;131:1827-34.

Schoonderwoerd BA, Gelder IC, Crijns HJGM. Left Ventricular Ischemia due to Coronary Stenosis as an Unexpected Treatable Cause of Paroxysmal Atrial Fibrillation. J Cardiovasc Electrophysiol. 1999;10(2):224-8.

Extrassístoles ventriculares

Beckerman J, Mathur A, Stahr S, Myers J, Chun S, Froelicher V. Exercise-induced ventricular arrhythmias and cardiovascular death. Ann Noninvasive Electrocardiol. 2005;10:47-52.

Dewey FE, Kapoor JR, Williams RS, Lipinski MJ, Ashley EA, Hadley D, et al. Ventricular arrhythmias during clinical treadmill testing and prognosis. Arch Intern Med. 2008;168:225-34.

Fejka M, Corpus RA, Arends J, O'Neill WW, Franklin BA. Exercise-induced nonsustained ventricular tachycardia: a significant marker of coronary artery disease? J Interv Cardiol. 2002;15(3):231-5.

Fleg JL, Lakatta EG. Prevalence and prognosis of exercise-induced nonsustained ventricular tachycardia in apparently healthy volunteers. Am J Cardiol. 1984;54:762-4.

Frolkis JP, Pothier CE, Blackstone EH, Lauer MS. Frequent ventricular ectopy after exercise as a predictor of death. N Engl J Med. 2003;348:781-90.

Jouven X, Zureik M, Desnos M, Courbon D, Ducimetière P. Longterm outcome in asymptomatic men with exercise-induced premature ventricular depolarizations. N Engl J Med. 2000;343:826-33.

Lin D, Callans DJ. Nonsustained VT during exercise testing: causes and work-up. Am Coll Cardiol Curr J Rev. 2003;57-60.

Marine JE, Shetty V, Chow GV, Wright J, Gerstenblith G, Najjar SS, et al. Prevalence and prognostic significance of exercise-induced non-sustained ventricular tachycardia in asymptomatic volunteers: The Baltimore Longitudinal Study of Aging. J Am Coll Cardiol. 2013;62(7):595-600.

Morshedi-Meibodi A, Evans JC, Levy D, Larson MG, Vasan RS. Clinical correlates and prognostic significance of exercise-induced ventricular premature beats in the community: the Framingham Heart Study. Circulation. 2004;109(20):2417-22.

Refaat M, Gharios C, Moorthy MV, Abdulhai F, Blumenthal RS, Jaffa MA, et al. Exercise-Induced Ventricular Ectopy and Cardiovascular Mortality in Asymptomatic Individuals. J Am Coll Cardiol. 2021;78(23):2267-77.

BAV Mobitz 1

Bakst A, Goldberg B, Schmroth L. Significance of exercise-induced second degree atrioventricular block. Br Heart J. 1975;37:984-6.

Chokshi SK, Sarmiento J, Nazari J, Mattioni T, Zheutlin T, Hehoe R. Exercise-provoked distal atrioventricular block. Am J Cardiol. 1990;66:114-6.

Coplan NL, Morales MC, Romanello P, Wilentz JR, Moses JW. Exercise-related atrioventricular block. Influence of myocardial ischemia. Chest. 1991;100:1728-30.

Moulopoulos SD, Anthopoulos LP. Reversible atrio-ventricular conduction changes during exercise. Acta Cardiologica. 1968;23:352-66.

Peller OG, Moses JW, Kligfield P. Exercise-induced atrioventricular block: report of three cases. Am Heart J. 1988;115:1315-7.

Rozanski JJ, Castellanos A, Sheps D, Pozen R, Meyerberg RJ. Paroxysmal second-degree atrioventricular block induced by exercise. Heart Lung. 1980;9(5):887-90.

Woelfel AK, Simpson Jr RJ, Gettes LS, Foster JR. Exercise-induced distal atrioventricular block. J Am Coll Cardiol. 1983;2:578-81.

Yuzuki Y, Horie M, Makita T, Watanuki M, Takahashi A, Sasayama S. Exercise-induced second-degree atrioventricular block. Jpn Circ J. 1997;61:268-71.

Arritmia sinusal

Farrel TG, Bashir Y, Cripps T, Malik M, Poloniecki J, Bennett ED, et al. Risk stratification for arrhythmic events in postinfarction patients based on heart rate variability, ambulatory electrocardiographic variables and the signal averaged electrocardiogram. J Am Coll Cardiol. 1991;18:687-97.

Ribeiro RL, Reis PF, Bomfim AS, Barbosa EC, Boghossian SHC, Veloso HH, et al. Antigos e Novos Conceitos sobre a Onda U do Eletrocardiograma. Revista da SOCERJ. 2004;17(3):192-4.

Task Force of the European Society of Cardiology and The North American Society of Pacing and Electrophysiology. Guidelines – Heart rate variability: standards of measurement, physiological interpretation, and clinical use. Eur Heart J. 1996;7:354-81.

QT longo

Bogossian H, Frommeyer G, Ninios I, Hasan F, Nguyen QS, Karosiene Z, et al. New formula for evaluation of the QT interval in patients with left bundle branch block. Heart Rhythm. 2014;11(12):2273-7.

Dash A, Torado C, Paw N, Fan D, Pezeshkian N, Fan D, et al. QT correction in atrial fibrillation – Measurement revisited. J Electrocardiol. 2019;56:70-6.

Hodges M, Salerno D, Erlien D. Bazett's QT correction reviewed: evidence that a linear QT correction for heart is better [abstract]. J Am Coll Cardiol. 1983;1(2):694.

Horner JM, Horner MM, Ackerman MJ. The diagnostic utility of recovery phase QTc during treadmill exercise stress testing in the evaluation of long QT syndrome. Heart Rhythm. 2011;8(11):1698-704.

Sagie A, Larson MG, Goldberg RJ, Bengston JR, Levy D. An improved method for adjusting the QT interval for heart rate (the Framingham Heart Study). Am J Cardiol. 1992;79(7):797-801.

Schwartz PJ, Moss AJ, Vincent GM, Crampton RS. Diagnostic criteria for the long-QT syndrome: an update. Circulation. 1993;88:782-4.

Talbot S. QT interval in right and left bundle-branch block. Br Heart J. 1973;35:288-91.

Tooley J, Ouyang D, Hadley D, Turakhia M, Wang P, Ashley E, et al. Comparison of QT Interval Measurement Methods and Correction Formulas in Atrial Fibrillation. Am J Cardiol. 2019;123(11):1822-7.

Wong JA, Gula LJ, Klein GJ, Yee R, Skanes AC, Krahn AD. Utility of treadmill testing in identification and genotype prediction in long-QT syndrome. Circ Arrhythm Electrophysiol. 2010;3:120-5.

Taquicardia ventricular polimórfica catecolaminérgica

ESC 2015 Guidelines for the management ofpatients with ventricular arrhythmias and the prevention of sudden cardiac death. Task Force for the Management of Patients with Ventricular Arrhythmias and the Prevention of Sudden Cardiac Death of the European Society of Cardiology (ESC). Eur Heart J. 2015;36:2793-867.

Hayashi M, Denjoy I, Extramiana F, Maltret A, Buisson NR, Lupoglazoff JM, et al. Incidence and risk factors of arrhythmic events in catecholaminergic polymorphic ventricular tachycardia. Circulation. 2009;119:2426-34.

Leenhardt A, Denjoy I, Guicheney P. Catecholaminergic Polymorphic Ventricular Tachycardia. Circ Arrhythm Electrophysiol. 2012;5(5):1044-52.

Flutter 1:1

Turitto G, Akhrass P, Leonardi M, Saponieri C, Sette A, El-Sherif N. Atrial flutter with spontaneous 1:1 atrioventricular conduction in adults: an uncommon but frequently missed cause for syncope/presyncope. Pacing Clin Electrophysiol. 2009;32:82-90.

Van den Berg MP, Crijns H, Szabó BM. Effect of exercise on cycle length in atrial flutter. Br Heart J. 1995;73:263-4.

Diferencial entre taquicardia ventricular e taquicardia supraventricular com aberrância

Marinucci LFB, Chalela WA. (Tradução) Wide QRS Tachycardias: the Rationale Behind Electrocardiographic Diagnostic Criteria. J Cardiac Arrythmias. 2020;33(3):147-155.

Ritmo ectópico atrial

Brito FS. O Teste Ergométrico na Avaliação das Arritmias Cardíacas. Arq Bras Cardiol. 2010;95(5 supl.1):1-26.

Friedmann AA. Eletrocardiograma em 7 aulas: temas avançados e outros métodos. 2ª edição. Manole, 2016.

Taquicardia supraventricular

ESC 2019 Guidelines for the management of patients with supraventricular tachycardia. The Task Force for the management of patients with supraventricular tachycardia of the European Society of Cardiology (ESC). Eur Heart J. 2020;41:655720.

Güleç S, Ertaþ F, Karaoðuz R, Güldal M, Alpman A, Oral D. Value of ST-segment depression during paroxysmal supraventricular tachycardia in the diagnosis of coronary artery disease. Am J Cardiol. 1999;83(3):458-60.

Slavich G, Pavoni D, Badano L, Popiel M. Significance of ST-segment depression during supraventricular tachycardia. Clues offered by its return to normal at the end of the episode. Ital Heart J. 2002;3(3):206-10.

Zellweger MJ, Schaer BA, Cron TA, Pfisterer ME, Osswald S. Elevated troponin levels in absence of coronary artery disease after supraventricular tachycardia. Swiss Medical Weekly. 2003;133(31-32):439-41.

BAVT congênito

Dewey RC, Capeless MA, Levy AM. Use of ambulatory electrocardio-graphic monitoring to identify high risk patients with congenital completeheart block. N Engl J Med. 1987;316:835-9.

von Scheidt F, Meier S, Krämer J, Apitz A, Siaplaouras J, Bride P, et al. Heart Rate Response During Treadmill Exercise Test in Children and Adolescents With Congenital Heart Disease. Front Pediatr. 2019;7:65.

BAV 2:1

ACC/AHA/HRS 2018 Guideline on the Evaluation and Management of Patients With Bradycardia and Cardiac Conduction Delay: A Report of the American College of Cardiology/American Heart Association Task Force on Clinical Practice Guidelines, and the Heart Rhythm Society. J Am Coll Cardiol. 2018.

Pausas

Liu CM, Lin CY, Chang SL, Lin YJ, Lo LW, Hu YF, et al. Intermediate Pause at Daytime Is Associated With Increased Cardiovascular Risk and Mortality: An 8-Year Cohort Study. J Am Heart Assoc. 2018;7(12):e009034.

Índice remissivo

A

Acidente vascular cerebral 164

Aferição automática da pressão arterial 7

Ajuste do infradesnível do segmento ST pela frequência cardíaca 36

Alargamento dos complexos QRS 45, 109

Alteração da repolarização ventricular no eletrocardiograma

  basal 65

  de repouso 53

Alteração difusa da repolarização ventricular 63, 79, 92, 104

Alteração dinâmica do segmento ST 27

Alteração na morfologia da onda T 50

Alterações da repolarização ventricular 45, 50

Alteraçoes do segmento ST 32, 40, 44, 56

Alterações isquêmicas do segmento ST 20

Amplitude aumentada dos complexos QRS 79

Análise dos traçados 28

Análise morfológica do QRS 215

Aneurisma do ventrículo esquerdo 70

Angina 60

Anormalidade difusa da repolarização ventricular 205

Arritmias

atriais 163

cardíacas 120

sinusais 166, 168

supraventriculares 176

ventriculares 128, 146, 230

ventriculares de vias de saída identificação da origem anatômica 136

Artefatos de movimentação e interferência eletromagnética 100

Artefatos no eletrocardiograma 101, 102

Aspectos morfológicos que sugerem a origem da taquicardia 217

Atividade elétrica atrial desorganizada 138

Aumento

da amplitude da onda R 86

da amplitude da onda T 88

da duração da onda P 87

da duração da onda S 87

na voltagem do complexo QRS no plano frontal 92

paradoxal da pressão arterial na recuperação 7

Avaliação

de pacientes com pré-excitação ventricular 110

do intervalo QT 206

do segmento ST no teste ergométrico 21

B

Batimentos sinusais 225

BAV

2º grau tipo 1 200

diagnóstico diferencial 202

2º grau tipo 2 200

2º grau 200

Bloqueio

atrioventricular 156

atrioventricular do 2º grau Mobitz 1 156, 157

atrioventricular total 180

papel do teste ergométrico na avaliação de pacientes com BAVT congênito 183

da condução atrioventricular 236

de ramo direito 46, 94, 95, 199, 217

de ramo direito esforço-induzido 93

de ramo esquerdo 45, 46, 185, 217

de saída do nó sinusal 236

divisional anterossuperior esquerdo 68

de ramo 93, 94, 104

de ramo esforço-induzidos 106

Bradiarritmia 198

C

Cálculo

da inclinação (*slope*) do segmento ST 43

do intervalo QT corrigido 208

dos intervalos em milissegundos no ECG 236

Capacidade funcional no teste ergométrico 76

valor 76

Cardiomiopatia hipertrófica 124, 125

eletrocardiograma 126

obstrutiva 126

teste ergométrico 126

Cicloergômetro 29

Classificação do teste ergométrico 10

Classificação topográfica de manifestações isquêmicas ao eletrocardiograma 71

Complexos QRS
  alargados 106, 185, 199
  com duração aumentada 109
  com voltagem aumentada 74
  estreitos 175, 225
Comportamento
  deprimido da pressão no teste ergométrico 16
  fisiológico da onda Q durante o esforço 85
  normal
    da onda R 86
    da pressão arterial no esforço 2
Critérios
  de positividade no teste ergométrico 34
  de Sgarbossa modificado 46
  eletrocardiográficos para diagnóstico do bloqueio
    de ramo 107
    de ramo direito 95

D

Deformidade da onda T 131
Depressão transitória do segmento ST 197
Depressões ascendentes do segmento ST 41
Desvio do eixo do vetor de despolarização cardíaco 68
Dextrocardia 98
Diabetes *mellitus* 166
Diagnósticos eletrocardiográficos de SVE em associação com BRE 81
Diminuição da amplitude da onda Q 85
Discinesia 69
Dispersão do intervalo QT 89
Dissociação atrioventricular 179, 182, 214

Doença arterial coronariana 16

Doença coronariana 35

Dor torácica no teste ergométrico 60

E

Ectopias ventriculares 148

Eletrocardiograma

  de BAVT com escape juncional 180

  de paciente com BRE 82

  de paciente com dextrocardia 98

  em portadores de marca-passo artificial 150

    períodos refratários e *blanking* 152

Elevações anormais da pressão arterial no teste ergométrico 4

Equilíbrio entre oferta e demanda de oxigênio no miocárdio 61

Escolha do protocolo de exercício 29

Escore

  de Atenas 39

  de Duke 38

  de Romhilt-Estes 79, 124

Escores de probabilidade pós-teste 37

Esteira rolante 29

Estenose aórtica 128

  teste ergométrico 128

Estenose de valva aórtica 16

Estimativa de risco para doença coronariana 55

Estratégias utilizadas para melhorar a acurácia do teste ergométrico 36

Exemplo de alteração artefatual no segmento ST 23

Exemplos de traçado inadequado para análise da repolarização ventricular 22

Extrassístoles

  atriais 134, 164, 190

atriais bloqueadas 156

supraventriculares 131

ventriculares 132, 134, 146, 147, 148, 226

Extrassistolia 131

F

Fenômeno de Wenckebach 157, 200

Fenômeno do cancelamento 52

Fibrilação atrial 139, 142, 164

aumento acentuado da frequência cardíaca durante o exercício em um
paciente com fibrilação atrial 142

alterações do segmento ST durante o esforço 143

pacientes em ritmo de fibrilação atrial desde a fase pré-teste 139

pacientes que desenvolvem ritmo de fibrilação atrial durante o teste ergométrico 140

Flutter atrial 175, 176

Fragmentação do complexo QRS 104

Frequência cardíaca ao exercício 9

aumento 9

resposta fisiológica 9

G

Guideline da ACC/AHA/ESC para o manejo de pacientes com arritmias
supraventriculares 113

H

Hipertrofia

ventricular 125

ventricular com obstrução da via de saída do ventrículo esquerdo 16

Hipotensão arterial no teste ergométrico 16

I

III Diretrizes da Sociedade Brasileira de Cardiologia sobre Teste Ergométrico 82, 111, 129

Importância da amplitude da onda R na análise do infradesnível do segmento ST 37

Inclinação da esteira em % 29

Incompetência cronotrópica 12

Índice cronotrópico 13

Infarto do miocárdio 52

Influência do ciclo respiratório no ritmo cardíaco 167

Infradesnivelamento do segmento ST 19, 24, 28, 34, 43, 58, 63, 75, 79, 110, 124

aspecto morfológico 34

magnitude 25

momento 26

morfologia 24, 75

Infradesnivelamento do segmento ST com morfologia convexa 59

Inibição da condução pela via acessória 115

Insuficiência cardíaca 166

com fração de ejeção reduzida 16

Interpretação correta do teste ergométrico 34

Interpretação do duplo produto no teste ergométrico 17

Interrupção do exame 69

Intervalo QT 206

Intervalo QT visualmente prolongado 205

Inversão

da onda T 92

da onda T isolada 51

da onda U 89

da polaridade dos complexos QRS 97

difusa das ondas T ao repouso 54

inespecífica da onda T 50

Irregularidade nos intervalos RR 131, 138, 166

Isquemia 62, 69

Isquemia miocárdica 19, 47, 63, 84, 87

L

Laudo do teste ergométrico 240

aspectos clínicos 243

cabeçalho 241

capacidade funcional 243

elaboração 241

eletrocardiograma basal 241

respostas eletrocardiográficas 242

respostas hemodinâmicas 242

sugestões de frases 242, 244, 245

Limitações eletrocardiográficas para avaliação de isquemia 248

M

Marca-passo 170

Marca-passo artificial 150, 185

Morfologia do complexo QRS 136

Morte súbita 120

Mudança na morfologia da onda P 189

Índice remissivo **285**

O

Ondas P com características sinusais 179

Origem topográfica da extrassístole 134

Overdrive supression 191

P

Padrões de variação da pressão arterial no teste ergométrico 17

Parâmetros de gravidade da doença coronariana no teste ergométrico 35

Pausa compensatória 135

Pausa no eletrocardiograma 236

Pontos de referência para análise dos infradesnivelamentos do segmento ST 23

Portador de marca-passo 149

interpretação do eletrocardiograma 150

Posicionamento dos eletrodos do tórax em derivações superiores 119

Pré-excitação ventricular 110, 111, 114

estratificação de risco 112

Presença de onda P 134

Presença de um atraso final da condução 156

Pressão arterial no pós-exercício 6

aumento paradoxal 7

recuperação lenta 6

Pressão arterial no teste ergométrico 3

comportamento normal 2, 3

elevações anormais 3, 4

resumo tabular 5

Probabilidade pré-teste 75

Prolongamento do intervalo QT 205, 209

Protocolo

CAEP (*Chronotropic Assessment Exercise Protocol*) 30

de Bruce 30

de Brugada 122

de Ellestad 30

para cicloergômetro 248

Pseudofusão 170, 172

R

Recuperação lenta da frequência cardíaca 14

Recuperação lenta da pressão arterial no pós-exercício 6

Repolarização cardíaca 64

Repolarização ventricular 124

Reserva cronotrópica 13

Resposta cronotrópica fisiológica ao exercício 10

Resumo do teste de esforço 8, 12, 13

Reversão das ondas T durante o esforço 53

Ritmo ectópico atrial 189

  fisiopatologia 189

Ritmo

  irregular 175

  juncional ativo 226

  juncional com presença de onda P retrógrada 227

S

Sensibilidade do teste ergométrico 35

Sequência de ativação ventricular

  normal 215

  nos bloqueios de ramo direito e esquerdo 216

Sinais eletrocardiográficos acessórios 85

Síndrome de Brugada 119

  características eletrocardiográficas 120

  papel do teste ergométrico 121

Síndrome do QT longo

  papel do teste ergométrico 208

Síndrome do QT longo congênita 205

Sistema Mason-Likar 81

Sobrecarga do ventrículo esquerdo 79, 124

Supradesnivelamento do segmento ST 46, 68, 69, 118

T

Taquicardia

  juncional 196

  paroxística 193

    de origem supraventricular 163

  por reentrada atrioventricular 114

    ortodrômica 113

  sinusal relacionada ao exercício 92

  ventricular polimórfica catecolaminérgica 230

    papel do teste ergométrico na avaliação da TVPC 231

Taquicardias

  de QRS largo 211

    diagnóstico diferencial 211, 214

  supraventriculares 193

    diagnóstico diferencial 193

  supraventriculares com aspecto morfológico sugestivo de origem ventricular 222

  ventriculares com aspecto morfológico sugestivo de origem supraventricular 221

Tempo de suspensão de medicamentos para realização do TE com finalidade diagnóstica 248
Teste ergométrico 247
  contraindicações absolutas para realização 247
  contraindicações relativas para realização 247
  critérios de positividade 248
  indicações absolutas de interrupção do exame 247
  indicações para realização 247
  posicionamento dos eletrodos 251
Troca de eletrodos entre derivações do plano horizontal 99
Troca não intencional de eletrodos 97

U

Undersensing ventricular 170, 171

V

Variáveis hemodinâmicas 1, 8
Vias acessórias 109

W

Wenckebach eletrônico 185